イギリス こころの臨床ツアー

−大学と精神医学・心理学臨床施設を歩く−

著

丹野 義彦

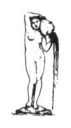

星 和 書 店

Seiwa Shoten Publishers

2-5 Kamitakaido 1-Chome
Suginamiku Tokyo 168-0074, Japan

はじめに

● 4地方10都市の医学・心理学散歩

　本書はイギリスの10の都市をめぐり、医学・心理学散歩を試みたものです。前著『ロンドン こころの臨床ツアー』（星和書店、2008）ではロンドンに絞って紹介しましたので、本書は範囲を広げてイギリス全体について紹介します。

　イギリスという国は、イングランド、ウェールズ、スコットランド、北アイルランドという4つの地方からなる連合王国です（地図1）。

地図1　イギリスこころの臨床ツアー

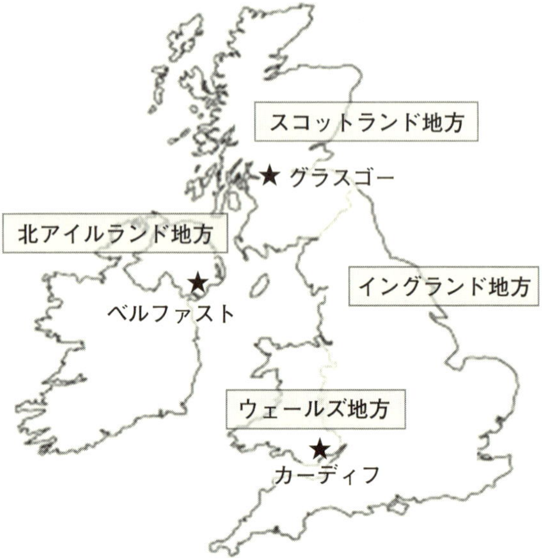

スコットランド地方
★グラスゴー

北アイルランド地方
★ベルファスト

イングランド地方

ウェールズ地方
★カーディフ

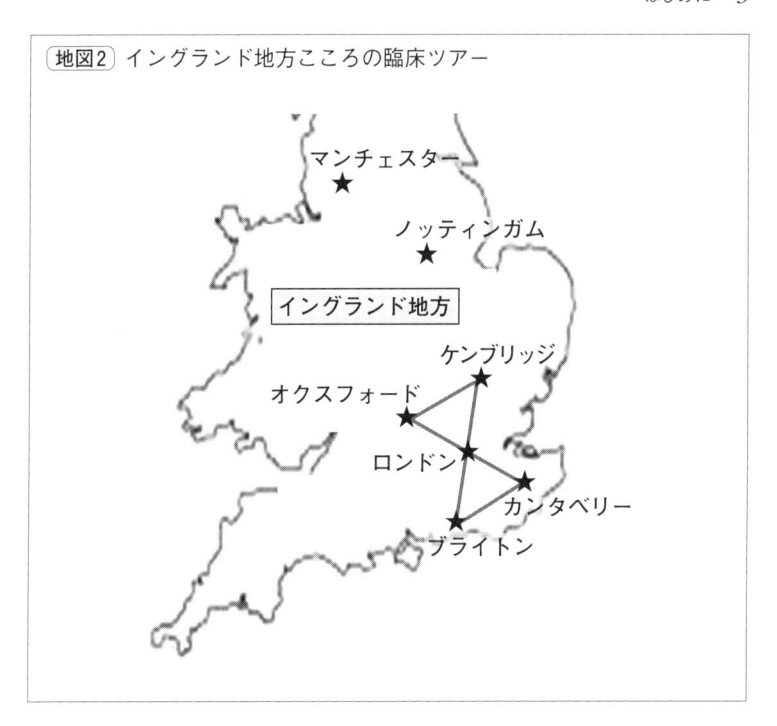

> [地図2] イングランド地方こころの臨床ツアー

　本書では、まず、[地図2]に示すように、イングランド地方の7都市を回ります。

　最初は古典大学のオクスフォード大学とケンブリッジ大学を回ります。次に、イギリスの玄関ロンドンに戻り、前著『ロンドン こころの臨床ツアー』に続いてとっておきの大学を紹介します。[地図2]に示すように、オクスフォードとケンブリッジとロンドンは、1辺がほぼ50マイル（約80キロメートル）の正三角形をなしています。

　次に、ロンドンの南のブライトンとカンタベリーを回ります。[地図2]に示すように、これらの都市とロンドンも、1辺がほぼ50マイルの正三角形をなしています。ロンドンをはさんで、オクスフォードとケンブリッジ、ブライトンとカンタベリーは、対称をなしています。ちょうどオリオン座のような形をしているので、頭に入りやすいでしょう。

それからイングランド中部のノッティンガムとマンチェスターを回ります。

次に、他の3つの地方を回ります。地図1に示すように、ウェールズ地方の首都カーディフと、スコットランドの大都市グラスゴー、最後に海を渡って、北アイルランド地方最大の都市ベルファストを回ります。

● 鉄道で巡るイギリスの旅

イギリスは鉄道が発達しているので、これらの都市を訪ねるのは楽です。オクスフォード、ケンブリッジ、ブライトン、カンタベリーは、いずれもロンドンから鉄道で1時間ほどで着きます。マンチェスターやカーディフも、ロンドンから鉄道で2～3時間なので、日帰りが可能です。ただし、スコットランド地方のグラスゴーや北アイルランドのベルファストへ行くには飛行機を使う必要があります。

市内交通についていうと、グラスゴーには地下鉄があり、マンチェスターには路面電車があるので、それを利用します。それ以外の都市は、ところどころバスかタクシーを利用しますが、ほとんどは徒歩でも十分です。

● 大学散歩の楽しさ

イギリスの大学は、良い意味で観光地化されているので、キャンパス巡りはとても楽しい娯楽です。

ほとんどの大学は訪問者を閉め出さないので、誰でも自由に出入りできます。建物や庭園を美しく整備して、訪問者を歓迎します。建物は美しく、緑は豊か、学生は礼儀正しく、キャンパス内は穏やかで治安がよく、静かです。ゆったりとした気分になるには、大学歩きは最適です。実際にキャンパスをたくさんの観光客が歩いています。

また、イギリスの大学のキャンパスは歴史的な名所そのものです。例えば、オクスフォード大学は、ピューリタン（清教徒）革命の時代に、ロンドンを追われた国王が国会議事堂として使いました。イギリスの大学は、16世紀の宗教革命や19世紀の産業革命の舞台となりました。そうした歴史的な名所がキャンパス内にたくさんあります。

さらに、ほとんどの大学は、学内の博物館や美術館を整備して一般公

開しています。その規模はきわめて大きく、大学の博物館が国立博物館となっているところもたくさんあります。総合博物館ひとつだけでなく、美術ギャラリー、植物園、自然史博物館、動物学博物館、科学史博物館、民俗学博物館など、テーマ別の博物館まで出している大学もたくさんあり、ほとんどが無料で開放されています。こうした博物館は、日本の『地球の歩き方』などの旅行ガイドブックで観光スポットとして紹介されています。こうした博物館を訪ねたのに大学そのものを観光しないのはもったいないことです。

　キャンパスを歩いていると、学生が先導するガイドツアーによく出会います。また、見学者が自分でキャンパスを回るための「セルフガイド・ツアー」を勧めている大学もたくさんあります。そのためのパンフレットも用意されており、キャンパス内の見どころや歴史について、順路を決めて写真入りでわかりやすく解説しています。こうしたパンフレットがあると、はじめて訪れたキャンパスでも、短時間で回ることができます。こうしたパンフレットはビジター・センターで配られていますし、ホームページでも公開されています。本書もそれらを利用しました。

● 大学観光は★★★　アカデミック観光のすすめ

　日本語の旅行ガイドブックには、大学のキャンパスについてほとんど書いてありません。これに関する書籍もほとんどありません。

　しかし、欧米の旅行ガイドブックは、大学のキャンパスを観光地として高く評価しています。例えば、観光旅行ガイドブックの『ミシュラン』を見ると、オクスフォードやケンブリッジは、3段階評価で3つ星（★★★）として推薦されています。また、ケンブリッジ大学のセント・ジョンズ・カレッジとキングス・カレッジ礼拝堂、グラスゴー大学のマッキントッシュハウスも★★★がついています。3つ星（★★★）というのは最高の評価であり、例えば、ウェストミンスター宮殿やカンタベリー大聖堂といった世界遺産や、ウィンザー城や大英博物館といった観光名所と同格です。

　本書に登場する大学の中で、ミシュランが2つ星（★★）で推薦してい

るのは、オクスフォード大学ではクライスト・チャーチ、モードリアン・カレッジ、ボドレイアン図書館、アシュモレアン博物館です。ケンブリッジ大学では、トリニティ・カレッジ、キングス・カレッジ、フィッツウィリアム博物館、グラスゴー大学ではハンター美術館、カーディフ大学ではウェールズ国立博物館、クイーンズ大学ベルファストではアルスター博物館などです。

　観光といえば、日本では、おいしいものを食べたり、買い物したり、スポーツを観戦したりといった感覚的娯楽を思い浮かべます。しかし、歴史的建造物や美しいキャンパスや博物館や美術館といった文化的・精神的な娯楽ももっと見直されてよいでしょう。実際にイギリスやアメリカで大学のキャンパスが観光客を集めているのはすばらしいことです。

● 病院巡りの楽しさ

　病院巡りもまた楽しいものです。本書では、大学病院や有名な総合病院、精神科病院などを紹介しています。

　医学校や大学病院は大学のメイン・キャンパスの近くにあり、観光名所の近くにあることも多いのです。ミシュランの星こそついてはいませんが、ホームページに病院内の散策コースを紹介したり、院内に博物館を設けて無料で開放しているところもあります。大学を散歩したら、ぜひこれらも訪ねてください。

　アメリカの病院は入口でのチェックが厳しいのに対し、イギリスの総合病院は日本と同じく、誰でも自由に中に入れます。市街から離れた場所に位置することもありますが、この場合は、病院自体がショッピングモールのようになっており、カフェやフード・コート、コンビニエンス・ストアが入っていることもあります。ケンブリッジ大学のアデンブルック病院のように、患者や職員がこの地区だけで生活できるように、空港のショッピング・コンコースのスタイルで、小さな街が作られていることもあります。銀行のキャッシュ・コーナーやトイレやタクシー乗り場なども利用できるので、旅行者にとっては便利です。イギリスを訪ねる機会があったら、ついでに病院も見てください。

はじめに

●「心の名所」のまわり方

　本書は、イギリスの大学や病院を見学する際に役立つ情報をまとめてあります。その施設の地図、交通手段（最寄りの駅、行き方）、住所、ホームページのアドレス、写真、概要、歴史、見どころ、どんな人がいるか、などの情報をまとめました。

　都市や大学の地図を入れましたが、これは、地理的なイメージを頭に入れていただくための概略図であり、正確な地図ではありません。道路、建物、方角、縮尺などはデフォルメされており、正確なものではありません。また、できるだけ写真を入れるようにしました。

　情報はできるだけ最新のものにするように心がけましたが、その後変更されたものもあります。ホームページのアドレスは頻繁に変わります。博物館などの開館時間や最新の情報については、ホームページや旅行ガイドブックなどでご確認ください。

●バーチャル・ツアーのすすめ

　本書はバーチャル・ツアーにも対応するようにしてあります。インターネットで海外旅行の疑似体験をするのが容易になりました。大学のホームページは大量の情報を提供していますし、写真やパノラマビューでキャンパスのバーチャル散歩ができる大学も増えています。グーグルマップのストリート・ビューなどのサイトを利用すれば、その地の映像がすぐに見られます。

　本書でもバーチャル・ツアーに対応するためにいろいろ工夫しました。私の研究室のホームページ http://park.itc.u-tokyo.ac.jp/tanno では、本書や前著で使用したカラー写真を公開しています。また、紹介したアドレスのリンクも張ってありますので、それを利用いただければ、アドレスを入力する必要はありません。

　インターネットの情報の最大の欠点は断片的であることです。体系的な知識の枠組みがないと、情報の羅列となってしまい、心に残りません。万能のように見えるネットですが、必要な情報が見つからないことが意外に多いものです。ネットの検索には思ったよりも時間がかかります。また、

言語の壁は意外に高いものです。こうした点では、書籍という媒体が優れています。ネットと書籍は今後も相補的な関係を続けるでしょう。本書を利用して、ネット情報の断片性を補いながら、バーチャル・ツアーを楽しんでいただけたら幸いです。

イギリスの大学についての予備知識

　少し予備知識があると、大学巡りがいっそう楽しくなります。イギリスには大学が約100校ありますが、歴史や成り立ちの点から、いくつかのタイプに分けられます。本書では、各タイプから典型的な大学を選ぶようにしました。

1　古典大学（オクスフォード大学とケンブリッジ大学）

　オクスフォード大学は12世紀にできたイギリスで最も古い大学です。その100年後にケンブリッジ大学ができました。これらの大学はその都市と一体になっています。学生はカレッジ（学寮）で生活しながら大学に通います。両者を合わせてオクスブリッジと呼ぶこともあります。本書ではこれらの大学を最初に回ります（**1**、**2**）。

2　スコットランドの古典大学

　15〜16世紀にかけて、スコットランド地方に4つの大学ができました。セント・アンドリュース、グラスゴー、アバディーン、エディンバラの各大学です。19世紀までは、イギリスには以上の6大学しかなかったのです。本書ではグラスゴー大学（**9**）をとりあげます。

3　連合大学

　連合大学として有名なのはロンドン大学とウェールズ大学です。現在のロンドン大学は、19のカレッジの連合体です。本書では、ロイヤル・ホロウェイをとりあげます（**3**）。ウェールズ大学は、ウェールズ地方のカレッジの連合体として作られました。しかし、最近、構成するカレッジが大学として独立したため、ウェールズ大学は解体してしまいまし

た。本書では、独立をとげたカーディフ大学をとりあげます（**8**）。

4 ▶ 赤レンガ大学と白タイル大学

19世紀後半から第1次世界大戦にかけて、各地の大都市に大学が創立されました。マンチェスター、バーミンガム、リバプールの大学などで、これらは赤レンガ大学と称されます。また、第2次世界大戦後に多くのカレッジが大学に昇格しました。エクセター大学やレスター大学などで、白タイル大学と称されます。本書では、これらの中からマンチェスター大学（**7**）をとりあげます。

5 ▶ プレートグラス大学（新構想大学）

1960年代には、高等教育への需要が爆発的に増加したため、新たに7大学（サセックス、ケント、ヨーク、東アングリアなどの大学）が新設されました。これらはプレートグラス大学または「新構想大学」と称されます。本書では、サセックス大学（**4**）とケント大学（**5**）をとりあげます。また、1957年にソ連（当時）が人類初の人工衛星スプートニク号を打ち上げたことで、西側諸国の科学政策への危機感が高まりました。このスプートニク・ショックによって、理工系の8つのカレッジが大学へと昇格し、スコットランドには1960年代に新たに4大学が作られました。本書ではストラスクライド大学（**9**）をとりあげます。

6 ▶ 92年後大学

イギリスにはポリテクニクという総合技術専門学校がありますが、1992年にこれらのうち30校が大学に昇格しました。歴史は浅いものの、地域に密着した実践的・実用的な教育が盛んです。本書でとりあげるのは、オクスフォード・ブルックス大学（**1**）、ブライトン大学（**4**）、カンタベリー・クライスト・チャーチ大学（**5**）、ノッティンガム・トレント大学（**6**）、マンチェスター・メトロポリタン大学（**7**）、グラスゴー・カレドニアン大学（**9**）です。

＊（ ）内の数字は、本書のタイトル番号。

目　次　イギリス　こころの臨床ツアー

はじめに　2

1　オクスフォード　Oxford ……… 12
　イギリスの大学入門：一度は行ってみたい大学都市

2　ケンブリッジ　Cambridge ……… 48
　世界で最も美しい大学を堪能する

3　ロンドン　London ……… 78
　ロンドン大学のとっておきの名所

4　ブライトン　Brighton ……… 86
　高級リゾート地の中のアカデミックな空間

5　カンタベリー　Canterbury ……… 106
　世界遺産に病院と学校の起源をさぐる

6　ノッティンガム　Nottingham ……… 134
　産業革命の都市で大学と学校を巡る

7 マンチェスター　Manchester ……………150
産業革命の光と陰をたどるマンチェスター大学散歩

8 カーディフ　Cardiff ……………188
世界でも珍しい「行政大学一体型」キャンパス

9 グラスゴー　Glasgow ……………208
地下鉄で回る文化都市こころの臨床ツアー

10 ベルファスト　Belfast ……………246
タイタニック号が象徴する北アイルランドの二面性を見る

あとがき　286

索引　291
　　人名索引　291／事項索引　293

1 オクスフォード　Oxford

イギリスの大学入門
一度は行ってみたい大学都市

> 最初はオクスフォードを回ります。オクスフォード大学は12世紀にできたイギリスで最も古い大学で、イギリスの教育・研究の中心です。大学全体がひとつの都市をなしており、世界を見回しても、このような都市はそれほど多くありません。オクスフォードは良い意味で観光地化されています。治安も良いので、街歩きも楽しめます。「イギリスの大学入門」として最適の地でしょう。何回行っても見尽くすということがありません。心理学や精神医学の施設もたくさんあります。大学関係者や医療関係者なら、一度はオクスフォードを訪ねてみたいものです。

こころの臨床ツアーの出発点

ロンドンのパディントン駅からオクスフォード行きの鉄道に乗ると、1時間ほどでオクスフォード駅に着きます。

オクスフォードの街全体に、大学が広がっています。良い意味で、オクスフォードは観光地化しています。休日などは多くの観光客で混み合うのでたいへんですが、見学者に対してもオープンなので助かります。治安も悪くはなく、歩いて回れるほど小さい街なので、ツアーの出発地としては適しています。イギリスの大学入門という意味でも、オクスフォード大学は最適です。

以下では、まず、クライスト・チャーチを見学します。ついでアシュモ

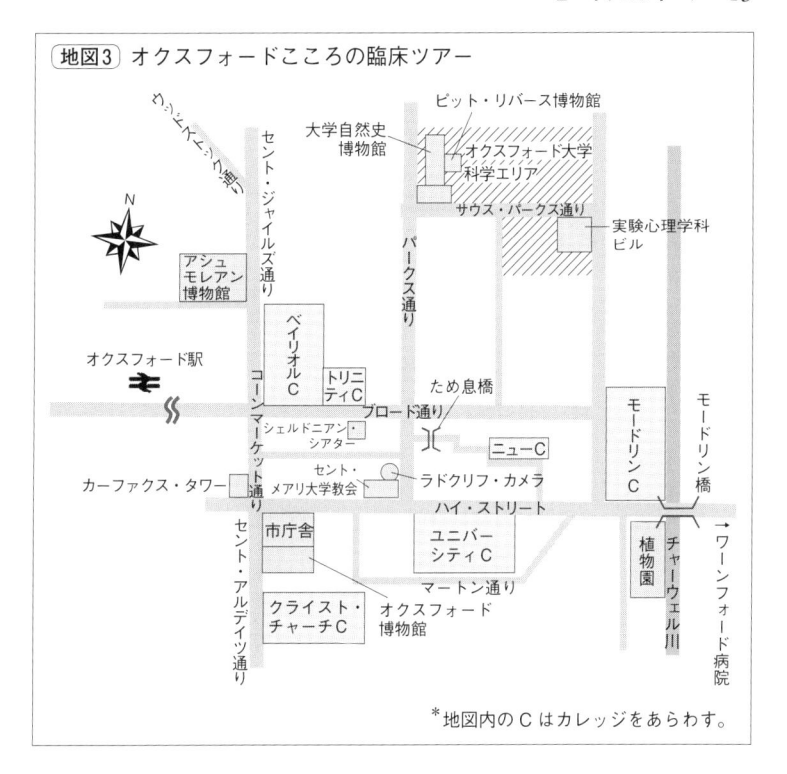

地図3 オクスフォードこころの臨床ツアー

*地図内のCはカレッジをあらわす。

レアン博物館、ラドクリフ診療所を見て、ベイリオル・カレッジとトリニティ・カレッジを見学します。それからシェルドニアン・シアターやラドクリフ・カメラを見て、ニュー・カレッジとユニバーシティ・カレッジを見学します。さらに、モードリン・カレッジと植物園を見学します。

オクスフォード大学1000年の歴史

オクスフォード大学の歴史は12世紀にさかのぼります。1100年頃には、オクスフォードの教会に学僧が集まり、学問がおこなわれていました。日本では平安時代のことです。

12世紀の当時のイギリスは、パリ大学で学ぶ者が多かったのですが、イ

ギリスとフランスが戦争を起こし、イギリス国王がフランス留学を禁止したので、パリ大学を追われたイギリス人学者がオクスフォードに戻り、街が発展しました。13世紀には、ローマ教皇から、大学としての勅許状を得ました。

ピューリタン（清教徒）革命の時代には、ロンドンを追われた国王が、この大学のクライスト・チャーチに議会を開きました。つまり、一時的に国会議事堂となったわけです。この大学はまさに歴史的な名所であるといえます。その後、沈滞の時期がありましたが、1880年頃には、教育と研究において飛躍的な発展を遂げ、世界の学問のトップとなりました。

オクスフォード大学の関係者では、ノーベル賞受賞者は約50名にのぼるということです。

学生数は、学部11,765名、大学院8,701名、計20,466名の大規模校です（2009年）。教職員数数は約10,000名で、そのうち教員は1,600名、研究補助スタッフは3,500名です（2009年）。

オクスフォード大学の教育研究の組織は、まず大きく4つのディビジョン（部門）に分かれます。文科系のディビジョンでは、その下でファカルティ（学部）やスクール（学校）に分かれています。理科系のディビジョンでは、その下で20以上のデパートメント（学科）に分かれています。このように、ファカルティとスクールとデパートメントが混在する不揃いな構造です。

カレッジとデパートメントの二重構造を知ろう

大学巡りをするうえで知っておきたいことは、研究組織であるデパートメント（学科）と、教育組織であるカレッジ（学寮）の二重構造です。ふつうの大学のように、物理学科とか実験心理学科といったデパートメントがありますが、これと並んで、オクスフォード大学には、モードリン・カレッジなど、44校のカレッジがあります。各カレッジは独立した私立学校として経営されています。

ひとりの学生は、必ずどこかのカレッジに所属し、その学生寮で生活

します。ひとつのカレッジの学生数は200〜600人と小規模であり、教員（フェロウ）から個人指導（チュートリアル）を受けます。そのうえで、学生は自分の専門のデパートメントへ通って講義を受けます。例えば、ある学生はモードリン・カレッジで生活し個人指導を受けながら、同時に、物理学科に属して物理学の専門教育を受けます。こうしたきめ細かい教育をおこなうので、学生の中退率はイギリスで最も低いということです。

一方、教員のほうもデパートメントとカレッジの2つに属するのでたいへんです。例えば、実験心理学科の教授のクラリッジは、同時にモードリアン・カレッジのフェロウをつとめていました。2つの職場で別の学生を教えるのです。デパートメントで心理学の講義をして、学生や大学院生の論文を指導しますが、さらにカレッジでは、数名の学生を担当し、ひとり週1時間、学習や学習目標について討論します。2つの学校を掛け持ちするので、仕事量は2倍になります。

こうしたカレッジ制度はたいへん有効で、日本でも戦前の旧制高校がモデルとしていました。このような制度を復活させれば日本の大学教育もかなり向上するのでしょうが、しかし、今のマスプロ化した大学では難しい話です。

観光地としてのカレッジ

44校あるカレッジの多くは、一般の人にも開放されています。いかめしい門を入ると、古い建物に囲まれた芝生の中庭が見えます。芝生の緑の美しさは心に残ります。中世からの歴史の重みと、静かなアカデミックな雰囲気を味わうことが、カレッジ巡りの楽しみです。たかだか100年の歴史しか持たない日本の大学では、なかなか味わうことのできないものです。

カレッジは、外から見ると、高い塀で囲まれて閉鎖的であり、いかにも「学寮」という堅苦しさを感じます。ところが一歩中に入ると、中世からの美しい建物が並び、美しい緑の芝生と庭園が広がっています。ひとつのカレッジはミクロコスモスをなしています。何の変哲もないカレッジの入口を入ると、そこには想像を越えた異空間が待ち受けています。この体験がもとになって、いつのまにか病みつきになってしまうのです。

ミシュランの観光ガイドブックでは、クライスト・チャーチ、マートン・カレッジ、モードリン・カレッジを2つ星（★★）で評価しています。

クオドラングル巡りの楽しみ

カレッジで特徴的なのは中庭（クオドラングル）です。カレッジの敷地には四角い中庭がいくつかあり、その周りを建物が囲んでいます。中庭を建物が取り囲む形式を「クオドラングル」と呼びます。略して「クオド」と呼ばれることもあります。オクスフォードのカレッジ散歩は、クオドラングルを巡るツアーとなります。

クオドラングルは、建築上の美しさを求めて作られたわけではなく、教育の必要性から作られたものです。クオドラングルを最初に作ったのは、14世紀にニュー・カレッジを創立したウィリアム・オブ・ウィカムです。このクオドラングルは、周りに教会（礼拝堂）、ホール（食堂）、図書室、教室、学生寮、カレッジ長室が配置されていました。これによって、カレッジ長は、自分の部屋からカレッジのすべての構成員の状況を把握して監督することができたわけです。

こうしたクオドラングルの形式はオクスフォード大学全体に広がりました。そして、時代を経てカレッジが豊かになると、最初はひとつしかなかったクオドラングルが、2個、3個と増えていきます。今では、多くのカレッジが複数のクオドラングルを持っています。カレッジ巡りの醍醐味は、クオドラングルを巡って、そのカレッジの歴史を味わうことです。

さらに、クオドラングルが増えるにしたがって、基本構造は同じでも、いろいろなバリエーションが出てきました。例えば、回廊を作ったり、塔や時計台を建てたり、庭園を整備したり、教会にお金をかけて整備したりという具合です。カレッジごと、クオドラングルごとに個性が出てきました。こうした個性を味わうことも、クオドラングル巡りの醍醐味です。

教会と大学の二重性：クライスト・チャーチ

それではカレッジを巡る散歩に出かけましょう。

最初に見学したいのはクライスト・チャーチです。

ここはオクスフォード唯一の正式の大聖堂です。大聖堂とは、大きな教会ではなく、イギリス国教会の主教座のある正式の教会のことをさします。また、教会であると同時に、オクスフォード大学のカレッジでもあります。それも450名の学部生と150名の大学院生が住む大規模なカレッジです。つまり、教会と大学カレッジという二重性を持っています。その意味では「クライスト・チャーチ・カレッジ」と呼んだほうがわかりやすいでしょう。

クライスト・チャーチの内部は一部見学することができます。セント・アルデイツ通りを南へ行くと、左側に鉄門があり、そこをくぐり抜けていくと広い道に出ます。蔦のからまる大きな建物がクライスト・チャーチのメドウ・ビルです（写真1-1）。このビルの中央にアーチ型の見学者用の入口があります。入場料を払って中に入り、ルートに沿って見学できます。

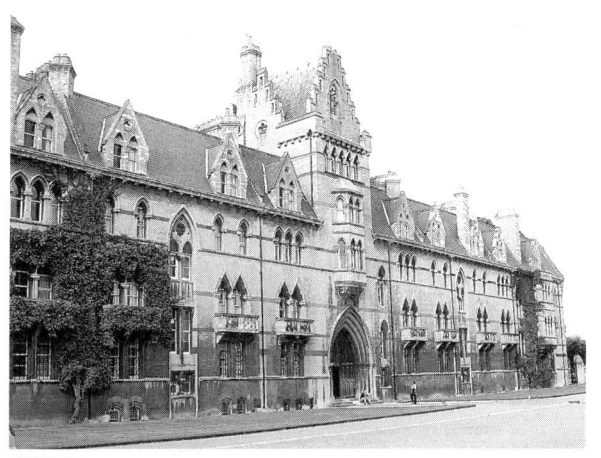

写真1-1　クライスト・チャーチのメドウ・ビル
Christ Church
所 St. Aldates, Oxford OX1 1DP
http://www.chch.ox.ac.uk/

オクスフォードの起源：聖フライズワイドの癒し

　順路の最初にあるのが大聖堂（カテドラル）です。小さな中庭に大聖堂の入口があります。

　大聖堂の中には、聖フライズワイドに関係した聖遺物が展示されています。聖フライズワイドは、イヤな男の求婚を拒んで出家した女性で、8世紀に修道院を作って院長になりました。彼女は病気を癒す力を持つといわれ、巡礼者が集まり、このためにオクスフォードの街ができました。聖人に列せられ、オクスフォードの守護聖人と呼ばれます。つまり、オクスフォードという街の起源は聖フライズワイドという女性にあるわけです。

　しかし、16世紀のヘンリー8世の宗教改革で古いカトリックは弾圧されたため、聖フライズワイド修道院は閉鎖され、聖フライズワイドの遺物も壊されてしまいました。その閉鎖された修道院は、イギリス国教会の大聖堂とオクスフォード大学のカレッジに作りかえられました。それがクライスト・チャーチとなります。大学や病院の起源が教会（修道院）にあるということを示すエピソードです。

　大聖堂の脇にショップがあり、このカレッジのグッズを売っています。

グレート・ホール：オクスフォード巡りのハイライト

　大聖堂の西側にあるのがグレート・ホールで、教員と学生のための食堂です。今でも教員や学生がここで食事をしており、部屋の中に食器が並んでいます。使用していないときは見学者に公開していて、世界中の観光客であふれています。確かに一見の価値があります。

　細長い部屋に、長い木のテーブルが3列に並び、その両側に木の椅子が並べられています。高い天井は真黒に塗られています。照明は机の上のろうそくだけで、採光は窓やステンドグラスからわずかに入る光だけなので、ホール全体は薄暗く、中世的な雰囲気です（ 写真1-2 ）。中世のカレッジの世界がそのまま保存されており、オクスフォードのカレッジ巡りのハイライトというべきでしょう。

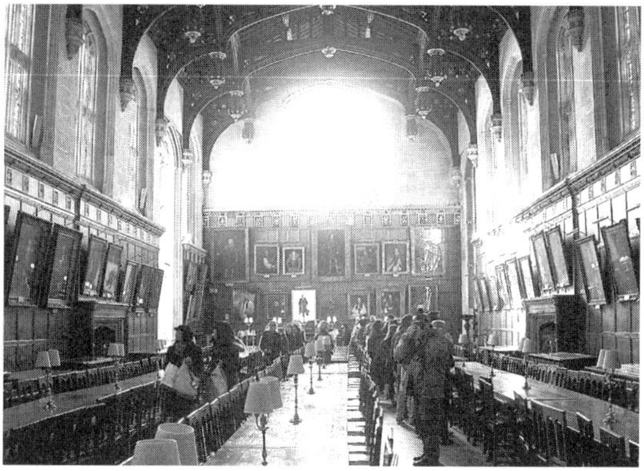

写真1-2 クライスト・チャーチのホール（学生の食堂として今も使われている）

　横の壁には肖像画が何十枚もかかっています。中には、『不思議の国のアリス』を書いたルイス・キャロル（チャールズ・ドジソン）の肖像画も混じっています。彼はこのクライスト・チャーチの数学の教員でした。この部屋のステンドグラスには、『不思議の国のアリス』の絵が組み込まれています。

　ホールの北側は、巨大な中庭になっています。トム・クオドラングルと呼ばれます。一面に芝生が張ってあり、中央に池があります。中庭の建物

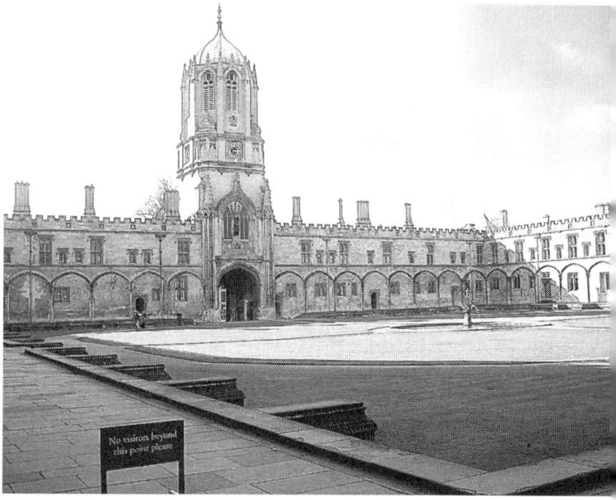

写真1-3
クライスト・チャーチのトム・クオドラングル（中庭）

からトム・タワーという塔が立っており、街のランドマークになっています（写真1-3）。

また、キャンパスの北側のペックウォーター・クオドラングルとカンタベリー・クオドラングルも見学することができます。後者には、絵画館があり、ティティアーノ、ティントレットなどの絵画や、レオナルド・ダ・ビンチの版画を展示しています。特別展も併設され、私が行ったときはデューラーの版画展が開催されていました。

アシュモレアン博物館：世界で最初の大学博物館

クライスト・チャーチからセント・アルデイツ通りをずっと北へ行くと、アシュモレアン博物館があります。オクスフォード大学が経営する博物館です（入場無料）。オクスフォード大学は博物館や美術館を13館も併設していますが、その中で最も有名なのがアシュモレアン博物館です。

植物の収集で有名なトラデスカント父子の収集品がもとになっています。この収集品を受け継いだのが、学者で収集家でもあったエリアス・ア

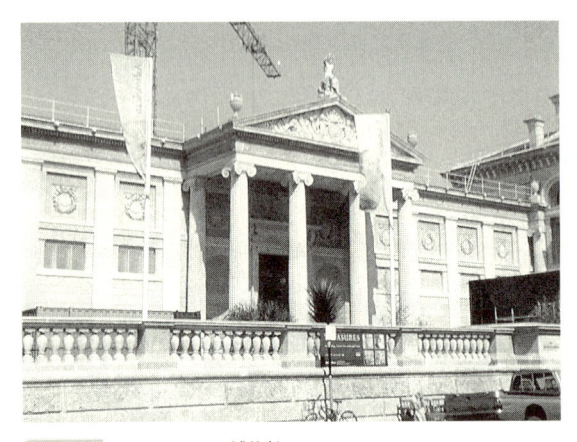

写真1-4 アシュモレアン博物館
Ashmolean Museum
所 Beaumont Street, Oxford OX1 2PH
http://www.ashmolean.org

シュモールであり、彼が大学に寄贈した収集品を展示するために博物館が作られ、1683年に開館しました。大学博物館としては世界で最初のものでした。当時の博物館は、現在の科学史博物館（p.25）の場所にありましたが、1908年に現在の建物ができて移転しました。写真1-4 に示すように、古代ギリシアのコリント式の柱を持つ立派な建物です。これをモデルにして、ケンブリッジ大学をはじめとする世界各地の大学が立派な建物の博物館を作るようになりました。

内部はミニ大英博物館の趣きで、考古学や人類学などのコレクションが多く展示されています。ピカソ、マチス、ゴッホなどの美術品や、古い楽器なども展示されています。

ラドクリフ診療所：オクスフォード最初の病院

観光ルートからはずれますが、医療史として重要なラドクリフ診療所（インファーマリー）に足をのばしてみましょう。セント・ジャイルズ通りを北に行くと、北西にのびるウッドストック通りがあります。この通りを少し行くと、ラドクリフ診療所の建物があります（写真1-5）。広場の噴水は1858年に作られたものであり、ギリシアの神トリトンの姿をしています。

この診療所は、1770年に建てられたオクスフォードで最初の病院で、

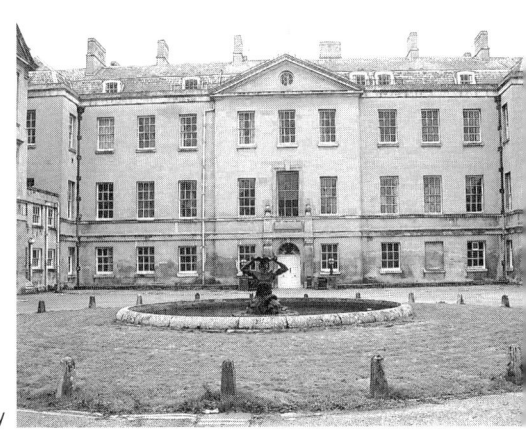

写真1-5 ラドクリフ診療所
Radcliffe Infirmary

ジョン・ラドクリフ（1652～1714年）の遺産によって建てられました。彼はオクスフォード大学で医学を学び、ロンドンで医師として成功し、ウィリアム3世とメアリー2世の侍医となりました。彼が残した莫大な遺産はオクスフォード大学などに寄付されたので、あちこちにラドクリフの名前のついた建物や地名が残っています。

はじめのうちは規模も小さく、病棟が2つだけの診療所で、経営は寄付に頼っており、ベテランの医師はボランティアで働いていました。しだいに患者も多くなり、病棟も増え、1826年には精神科の分院としてワーンフォード病院もできました（p.38）。

アメリカのジョンズ・ホプキンス大学の教授だったウィリアム・オスラー（1849～1919年）が、1905年にオクスフォード大学に移り、晩年はこの病院で臨床活動をおこないました。

この病院はいろいろなことで医学史に残っています。例えば、ペニシリンの臨床試験が行われたのはこの病院でした。オクスフォード大学の病理学教授だったハワード・フローリーが、1941年にこの病院でペニシリンの臨床試験をはじめておこない、画期的な結果を残したのでした。この業績で、彼はフレミングらとともにノーベル生理学・医学賞を受賞しました。

しかし、時代とともに病院が狭くなったため、1919年には郊外に新しくジョン・ラドクリフ病院（p.46）が作られました。また、オクスフォード郊外にアメリカ軍が建てたチャーチル病院がラドクリフ診療所に移管されました。このため診療所の機能は、しだいにこれら郊外の2病院に移動し、ついに2007年にラドクリフ診療所は廃院となりました。残った病院とその跡地はオクスフォード大学が使用しています。

診療所の近くには、オクスフォード大学出版会の華麗な建物もあります。

ベイリオル・カレッジ：アダム・スミスの批判

ブロード通りに戻ります。立派な建物はベイリオル・カレッジです（ 写真1-6 ）。

1268年、貴族のベイリオルが、貧しい学生のためにオクスフォードに家

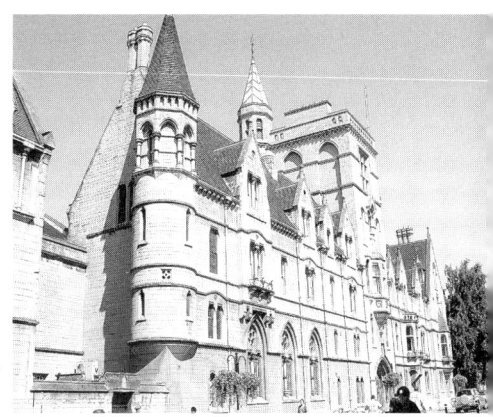

写真1-6 ベイリオル・カレッジ
Balliol College
所 Broad Street, Oxford OX1 3BJ
http://www.balliol.ox.ac.uk

を寄付したのがはじまりです。学生の共同生活の場を作ったという意味では、オクスフォード大学の最初のカレッジであるとする人もいます。

　宗教改革の先駆者であるウィクリフなど多くの学者を生みましたが、市民革命の時代は財政も悪化し、入学者も減り、カレッジは衰退します。アダム・スミスがスコットランドからやってきたのはこうした最悪の時期でした。スミスは、オクスフォード大学のひどさに愕然とします。『国富論』の中で、スミスは「教授の大半は教えるふりをすることさえやめてしまった」と批判しています。彼はすぐにオクスフォードを去り、母校のグラスゴー大学の教授となり、スコットランド啓蒙主義のトップランナーとなりました (p.225)。

　その後、19世紀に改革者があらわれ、ベイリオル・カレッジは持ち直し、今では学生数の多い大きなカレッジとなりました。

トリニティ・カレッジ：クオドラングルでカレッジの歴史を巡る

　ベイリオル・カレッジの東隣りにあるのがトリニティ・カレッジです。
　トリニティ・カレッジには、主なクオドラングルが4つあり、順路に沿ってすべて回ることができます。これがカレッジの歴史を巡る旅にもなっているのがおもしろいところです。

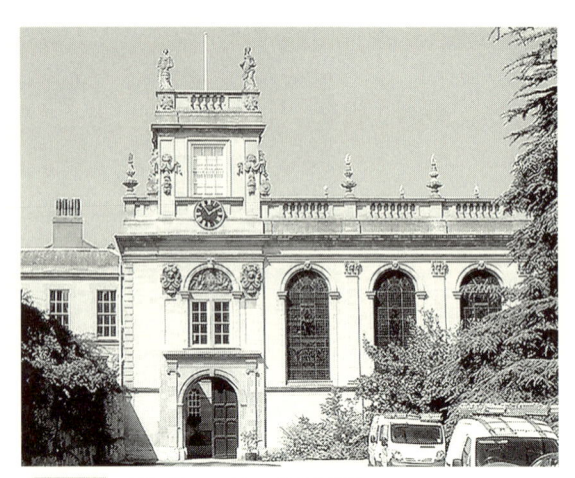

写真1-7 トリニティ・カレッジの礼拝堂
Trinity College
所 Broad Street, Oxford OX1 3BH
http://www.trinity.ox.ac.uk

　門を入ると広い庭があり、これがフロント・クオドラングルと呼ばれます。これを突っ切ると正面に礼拝堂が見えます（**写真1-7**）。

　礼拝堂のトンネルを抜けると、第2のダーラム・クオドラングルに出ます。ここにはダーラム修道院が建っていて、それを利用したのがこのカレッジです。

　北側のトンネルを抜けると、第3のガーデン・クオドラングルに出ます。このクオドラングルは東側に建物がなく、東側の広大な庭園が見渡せるようになっています。この庭園は自由に散策することができます。道の両側はきれいな芝生です。南側には木が植えられていて、林地区と呼ばれます。こうした庭や木は、16世紀のカレッジ設立当初は修道院の庭でした。教員や学生が瞑想する場として、庭や森が作られました。当時は英国風の自然型庭園でしたが、その後、大陸風の幾何学模様の整型庭園に作りかえられ、芝生が敷かれるようになりました。庭の南にライブラリー・クオドラングルがあります。

ブロード通りの建物群

トリニティ・カレッジのあるブロード通りを歩いてみましょう。大学公式の靴下を売る店や、大学グッズを売る店などが並んでいます。

この通りにある大きな本屋がブラックウェル書店です。地下の売り場はトリニティ・カレッジの下までのびていて、とにかく広いので驚きます。心理学関係の本も多く並んでいます。映画『オックスフォード連続殺人』（アレックス・デ・ラ・イグレシア監督、2008年）にも登場するほど有名になりました。本だけでなく、向かいには音楽店やポスターアート店などもできて、繁盛しています。しかし、1879年に古本屋として開店したときには、一度に3人しか入れないほどの狭い店だったそうです。

ブロード通りのちょうど真ん中あたりに、科学史博物館があります。1683年に開館したアシュモレアン博物館がここにあったので、「オールド・アシュモレアン・ビル」と呼ばれています。博物館の規模はそれほど大きいわけではありませんが、物理学・天文学の機器などが展示されています。「アインシュタインが1931年にオクスフォード大学にいたときに使った黒板」などというのもあり、何かそれらしい数式が書いてあります。

大学の公式行事が開かれるシェルドニアン・シアター

ブロード通りの南側に見える変わった形の建物がシェルドニアン・シアターです（ 写真1-8 ）。

有名な建築家クリストファー・レンが、古代ローマのマルケルス劇場をモデルとして設計した古典様式の建物です。レンが最初に手がけた大規模建築として知られ、1669年に完成しました。現在は、大学の入学式や卒業式、音楽のコンサートや会議などで使われます。

通りの柵にある入口を入り、入場料を払って建物の中を見学することができます。中の天井画はバロック様式のすばらしいものです。丸屋根（キューポラ）にのぼって、見晴らしを楽しむこともできます。

シェルドニアン・シアターの東側にあるのがクラレンドン・ビルです。

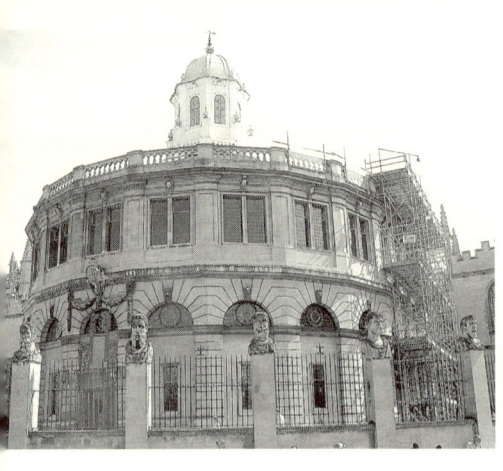

写真1-8　シェルドニアン・シアター
Sheldonian Theatre
所 Broad Street, Oxford OX1 3AZ

それまでシェルドニアン・シアターにあったオクスフォード大学出版局の新しい事務所として1715年に建てられたものです。現在は大学の事務局が使っています。建物の上に、9体の彫刻が立っています。

イギリス第2位の規模のボドレイアン図書館

　シェルドニアン・シアターとクラレンドン・ビルは小さな中庭を囲んでいますが、この中庭から南側に入る入口があり、そこを入るとボドレイアン図書館の中庭に出ます。周りを囲む建物がオールド・ボドレイアン図書館です。なお、ニュー・ボドレイアン図書館は、ブロード通りをはさんで北側に建っています。

　ボドレイアン図書館は、オクスフォード大学の中心となる図書館です。オクスフォード大学の図書館は14世紀から作られていましたが、1599年にトーマス・ボドレイが私財を使って再建にあたったことから、ボドレイアン図書館と呼ばれるようになりました。1602年には一般公開されるようになりました。現在では、大英図書館に次ぐイギリス第2位の蔵書数を誇ります。法律で納本図書館に指定されており、イギリスで出版された本はすべてこの図書館に収められることになっています。

　オールド・ボドレイアン図書館の建物はとてもユニークです。なかでも「5様式の塔」と呼ばれる建物は、古代ギリシア時代の5つの建築様式（オーダー）をタテに並べたもので、建築のカタログのようになっていま

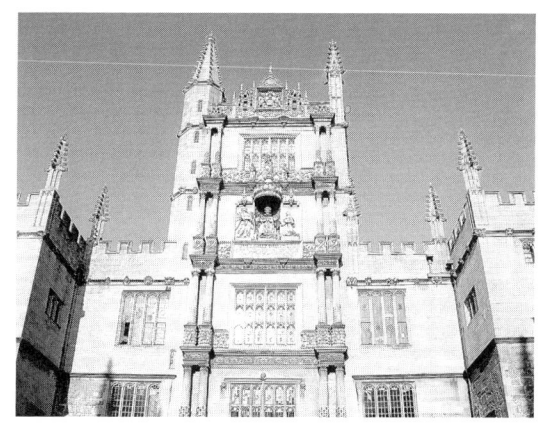

写真1-9 ボドレイアン図書館の中庭に建つ「5様式の塔」
Bodleian Library
所 Broad Street, Oxford OX1 3BG
http://www.bodleian.ox.ac.uk

す。下から、ドーリア式、トスカナ式、イオニア式、コリント式、コンポジット式の5つです。 写真1-9 には、残念ながら上の3層しか映っていません。

この塔の前に立っている偉そうな騎士像は、この中庭が作られた当時の学長（名誉職）ペンブルック伯爵のものです。

ラドクリフ・カメラ：医学のための図書館

中庭の南側の出口を出ると、ラドクリフ・スクエアという小さな広場になっています。ラドクリフ・スクエアの周りには、美しい建物が集中しています。

真ん中にある丸天井の円筒形の変わった建物は、ラドクリフ・カメラという建物です（ 写真1-10 ）。

ジョン・ラドクリフ（p.21）は、医学や科学の蔵書を収めるために、ボドレイアン図書館を補う建物を建てるようにという遺言を残しました。これに従って、ラドクリフの遺産を使ってこの建物が作られました。建築家

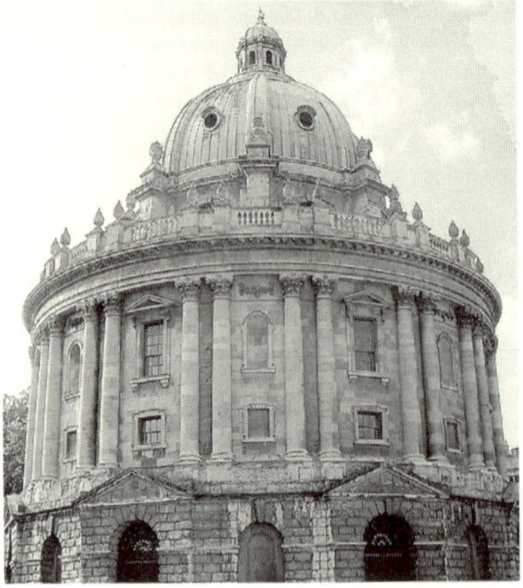

写真1-10 ラドクリフ・カメラ
Radcliffe Camera
所 Broad Street, Oxford OX1 3BG

　ジェームス・ギブスがイングリッシュ・パラディオ様式で設計し、1749年に完成しました。ちなみに、「カメラ」というのはラテン語の「小部屋」という意味です。写真機の語源になった「カメラ・オブスキュラ」という丸天井の観光アトラクションが当時あちこちの観光地に建てられました。そうした建物に似ていたのでこの名がつけられたのでしょう。

　現在、ラドクリフ・カメラは地下でボドレイアン図書館とつながっており、この図書館の閲覧室として使われています。ただし、一般人には内部公開されていません。

　ラドクリフ・スクエアの南側にある高い塔はセント・メアリ大学教会で

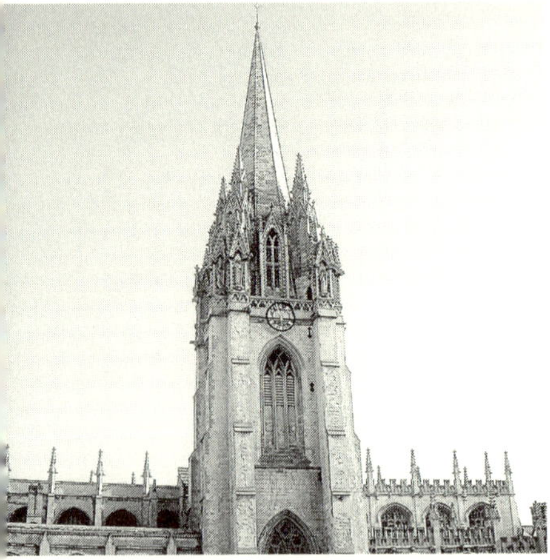

写真1-11 セント・メアリ大学教会
University Church of St. Mary the Virgin
所 High Street, Oxford　OX1 4BJ
http://www.university-church.ox.ac.uk

す（ 写真1-11 ）。大学教会の中には、塔への入口があり、124段の階段をのぼると、高さ62メートルの塔の上から、オックスフォードの街並みが見渡せます。オックスフォード大学で長く仕事していた臨床心理学のサルコフスキス教授は、「オックスフォードに行ったら、セント・メアリ大学教会にのぼってみるといいです」と勧めてくれました。とくに間近で見るラドクリフ・カメラは圧巻です。

カレッジの見本となったニュー・カレッジ

ちょうどシェルドニアン・シアターの東側に、ニュー・カレッジ・レーンという小さな通りがあります。ここを入っていくと、ニュー・カレッジがあります。

ニュー・カレッジ・レーンをまたぐ陸橋のようになっているのが「ため息橋」です（ 写真1-12 ）。この陸橋は、ハートフォード・カレッジの2つの建物をつなぐために作られました。ベネチアにある「ため息橋」を模して、覆いがつけられています。

ニュー・カレッジは、14世紀にウィリアム・オブ・ウィカムによって作られました。彼は、カレッジの年配者が新人に個人的に指導するというシステムを考え出しましたが、これがカレッジでの個人指導（チュートリア

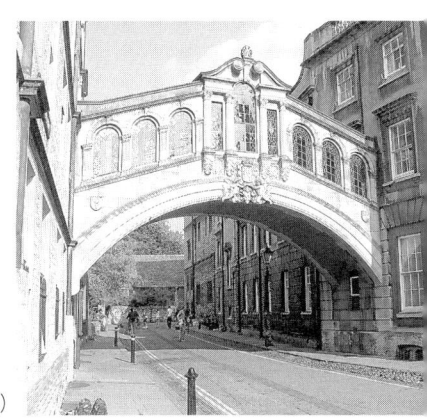

写真1-12 ため息橋
Bridge of Sighs（Hertford Bridge）

ル)のはじまりです。

　また、こうした教育をおこなうために、中庭を建物で囲むクオドラングルという建築形式を考案しました。クオドラングルの周りには、教会(礼拝堂)、ホール(食堂)、図書室、教室、学生寮、カレッジ長室が配置されていました。これによって、生活機能と教育機能をうまく結びつけることができました。クオドラングルにカレッジのすべての機能が集中するので、カレッジ長は、自分の部屋からカレッジのすべての構成員の状況を把握して監督することができたわけです。このような配置は、中世の修道院の建物配置を参考にしたといわれます。カレッジでの教育は、学生寮の各部屋で年配者が新人に個人指導をしたので、大きな教室を作る必要はありませんでした。クオドラングルという形式はニュー・カレッジからオクスフォード大学全体に広がったのです。

ユニバーシティ・カレッジ:　ユニバーシティなのにカレッジ?

　さて、セント・メアリ大学教会の南側のハイ・ストリートに出ます。この通りを歩いてみましょう。ハイ・ストリートには、オクスフォード大学の公式グッズを売る店があります。

　ハイ・ストリートに面しているのがユニバーシティ・カレッジです。通りには入口がひとつしかないので、知らないと通り過ごしてしまいます。一般公開はしていませんが、規模の大きなカレッジです。

　1249年に聖職者ウィリアム・オブ・ダラムが大金を寄付し、そのお金をもとにユニバーシティ・カレッジが作られました。この1249年という年代は、カレッジの記録としては最古であり、これがオクスフォードの最初のカレッジであるとする人もいます。

　この場所には、かつて物理学者のボイルとフックの実験室が建っていました。カレッジの入口の近くには、次のように書かれた青いプレートが貼ってあります。「この場所にあった建物に、ロバート・ボイルが1655～68年に住んだ。ここで彼はボイルの法則を発見し、空気ポンプの実験をした。その助手をつとめたのがロバート・フックである。発明家で科学者で

1 オクスフォード 31

建築家であったフックは、顕微鏡を作り、はじめて生きた細胞を同定した」

病院を改造して作られたモードリン・カレッジ

ハイ・ストリートを東に歩いていくと、モードリン・カレッジがあります。自然が豊かであり、オクスフォード大学で最も美しいキャンパスといってよいでしょう。

モードリン・カレッジの中は、自由に見学することができます。入口を入ると、セント・ジョンズ・クオドラングルがあります。この名前は病院の名前に由来します。この地にはもともとセント・ジョン病院が建っていましたが、15世紀にそれを利用してモードリン・カレッジが作られました。

教会の横の小さな通路をくぐって東側に行くと、チャプレンズ・クオドラングルがあります。ここにはモダンなキリストのオブジェが立っています。

中庭の隅には、鐘楼ののぼり口があります。この鐘楼はオクスフォードの街のランドマークになっています（ 写真1-13 ）。

セント・ジョンズ・クオドラングルの東側には、回廊クオドラングルがあります。その名のとおり、建物の1階部分がくりぬかれた回廊（クロイスター）になっていて、雨でも濡れずに中庭を一周できます。この建物は

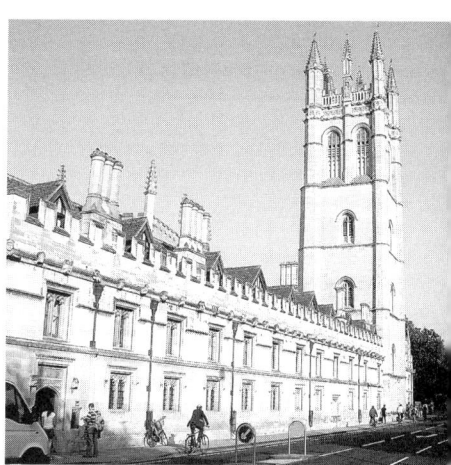

写真1-13 モードリン・カレッジと鐘楼
Magdalen College
所 High Street, Oxford OX1 4AU
http://www.magd.ox.ac.uk/

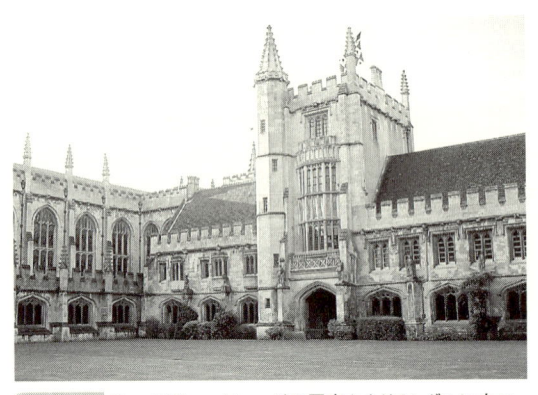

写真1-14 モードリン・カレッジの回廊クオドラングルに立つ創立者の塔
Founder's Tower and Cloister Quadrangle in Magdalen College

15世紀に作られたものであり、現在でも学生の寮や教室や図書室などとして使われています。

　西側には「創立者の塔」が建っています（ 写真1-14 ）。ベルファストのクイーンズ大学のラニヨン・ビル（p.253）の塔のモデルとなるなど、建築史では有名です。

カレッジから感じるイギリス人のしつけ

　回廊にはところどころ階段があり、上へ行くと実際に学生が住んでいる部屋があります。

　イギリスの学寮（カレッジ）の建物を見ると、牢獄を思い出します。頑丈な石造りの建物で外と隔絶し、学生を外に出さないようにしているわけです。イギリスだけあって食事も質素でしょうし、楽しみもあまりなく、一定空間の中に閉じ込められた生活を送るわけです。カレッジの起源が修道院であるということが実感されます。もちろん今のカレッジの宿舎は以前よりはずっと快適なものになっているでしょうが、学生は、親元を離れて、わがままの許されない共同生活を送ります。オクスフォード大学やケ

ンブリッジ大学だけでなく、パブリック・スクールのイートン校（p.84）などでも感じました。

　日本の学生なら、とても住めたものではないでしょう。日本の親も、こんな牢獄のようなところに子どもを閉じ込めることはとても忍びないと思うでしょう。日本の子どもは甘やかされ、不自由なく物を与えられてしまうので、感覚的な快が与えられないと怒り出してしまうのではないでしょうか。

　これに対して、イギリス人は、子どもを甘やかさず、厳しくしつけます。味覚や視覚などの感覚的な楽しみや娯楽を与えず、質素で反消費的な生活を送らせます。それで楽しみといえば、本を読んだり、スポーツをしたりといったことになるのでしょう。

医学研究の薬草園から植物科学の植物園へ

　モードリン・カレッジの向かい側にあるのが、大学付属の植物園です（写真1-15）。

　テムズ川の支流であるチャーウェル川のほとりに温室が建てられています。温室の中は静かで、椅子などもあってくつろげます。

　この施設は、1621年に、医学薬学の研究のための薬草園（フィジック・ガーデン）として作られました。この場所はもともとモードリン・カレッジの敷地でした。当時モードリン・カレッジの教員でオクスフォード大学

写真1-15　植物園
　　　　　University of Oxford Botanic Garden
所 Rose Lane, Oxford OX1 4AZ
http://www.botanic-garden.ox.ac.uk

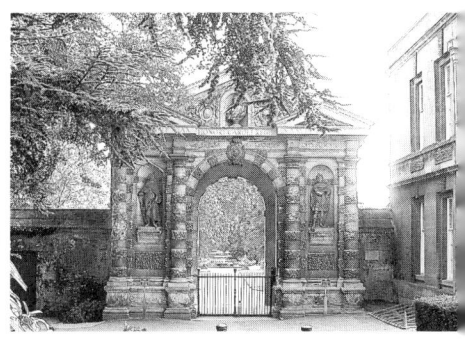

の化学の教授であったチャールズ・ドーベニィ（1795～1867年）が、1834年に薬草園の園長となりました。ドーベニィは、植物についての科学的実験の場と考え、薬草園という言葉をやめて、植物園（ボタニック・ガーデン）という名前にしたのです。彼は、温室やプールを整備するとともに、植物の実験室を建てました。この実験室でドーベニィは多くの実験をおこないました。この実験室は、カレッジによって運営された最初の実験室といわれます。この建物はドーベニィ・ビルと呼ばれ、現在は植物園のものではなく、モードリン・カレッジの宿舎のひとつとして使われています。

科学エリアでデパートメント巡り

さて、今度はオクスフォードの北側を歩いてみます。地図3（p.13）の真ん中に書かれているパークス通りを北に行きます。サウス・パークス通りのあたりは「科学エリア」と呼ばれ、オクスフォード大学の理科系のデパートメントが並んでいます。

教育組織としての「カレッジ」は観光地化されているので、カレッジ巡りは容易です。これに対して、研究組織としての「デパートメント」は、一般公開されていませんし、建物は地味でわかりにくく、もちろん旅行ガイドブックには触れられてもいません。でも、だからこそ、デパートメント巡りも楽しいのです。

文科系のデパートメントは、オクスフォードの街全体に散らばっています。これに対して、理科系のデパートメントはこの「科学エリア」に集中しています。

サウス・パークス通りの周りには、次に述べる実験心理学をはじめとして、生命科学、医科学、病理学、薬学、化学、地理学、統計学などのデパートメントの建物が並んでいます。

科学エリアの北側と東側は広大なユニバーシティ公園になっています。

また、パークス通りの先には、工学、物理学、コンピュータ科学、数学などのデパートメントの建物が並んでいます。

『不思議の国のアリス』の発想源となった博物館

科学エリアの中心には、大学附属の博物館がふたつあります（入場無料）。ひとつは、大学自然史博物館です。1850年に開館したもので、ネオ・ゴシック様式の巨大な建物です。内部も大規模で、一見の価値があります。

中には、ルイス・キャロルが1865年に発表した『不思議の国のアリス』の中に出てくるドードー鳥も展示されています。キャロルはこの博物館の展示を見て小説の中に登場させたのです。

もうひとつは、ピット・リバーズ博物館です。世界の文化人類学的な収集品を展示しています。よくもこれだけ集めたものと感心させられるほど、雑多な品物が並べられています。日本の物もたくさんあります。日本の能面のコレクションなどに混じって「祝儀袋」のコレクションもあります。日本語で「粗品・四国プロパンガス販売（株）」とか「せとうちバス」と書かれた封筒まで展示されています。展示の仕方がおもしろいので、見ていて飽きません。意外な穴場です。

博物館の前は広場になっていて、学生たちが寝そべっていました。

オクスフォード大学の実験心理学科

科学エリアにある実験心理学の研究室を見てみましょう。大きなビルです（ 写真1-16 ）。表側には心理学科の入口があり、裏側には動物学科の入口があり、このふたつの学科で共有しています。

歴史的に見ると、オクスフォード大学に心理学科ができたのは、ケンブリッジ大学やロンドン大学に比べるとかなり遅いものでした。1898年に精神哲学の講座が作られましたが、これは実験心理学を含まないものであり、幻覚や妄想についての講義とか、オクスフォード大学の人類学博物館に展示してあるような古代人の心理についての講義などをするものでした。1936年に実験心理学研究室ができ、精神哲学講座のウィリアム・ブラウンが主任となりました。この研究室は小さなもので、正式な学位ではありませんでした。

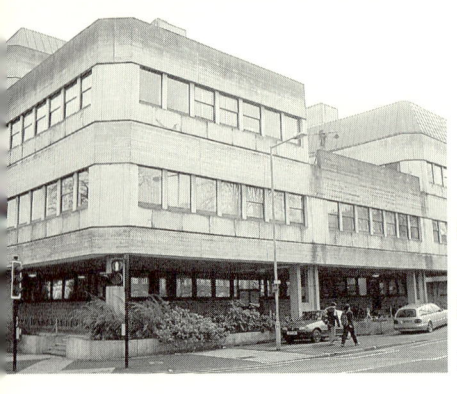

写真1-16 実験心理学科ビル
Department of Experimental Psychology,
所 South Parks Road, Oxford, OX1 3UD
http://www.psy.ox.ac.uk

　その後、第2次世界大戦後の1947年になってようやく実験心理学の講座ができました。この間にマクドゥーガルとティチナーという偉大な心理学者を生み出しましたが、彼らを受け入れる教授ポストがなかったため、彼らはアメリカに渡り、そこでアメリカ心理学の創設者となったのでした。

　実験心理学科の初代教授となったのはハンフリーです。ジョージ・ハンフリー (1889〜1966年) は、オクスフォード大学で数学・古典語・哲学を学び、ドイツのライプチヒ大学でヴントに実験心理学を学びました。その後、アメリカのハーバード大学やカナダのクイーンズ大学を経て、1947年にオクスフォード大学の教授として招かれました。彼は実験心理学をオクスフォード大学に定着させるのに貢献しました。8冊の心理学の本を書いていますが、2冊の小説も発表しています。

　オクスフォード大学での心理学科の開設は遅いものでしたが、急速に発展し、ブロードベント、ブルーナー、アーガイルといった世界をリードする心理学者を輩出しました。1971年には、学科の建物が現在の地に建てられました。この頃には、オクスフォード大学の実験心理学科から発表された論文数とその引用回数はイギリスで最高でした。現在でもこうした水準を保っています。

　現在の実験心理学科は、医科学部に属しています。学部学生は300名で、イギリスで最も大きな心理学科のひとつです。19名の教授を含めて55名のスタッフがいます。①情緒と対人関係、②言語と認知発達、③ストレス研究、④情緒的障害と発達、⑤社会心理学、⑥言語と脳研究、といった研究グループに分かれており、他にも多くの実験室があります。

学科主任をしているのはクラークです。デイビッド・クラークは、後述のように、精神科の教授をしていた臨床心理学者です（p.40）。オクスフォード大学の臨床心理学は、後述のように、ワーンフォード病院の精神科を拠点としています（p.44）。

名誉教授のクラリッジを訪ねて

オクスフォード大学の実験心理学科で臨床心理学の研究をしていたのが名誉教授クラリッジです。クラリッジの研究は私の研究テーマと近いので、2003年にクラリッジを訪ねて話を聞くことができました（写真1-17）。クラリッジは、2002年にオクスフォード大学を定年退官し、名誉教授として実験心理学科に部屋をもらって仕事をしていました。

ゴードン・クラリッジは、有名なアイゼンクの指導で博士号をとり、臨床心理士の訓練を受けていくつかの病院につとめました。1974年にオクスフォード大学の実験心理学科の異常心理学の講師となりました。また、オクスフォード大学の臨床心理士養成コースの指導にも当たりました。

クラリッジの研究は、統合失調症型人格（スギゾティピー）に関するものです。これはDSM-VIでは統合失調症型パーソナリティ障害としてとりあげられているもので、統合失調症と関連の深いパーソナリティです。彼は、統合失調症型人格をはかる質問紙法を開発し、健常な大学生と統合失調症を発症した人に実施したところ、両者の因子分析の結果が一致することを発見しました。統合失調症の症状は健常な体験とは異質であると考え

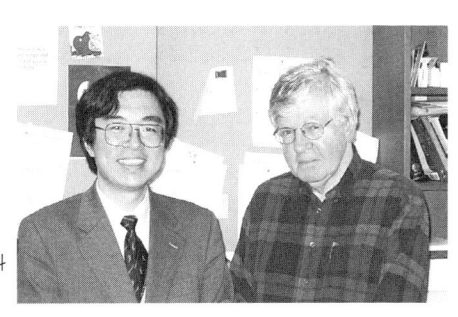

写真1-17
オクスフォード大学実験心理学科
名誉教授のクラリッジと

られていますが、このようなデータからすると、むしろ両者は連続的であることになります。これがクラリッジの一貫した主張です。両者の因子分析の結果が同じになることは不思議であるとクラリッジに尋ねたところ、彼は「それは不思議でも何でもない。統合失調症という疾病と健常者のパーソナリティが別だとするのは医学的な見方であって、心理学では両者は連続体の両極であると見る。だから、健常者と統合失調症の因子分析結果が対応するのは当然だ」と答えました。

また、クラリッジは統合失調症型人格が芸術などの創造性の源であるとも主張しています。クラリッジの研究にもとづいて、私の研究室では、日本の大学生を対象として、統合失調型人格の人が創造性が高いことを確かめました。

オクスフォード大学の教員は学科とカレッジの両方の教員をつとめます。そこで、この場を利用して、カレッジの教育についても聞いてみました。クラリッジは心理学科とは別に、モードリン・カレッジのフェロウとして学生を教えているということであり、それについて詳しく教えてくれました。

ワーンフォード病院とヘディントン医学地区

オクスフォードの市街からヘディントン通りを2キロほど東へ行くと、ワーンフォード病院があります。タクシーで10分ほどのところです。このあたりはヘディントン地区と呼ばれ、ワーンフォード病院の他に、チャーチル病院やパーク小児病院、ナッフィールド整形外科病院などが並ぶ医学地区になっています。また、この地区は、オクスフォード・ブルックス大学や多くの学校が集まる教育地区にもなっています。

ワーンフォード病院は、1826年にラドクリフ精神病院（ルナティック・アサイラム）として建てられました。ラドクリフ診療所（p.21）の精神科分院として作られましたが、その後、寄付者の名前をとってワーンフォード病院と改名されました。

ローゼンベルト・ドライブに正門があり、奥に入っていくと、広大な芝生が広がり、敷地の西側に病棟が並んでいます。正面にメインビルが建っ

1 オクスフォード 39

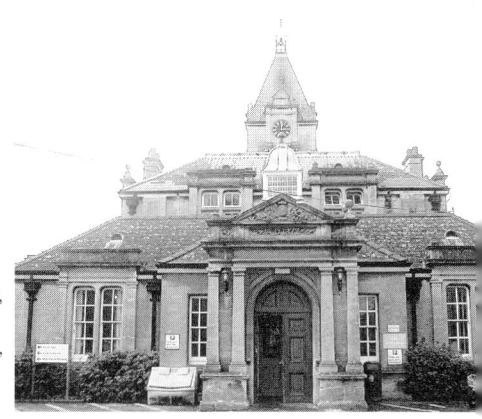

写真1-18 ワーンフォード病院
Department of Psychiatry, Warneford Hospital
所 Roosevelt Drive, Headington, Oxford OX3 7JX
http://www.psych.ox.ac.uk/

ています。高い塔を持つ古典的な建物です（ 写真1-18 ）。

オクスフォード大学精神科の拠点

　ワーンフォード病院はオクスフォード大学の精神科の本拠地となっています。オクスフォードの精神科は、ガイ・グッドウィンが主任をつとめ、他に12名の教授がいます。摂食障害研究グループ、自殺研究グループ、小児思春期精神医学、実証にもとづくメンタルヘルスセンターなどに分かれて研究がおこなわれています。

　このうち、実証にもとづくメンタルヘルスセンター（CEBMH）は、エビデンスにもとづく精神医療を推進をめざしています。コクラン共同研究（p.205）は各国に支部がありますが、イギリスではオクスフォードにコクランUKセンターが置かれています。

　ワーンフォード病院の正面ビルの南東にプリンス・オブ・ウェールズ国際センター（POWIC）という新しい建物がありますが、これはセインという慈善団体の寄付で作られたものです。セインは"sane（正気の）"という英語からとられたもので、1986年に女性ジャーナリストのマージョリー・ワラスによって作られた精神病を持つ人のための慈善団体です。この団体は大きな力を持ち、世界中から2,000万ポンド（約40億円）の資金

を集め、2003年には精神疾患を研究するためのPOWICを作りました。

このPOWICでの研究を指揮するのが教授のティモシー・クロウです。クロウは、統合失調症の2症候群仮説の提唱者として有名です。統合失調症はタイプⅠ（陽性症状）とタイプⅡ（陰性症状）のふたつの症候群からなるとする仮説で、精神病理学と生物学的精神医学を統合した画期的なものであり、教科書に出てくるほど有名です。

イギリス認知行動療法の発祥の地

オクスフォード大学精神科は、イギリスの認知行動療法がはじまった場所でもあります。

イギリスの精神医学や臨床心理学ではもともと行動療法がさかんでした。そこへ1980年頃からアメリカのベックの認知療法が入ってきました。1984年にはオクスフォード大学精神科のティーズデイルとフェンネルが、うつ病への認知療法の治療効果研究をおこないました。これによって、認知療法が薬物療法と同じくらいの効果があることが確かめられ、イギリスにも広がりました。

1982年、ローマで開かれたヨーロッパ行動療法学会にベックが参加し、そこでオクスフォード大学精神科のD・M・クラークと出会いました。1987年には、ベックがサバティカル（研究休暇）をとり、オクスフォードのクラークを何回か訪ね、ワークショップを開きました。この時期に、D・M・クラークをリーダーとする臨床心理学者が不安障害の認知行動療法を確立しました。この仕事は、「クラーク革命」と呼んでもよいほど画期的なものでした。イギリスの臨床心理学は、精神分析の影響が少なく、行動療法や心理学を基礎として発展していたので、認知療法はすぐに受け入れられました。

不安障害研究グループのゆくえ

D・M・クラーク、サルコフスキス、エーラーズの3人の教授は、オク

スフォード大学精神科で「不安障害研究グループ」を作っていました。しかし、オクスフォード大学にとってショックだったことに、彼ら3人は2000年10月に、ロンドン大学精神医学研究所に移ってしまいました。教授の移動に伴って、12人の研究チームがオクスフォードからロンドンに移りました。2002年に私が訪ねたときには、ワーンフォード病院の廊下にこの3教授の写真が飾ってあり、その影響力に驚いたものです。

彼らは、ロンドン大学精神医学研究所に移っても世界的な研究業績をあげました。彼らはもともと精神医学研究所の出身でした。クラークは心理学科の学科長となり、不安障害研究の黄金時代を迎えました。2001年の同時多発テロではPTSD（外傷後ストレス障害）への関心が集まり、エーラーズらが開発したPTSDへの認知行動療法が注目されるようになりました。こうした成果は、2006年の来日講演をまとめた『対人恐怖とPTSDへの認知行動療法：ワークショップで身につける治療技法』（クラークとエーラーズ、星和書店）に詳しく解説されています。

IAPT（心理療法アクセス改善政策）と認知行動療法

2008年から、イギリス政府は心理療法アクセス改善政策（IAPT）をはじめましたが、その中心で活躍したのが不安障害研究グループでした。

この政策は、クラークと経済学者のレアード卿が立案したものです。レアード卿（リチャード・レアード、1934年～）は、ロンドン大学スクール・オブ・エコノミクスの教授として活躍しています。彼は1963年に出されたロビンス報告で中心的な役割を果たしました。この報告書の影響によって、「新構想大学」が新設されるなど、イギリスの高等教育は大きな方向転換を迎えました。レアード卿は幸福の経済学への関心を強め、その一環として、国民の幸福度を下げるうつ病についての経済学的な研究をおこないました。レアードとクラークが2007年に発表した論文では、経済的なエビデンスを提示しながら、国がうつ病や不安障害などの精神疾患に本格的に取り組むべきだと主張しました。こうした主張が当時の労働党ブレア政権を動かし、2007年にIAPTが実施されたのです。

この政策が認知行動療法を定着させました。イギリスの国立医療技術評価機構（NICE）が作成した治療ガイドラインによると、うつ病や不安障害に対して認知行動療法が効果があるというエビデンスが確立しています。しかし、認知行動療法ができるセラピストが足りないために、認知行動療法を受けられなかったり、効果が明らかでない他の心理療法を受けざるを得ないといった人が多いのが現状です。そこで政府は、認知行動療法のできるセラピストを3,600人増やす政策を実施しました。英国政府は3年で約360億円を支出しました。最終的には1万人増やす計画です。英国認知行動療法学会（BABCP）が全面的に協力して、この政策が実施され、効果を上げました。

IAPTの仕事も一段落して、2010年にグループの中心のひとりであるサルコフスキスはバース大学の心理学科へ移ることになり、2011年にはクラークとエーラーズはオクスフォード大学へと戻ることになりました。クラークはオクスフォード大学の精神科ではなく、実験心理学科に所属しています。ロンドンの精神医学研究所の黄金時代が終わってしまうのは少し寂しい気もしますが、いずれにしても、世界の認知行動療法をリードする彼らの動向からは目が離せません。

摂食障害の認知行動療法：フェアバーン

摂食障害グループを率いる教授は、精神医学者クリストファー・フェアバーンです。彼は、摂食障害や肥満の治療研究で有名です。摂食障害の認知行動療法を開発し、『摂食障害と肥満』『めちゃ食い』などの専門書を編集しました。また、D・M・クラークとともに編集した『認知行動療法の科学と実践』には邦訳もあります（伊豫雅臣監訳、星和書店）。さらに、摂食障害の認知行動療法の自助マニュアル『過食を乗りこえる』を出版しました。フェアバーンはあちこちの認知行動療法学会で引っ張りだこで、世界中の学会でワークショップを開いています。私は、マーストリヒトで開かれたヨーロッパ認知行動療法学会でフェアバーンの「摂食障害の認知行動療法」のワークショップに参加することができました。ていねいでわか

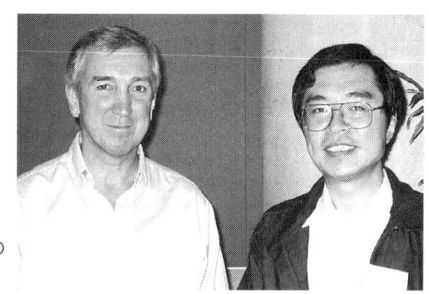

写真1-19
オクスフォード大学精神科教授の
フェアバーンと

りやすい説明であり、その人柄がにじみ出ていました。写真1-19 はそのときのものです。

ダライ・ラマが応援するマインドフルネス認知療法の発祥の地

　前述のプリンス・オブ・ウェールズ国際センター（POWIC）（p.39）の中には、オクスフォード・マインドフルネス・センターがあります。これは、認知行動療法の「第3の波」として注目されるマインドフルネス認知療法の研究や治療をおこなう施設で、2008年に作られました。この年には、チベットのダライ・ラマ14世がこのセンターを訪れて、マインドフルネス認知療法を応援しました。

　ワーンフォード病院は、イギリスにおけるマインドフルネス認知療法の発祥の地でもあります。この療法が世界に知られるようになったのは、2002年の『マインドフルネス認知療法』（越川房子訳、北大路書房）の出版でしたが、この本を書いたのは、ケンブリッジ大学のティーズデイル、オクスフォード大学のウィリアムズ、カナダのトロント大学のシーガルの3名でした。

　ジョン・ティーズデイルは、うつ病や感情の心理学的研究で有名な臨床心理学者です。後述のように、ケンブリッジ大学の認知脳科学ユニットの教授をしていましたが（p.69）、2004年に大学を定年退職した後は、マインドフルネス認知療法の実践と研究をしています。ティーズデイルがケンブリッジ大学に移る前は、このワーンフォード病院で精神科の講師をつと

めていたのでした。

そのティーズデイルの一番弟子がウィリアムズです。マーク・ウィリアムズ（1952年〜）は、オクスフォード大学で博士号をとり、ケンブリッジ大学やウェールズ大学を経て、オクスフォード大学精神科の教授となりました。実験心理学科の教授も兼ねています。彼は、うつ病の認知療法の研究で知られ、その著書『抑うつの認知行動療法』は邦訳があります（中村昭之監訳、誠信書房）。また、自殺の研究でも知られ、オクスフォード大学精神科の自殺予防センターに所属しています。2002年には、ティーズデイルらと前述の著書をあらわし、一躍マインドフルネス認知療法の旗手として知られるようになりました。マインドフルネス・センターにもかかわっています。

オクスフォードの精神科で教授をつとめる心理学者たち

以上のように、オクスフォード大学の精神科では、教授として活躍する心理学者がたくさんいます。日本では考えられないことです。ウィリアムズの他にも、実験精神病理・認知療法研究グループの教授エミリー・ホームズ、心理学的治療普及（CREDO-2）グループの教授ゼフラ・クーパー、精神病への認知的アプローチ（O-CAP）グループの教授ダニエル・フリーマンなどが心理学出身です。

このうち、ダニエル・フリーマンとは何回か話したことがあります。彼はケンブリッジ大学で実験心理学を学んだ後、ロンドン大学精神医学研究所でフィリッパ・ガレティの指導のもと臨床心理学の博士号を取得しました。フリーマンは、ずっと精神病、とくに妄想やパラノイアの認知モデルと認知療法について研究してきました。2002年に私が精神医学研究所に留学したとき、ガレティの研究室のフリーマンとも何回か話しました。 写真1-20 はその当時のものです。

当時、フリーマンは、バーチャル・リアリティの技術によって、人が被害妄想や猜疑心を持ちやすい状況を再現し、それによって被害妄想傾向を測定したり、被害妄想に陥らないための認知技法を考えたりしていました。

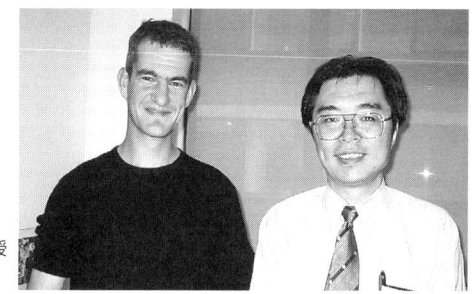

写真1-20
オクスフォード大学精神科教授のフリーマンと

　フリーマンは、精神医学研究所で講師をつとめた後、2011年からオクスフォード大学の教授となりました。師のガレティも1994〜1996年までワーンフォード病院にいたので、15年後に師と同じ職場で仕事をすることになったわけです。

　彼はいつも論文を書いていました。フリーマンとガレティの論文は私の研究室のテーマと重なるので、つねに参照しています。彼は毎年のように著書を出しており、2008年には、『パラノイア：21世紀型の恐怖』という一般向けの本を出して話題になっています。

　ワーンフォード病院のメイ・デビッドソン・ビルに心理学グループの研究室があります。

アイシス教育センター：臨床心理士養成の博士コース

　オクスフォード大学には、英国心理学会認定の臨床心理士養成の博士コースが設けられています。これはワーンフォード病院の中のアイシス教育センターでおこなわれています。アイシスとは、この地方のテムズ川の呼び名です。センターは小さな建物で、病院の入口の近くに建っています。

　臨床心理士の博士コースは、毎年20名の学生を受け入れており、競争率も高くなっています。このコースの教員と学生は、形式的には精神科でも心理学科でもなく、オクスフォード大学のハリス・マンチェスター・カレッジに属します。

　コースの教育の責任者は教授のスーザン・ルウェリンです。彼女はこれ

まで何回か来日して講演をしています。

また、以前にこのコースで教えていたのが臨床心理学者ジョン・ホールです。彼はマツィリアとともに『臨床心理学とは何か？』という本を編集しました（邦訳は『専門職としての臨床心理士』下山晴彦訳、東京大学出版会）。この本は、私が「イギリスの臨床心理学を知るためにはどのような本がよいか」とイギリスの臨床心理学者に尋ねてみて、最も多く推薦された本です。何ヵ国語かに翻訳されている名著であり、「いい本だからぜひ読んでください」と私にくれた人もいるほどです。

郊外に建てられたジョン・ラドクリフ病院

ワーンフォード病院の真北約1キロほどのところに、ジョン・ラドクリフ病院があります。オクスフォード市の医療の中心であるとともに、オクスフォード大学医学校の教育病院です。オクスフォード駅から行くにはバスかタクシーを利用します。

この地は、ラドクリフ診療所（p.21）の移転のために1919年に購入されたのですが、資金難のためになかなか病院が建てられず、新病院ができたのは50年後の1972年のことでした。ラドクリフ診療所に比べるとかなり新しい建物です（写真1-21）。

敷地は大きく3つに分かれ、西側が小児科と眼科、中央が本館で、東側が産婦人科となっています。小児科と産婦人科が隣り合わないで敷地の両側に分かれているのは不思議な気がしました。本館の中に入ってみると、礼拝堂やショップ、レストランなどが並んでいます。小児科は新しくきれいで、子どものためにカラフルな内装になっています。オクスフォード病院学校も併設されています。

敷地の北側に、医学校の講義棟やアカデミックセンターがあります。講義棟の前には小庭園と休憩所があります。この病院には、至るところに休憩所やカフェなどがあります。窓から外を見ると、広大な草原が広がっています。

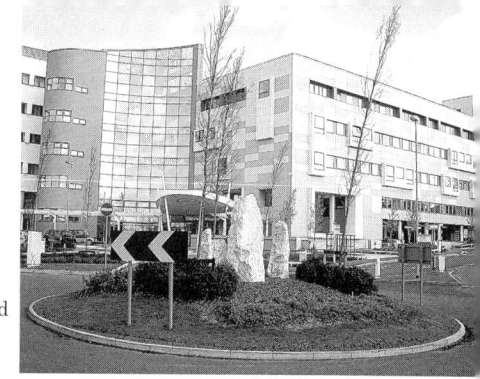

写真1-21 ジョン・ラドクリフ病院
John Radcliffe Hospital
所 Headley Way, Headington, Oxford OX3 9DU
http://www.oxfordradcliffe.nhs.uk

オクスフォード近郊の観光地

オクスフォードの郊外にはいろいろな見どころがあります。北西13キロほどのところには世界遺産のブレナム宮殿があります。壮大な敷地に美しい庭園が造られ、壮麗な宮殿が建っています（写真1-22）。一見の価値があります。ここで生まれたチャーチルの記念品も展示されています。

また、オクスフォードの西側にはコッツウォルズ丘陵が広がり、日本でも有名な観光地となっています。独特のハチミツ色をしたレンガの家が並ぶ風景は、イギリスの田舎を代表するものです。

また、オクスフォードとロンドンの間には、テムズ川が流れており、その流域にも見どころが転々としています。そのひとつが **3「ロンドン」**で紹介するウィンザー城（p.83）です。

写真1-22 ブレナム宮殿
Blenheim Palace
所 Woodstock, Oxfordshire OX20 1PP
http://www.blenheimpalace.com

2 ケンブリッジ *Cambridge*

世界で最も美しい大学を堪能する

> ケンブリッジ大学は、オクスフォード大学と並ぶ古典大学です。世界の科学の中心であり、この大学のノーベル賞受賞者は80名以上にのぼります。心理学や精神医学の施設もたくさんあります。オクスフォードと同じく、大学全体がひとつの都市をなしています。ケンブリッジは世界で最も美しい大学キャンパスといってよいでしょう。ケンブリッジ大学のカレッジ巡りほどおもしろいものはありません。オクスフォードとケンブリッジは両方見ることをおすすめします。両者を比較するのも非常におもしろく、興味は尽きません。

ケンブリッジ大学散歩

ロンドンからケンブリッジに行くには、キングスクロス駅またはリバプール・ストリート駅からケンブリッジ行きの鉄道に乗ります。1時間ほどでケンブリッジ駅に着きます。また、ヒースロー空港からバスで直接行くこともできます。

地図4 はケンブリッジの中心街です。ケンブリッジの街全体に大学が広がっていますが、だいたい歩いて行ける範囲にあります。

以下では、まず、中心部にある5つのカレッジをゆっくり見学します。セント・ジョンズ・カレッジ、トリニティ・カレッジ、クレア・カレッジ、キングス・カレッジ、クイーンズ・カレッジの5つをいろいろな面から堪能します。次に、新博物館サイトとダウニング・サイトを歩き、実験心理学科を訪ねます。その後、トランピングトン通りの認知脳科学ユニッ

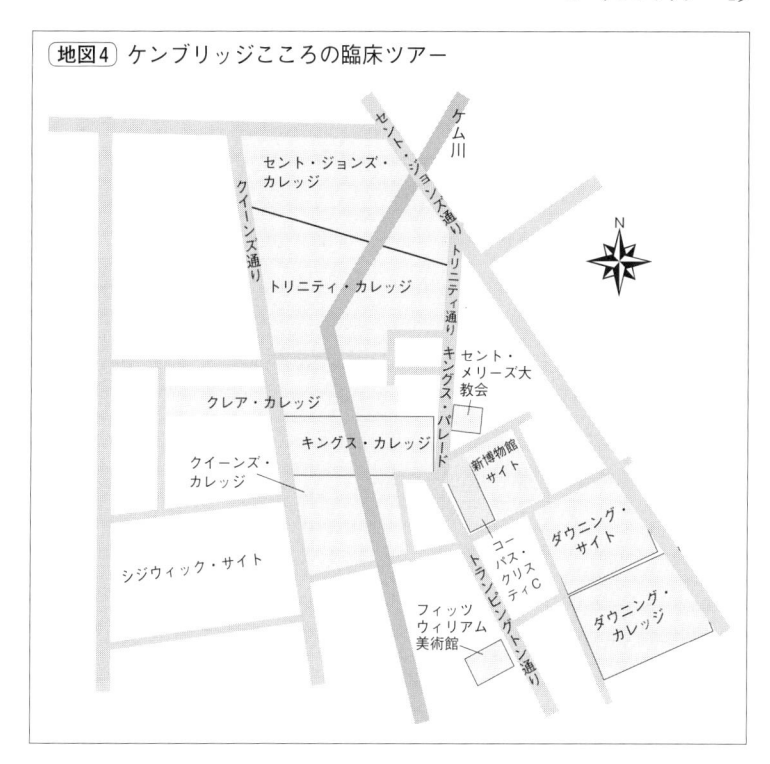

地図4 ケンブリッジこころの臨床ツアー

トと自閉症研究センターを訪ね、さらに南のアデンブルック・サイトでアデンブルック病院を見学します。次に、東のフルボーン病院を訪ね、最後に西のキャベンディッシュ研究所を訪ねます。

800年にわたるケンブリッジ大学の歴史

ケンブリッジ大学の創設は1209年です。当時、オクスフォード大学の学僧が街の人たちといざこざを起こし、一部の学僧がケンブリッジに移住して学問をはじめたのが最初です。そのうちに学生も増えて、オクスフォードと同じようにカレッジが作られるようになりました。

ピューリタン（清教徒）革命の時代には、国王側についたオクスフォー

ド大学とは逆に、ケンブリッジ大学は国民議会の側につきました。ケンブリッジ大学はピューリタンの拠点であり、革命のリーダーであるクロムウェルはこの大学の出身でした。そして、ピューリタンたちがメイフラワー号で新大陸に渡り、アメリカという国を建てたのです。大学は一時は沈滞しましたが、その後飛躍的な発展を遂げて現在に至っています。2009年には創立800年を迎えました。

オクスフォード大学が文科系の学問で有名なのに対して、ケンブリッジ大学は理科系の学問で有名です。卒業生にはニュートンやダーウィンがいます。世界の科学の中心のひとつであり、この大学のノーベル賞受賞者は80名以上で世界のトップレベルです（対するオクスフォード大学は約50名）。

ケンブリッジやオクスフォードは物価が高いことで有名です。1900年に夏目漱石がイギリスに来たばかりの頃、ケンブリッジ大学で勉強しようと思ってここを訪ねましたが、周りの人は金持ちばかりで、物価が高いのであきらめました。この話は漱石の『文学論』に載っています。100年後の今日でも、物価は高いようです。

現在の学生数は、学部11,815名、大学院5,789名、計17,604名です（2009年）。教職員数は計9,035名で、そのうち教員は2,952名、研究スタッフは2,874名です。

カレッジとデパートメントの二重構造も同じ

ケンブリッジ大学も、オクスフォード大学と同じく、研究組織であるデパートメント（学科）と、教育組織であるカレッジ（学寮）の二重構造を持っています。

ケンブリッジ大学の研究の組織は、大きく6つのスクール（学校）に分かれ、その下で22のファカルティ（学部）に分かれ、さらにその下で100以上のデパートメント（学科）に分かれています。

これとは独立に31のカレッジがあります。各カレッジは独立した私立学校として経営されています。

ひとりの学生は、どこかのカレッジに所属し、その学生寮で生活し、

教員（フェロウ）から個人指導を受けます。個人指導は、オクスフォード大学では「チュートリアル」と呼ばれましたが、ケンブリッジ大学では「スーパービジョン」と呼ばれます。

ひとりの教員は、デパートメントとカレッジの両方で教育するのが原則です。カレッジで教育するのは名誉なので、教員は進んでカレッジで教えるようです。

カレッジやデパートメントはケンブリッジの街全体に広がっています。デパートメントは場所によっていくつかのまとまり（サイト）に分かれています。①新博物館サイト、②ダウニング・サイト、③アデンブルック・サイト、④西ケンブリッジ・サイトなど、9つがありますが、今回は①〜④の4つのサイトを訪ねます。

ケンブリッジ大学には、学生や研究者など、つねに数百人の日本人がいるそうです。ケンブリッジ大学を知るためには、『ケンブリッジのカレッジ・ライフ』（安部悦生、中公新書）、『遙かなるケンブリッジ』（藤原正彦、新潮文庫）などのエッセイが役立ちます。

カレッジ巡りはここがおもしろい

美しいカレッジが並ぶのは、キングス・パレードと呼ばれる通りです。一本の道なのに、場所によって名前が変わります（北から、セント・ジョンズ通り、トリニティ通り、キングス・パレード、トランピングトン通り）。この通りの西側に、セント・ジョンズ・カレッジ、トリニティ・カレッジ、クレア・カレッジ、キングス・カレッジ、クイーンズ・カレッジという5つの有名なカレッジが並んでいます。また、カレッジ群の西側を南北に走るのがクイーンズ通りです。

地図5 は、これら5つのカレッジを模式的に描いたものです。

これらのカレッジは、もちろん外から見るだけでも美しいのですが、ぜひ中に入って見学してください。中に入ると、中世からの美しい建物が並び、美しい緑の芝生と庭園が広がっています。

オクスフォードで「クオドラングル」と呼ばれていた中庭は、ケンブ

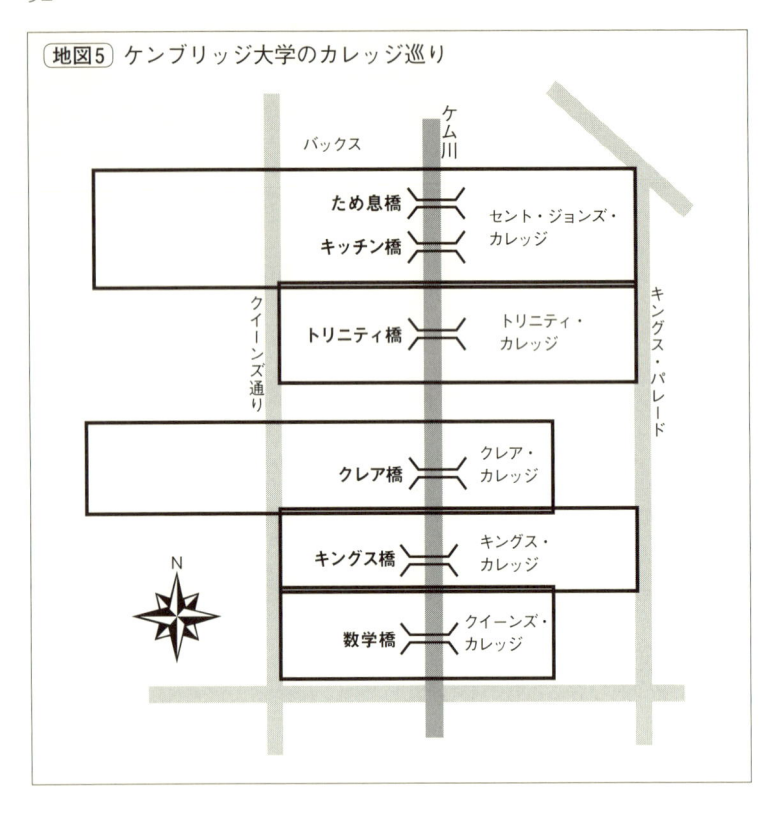

地図5 ケンブリッジ大学のカレッジ巡り

（バックス、ケム川、クイーンズ通り、キングス・パレード、ため息橋、キッチン橋、セント・ジョンズ・カレッジ、トリニティ橋、トリニティ・カレッジ、クレア橋、クレア・カレッジ、キングス橋、キングス・カレッジ、数学橋、クイーンズ・カレッジ、N）

リッジでは「コート」と呼ばれます。各カレッジには複数のコートがあり、それらを巡ると、カレッジの歴史を味わうことができます。また、各コートにはそれぞれの個性があり、それを味わうこともカレッジ巡りの楽しみです。

ミクロコスモスとしてのカレッジ：ケンブリッジがオクスフォードよりも美しい理由

　ここまではオクスフォードと同じなのですが、しかし、ケンブリッジにはそれ以上の美しさがあります。

その理由として、第1に、ケンブリッジでは、カレッジの真ん中を貫いてケム川が流れていることです。ケンブリッジの語源は「ケム川にかかる橋(ブリッジ)」という意味ですが、まさに本質をついています。キャンパス内に水があることによって、美しさが格段に違ってくるのです。

　第2に、キャンパス内を川が流れるために、これを跨ぐ橋が架けられました。これらの橋はカレッジごとに個性的な形をしているのです。北から、セント・ジョンズ・カレッジの「ため息橋」と「キッチン橋」、トリニティ・カレッジの「トリニティ橋」、クレア・カレッジの「クレア橋」、キングス・カレッジの「キングス橋」、クイーンズ・カレッジの「数学橋」です。

　第3に、ケンブリッジでは、カレッジの中に「バックス」(裏庭)という美しい緑地が広がっています。ケム川の西側はどのカレッジも美しい森や庭園や草地となっています。オクスフォードよりもずっと潤いがあります。

　このように、ひとつのカレッジの狭い空間の中に、中庭(コート)・礼拝堂・橋といった人工物と、川・庭園・森といった自然物が配置されています。箱庭のようです。このような美しい特徴は、オクスフォードでは見られません。

　それぞれのカレッジが、こうしたワンセットのミクロコスモスをなしており、5つのミクロコスモスがケム川に沿ってタテに並んでいるのです。

ヨコ糸とタテ糸で味わうケンブリッジ

　こうした5つのミクロコスモス構造を知るためには、ヨコ糸とタテ糸を織るように歩いてみる必要があります。

　タテ糸とは、地図5 において、各カレッジをタテに見ていくことです。東側のキングス・パレードや西側のクイーンズ通りを歩けば、各カレッジの中が少し見えます。

　タテ糸のもうひとつの方法はボートです。ケム川をボートで巡ると(パンティング)、各カレッジの真ん中を横切り、そこからカレッジを見ることができます。また、ボートは個性的なすべての橋の下をくぐります。

　しかし、タテ糸だけではもったいないのです。通りの外やボートから見

るだけでは、表面を見るにすぎません。カレッジを外から見ても、ケンブリッジのカレッジの本当のおもしろさには触れられません。

やはり入場料を払って、カレッジの中に入って、歩いて見なければなりません。これがヨコ糸です。地図5 において、それぞれのカレッジを、キングス・パレード側の入口から入って、西側へと見ていきます。あるいは逆に、クイーンズ通り側の門を入って、東側へと見ていきます。

やみつきになるカレッジ巡り

タテ糸だけではもったいないし、ヨコ糸だけでも足りないのです。タテ糸とヨコ糸の両方がそれぞれ別の側面を見せてくれるからです。両方の織りなす綾がすばらしいのです。

もしどれかひとつのカレッジだけを歩いて、それで「すべてがわかった」と早とちりしてしまうと、非常にもったいないことになります。5つのカレッジは、それぞれ建物や橋や庭の美しさを競っています。同じ立地条件であるにもかかわらず、各カレッジ独特の風景を作っています。ひとつとして同じものがありません。そうした競い合う個性が魅力です。

この地域はただの大学キャンパスではなくて、全体がひとつの芸術作品と考えるべきなのです。ひとりの芸術家が設計した芸術ではなく、幾多の大学人が、地域全体を使って、800年という時間をかけて築いてきた空間芸術の作品なのです。世界中を見渡してもこれほどユニークで美しい大学空間はありません。

何回目かのカレッジ巡りをしていたときに、私はこのことに思い至りました。こうした巨大な芸術作品を味わい尽くすには、ゆっくり時間をかけて歩くしかないでしょう。カレッジ内をヨコに歩きながら、タテに比較してみるのはとてもおもしろい作業で、興味は尽きません。

病院を改造して作られたセント・ジョンズ・カレッジ

それでは、セント・ジョンズ・カレッジから見ていくことにしましょ

う。学生数は800名で、ケンブリッジ大学で2番目に大きいカレッジです。

セント・ジョンズ通りに面して華麗な門があります（ 写真2-1 ）。写真ではわかりにくいのですが、正門の正面には、聖ヨハネの像が建っていて、ヘビがからみついた杯を持っています。これは「聖ヨハネの奇跡」をあらわしています。この地にはかつてセント・ジョンズ病院（聖ヨハネ病院）が建っていましたが、1511年にカレッジに作り変えられました。

入場料を払って中に入ると、第1コートという中庭に出ます。北側は礼拝堂になっています。礼拝堂の外壁の周りには、この大学の教授16名の像が飾ってあります。

第2コート、第3コートと順路に沿っていくと、ケム川を渡る「キッチン橋」に出ます。この橋の上から、すぐ北にある「ため息橋」を見ることができます（ 写真2-2 ）。

オックスフォード大学にも同じ名前の橋がありましたが（p.29、 写真1-12 ）、いずれもベネチアの「ため息橋」を真似したものです。セント・ジョンズ・カレッジの「ため息橋」は、学生や職員は渡れますが、外部の見学者は渡れません。

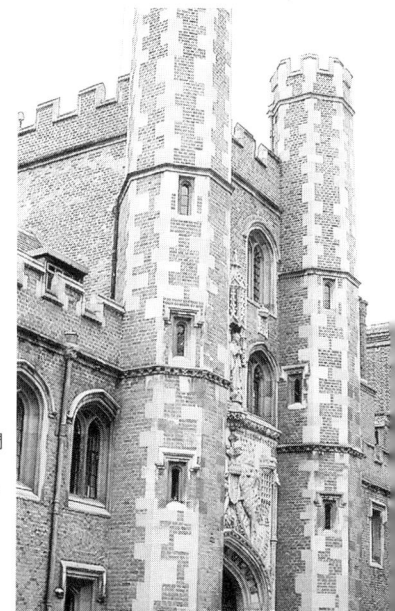

写真2-1 セント・ジョンズ・カレッジの正門
St John's College
所 St John's Street, Cambridge, CB2 1TP
http://www.joh.cam.ac.uk/

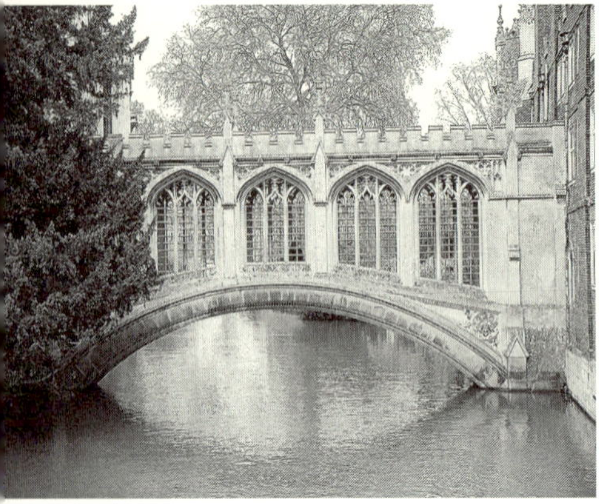

写真2-2 セント・ジョンズ・カレッジのため息橋（キッチン橋から撮影）
Bridge of Sighs

橋を渡ると、広大な緑地があります。これが「バックス」です。その奥には木々に囲まれた公園があります。このあたりは、ケム川の幅が最も広く、またケム川の支流が複雑に分かれて庭園の水路のようになっていて、水がうまく管理されています。セント・ジョンズ・カレッジは水を最も美しく利用しているカレッジです。

芝生のとなりに、ニュー・コートがあります（写真2-3）。建物はウェディング・ケーキのような形をしています。大学の2年生用の寮です。

セント・ジョンズ・カレッジは、ケンブリッジで最も美しいカレッジと言えるでしょう。ミシュランの観光ガイドブックも、最高の3つ星（★★★）をつけています。

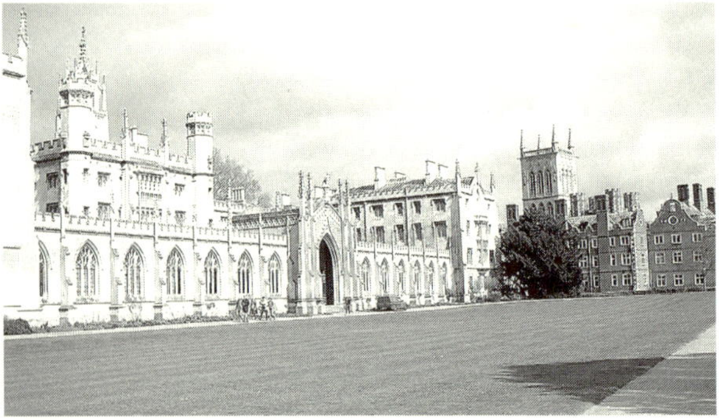

写真2-3 セント・ジョンズ・カレッジのニュー・コート
New Court of St John's College

『炎のランナー』の舞台となったトリニティ・カレッジ

　その南はトリニティ・カレッジです。ケンブリッジ大学で最も大きいカレッジで、このカレッジの関係者だけでノーベル賞受賞者は30名以上といわれます。

　入場料を払って中に入ると、グレート・コートという巨大な中庭に出ます（写真2-4）。この中庭は、映画『炎のランナー』（ヒュー・ハドソン監督、1981年）のカレッジ・ダッシュのシーンの舞台になったことで有名です。大学教会が正午の鐘を鳴らしている45秒の間に、中庭を走って1周できるかどうかに挑戦するものです。大学創立以来7世紀もの間、誰も達成できませんでしたが、主人公たちが挑戦して成功します（実際の撮影はイートン校でおこなわれました）。ケンブリッジ大学の学生が、1924年のオリンピック・パリ大会で陸上競技のメダルを獲得した実話にもとづいています。映画では、寮での夕食やクラブの勧誘会など、当時のケンブリッジ大学の学生生活が描かれています。

　グレート・コートの入口のすぐ右側に、リンゴの木があります。トリニティ・カレッジを卒業したニュートンの家の庭にあったリンゴの木を、1954年にここに移植したのです。

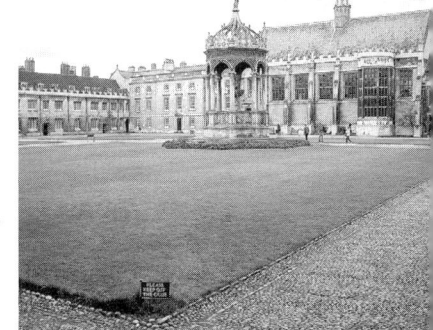

写真2-4　トリニティ・カレッジのグレート・コート
Trinity College
所 Trinity Street, Cambridge, CB2 1TQ
http://www.trin.cam.ac.uk

トリニティ・カレッジの礼拝堂とレン図書館

　グレート・コートに面して礼拝堂があり、時計台が立っています。礼拝堂の前室には、ケンブリッジにゆかりの深い著名人の像が並んでいて圧巻です（写真2-5）。最も目立つのが、ニュートンの立像です。ほかに哲学者フランシス・ベーコン、詩人のテニスンなどの像があり、壁にもワーズワースなどの半身像がかかっています。

　グレート・コートを出て、グルッと回り込んでいくと、レン図書館があります。この図書館はクリストファー・レンが設計したものです。公開時間が正午から午後2時までしかないのですが、見学者は多く、行列ができることもあります。2階の閲覧室に入ると、両側が書棚で、古い図書が大量に並んでいます。部屋の真ん中に、古い書物や手稿などの展示コーナーがあります。確かに並んでも見る価値があります。

　レン図書館の西側にはベンチがあり、ケム川の鑑賞地点となっています。ケム川にかかる「トリニティ橋」は、石造りの三重橋になっていて美しい形をしています。橋を渡ると、歩道がバックスの中を横切っています。トリニティ・カレッジのバックスは、ただの芝生の広場になっています。すぐ北のセント・ジョンズ・カレッジがバックスをていねいにきちんと管理しているのとは対照的です。

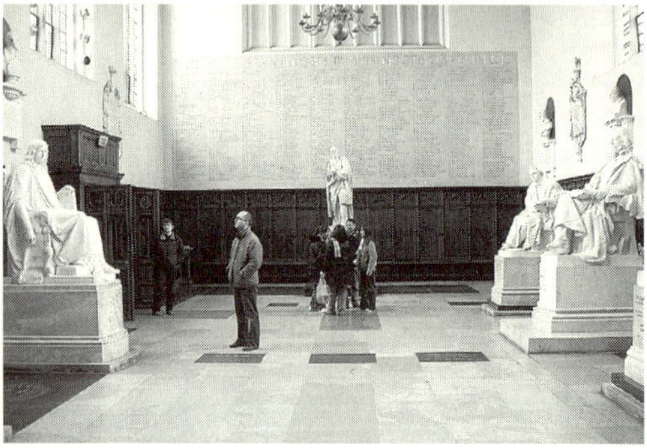

写真2-5　トリニティ・カレッジの礼拝堂
Chapel of Trinity College

クレア・カレッジ：凝縮された美しさ

　クレア・カレッジは、入口がわかりにくいので見過ごしてしまいやすく、あまり目立たないのですが、そのキャンパスには凝縮された美しさがあります。

　入口を入ると、こぢんまりとした中庭があります。右側が礼拝堂です。その先に入口（ポーターズ・ロッジ）があります。入場料を払って中に入ると、オールド・コートという中庭があります（写真2-6）。とても重厚な雰囲気です。この中庭に面してグレート・ホールという部屋があり、内部公開されています。人物画が何枚も飾ってある貴族風の部屋です。

　グレート・コートを抜けると、「学生の庭（スカラーズ・ガーデン）」という芝生の庭園があります。ケム川にかかるのは「クレア橋」です。石造りの三重橋で、しゃれたデザインです。隣りのキングス橋の無愛想さに比べると一目瞭然です。

　ケム川以西はフェロー庭園になっています。植物が植えられ、木のトンネルが作られていたり、池が掘られていたり、きれいに管理されています。道の左側にはケム川から続く支流が流れていて、水を美しく使った庭づくりです。バックスを抜けると、裏門からクイーンズ通りに出ます。

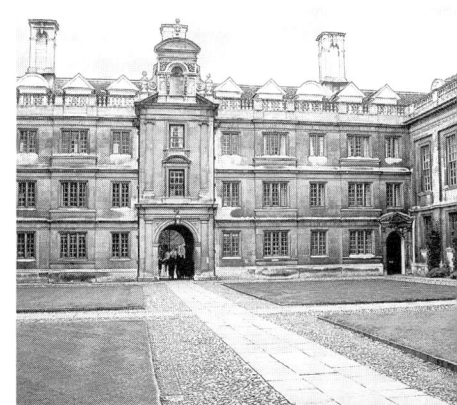

写真2-6　クレア・カレッジのオールド・コート
Clare College
所 Trinity Lane, Cambridge CB2 1TL
http://www.clare.cam.ac.uk

世界で最も美しい大学建築：キングス・カレッジ

　キングス・カレッジの建物はケンブリッジで最も有名なカレッジです。ミシュランの観光ガイドも、最高の3つ星（★★★）をつけています。

　まず礼拝堂から見学するようになっています。この礼拝堂はケンブリッジで最も大きな建物で、ゴシック様式の代表的な建物です。入場料を払って礼拝堂の中に入ると、壮麗な雰囲気に圧倒されます（写真2-7）。ステンドグラスの量にも圧倒されます。東側の壁には、ルーベンスの『東方三賢人礼拝の図』がかかっています。

　礼拝堂を出ると、フロント・コートという中庭に出ます。中庭から見る礼拝堂もすばらしいものです。中庭の芝生は立入禁止ですが、教員（フェロウ）は上を歩いてよいという規則があるそうです。芝生をすたこら歩いている人がいました（写真2-8）。この人は教員ということになります。さぞ気持ちがよいことでしょう。

　フロント・コートの西側には、建築家ギブスの設計によるギブス・ビルがあります。その西側はバック・ローンという広場になっています。写真2-9 は、バック・ローンの側から見た礼拝堂です。この角度が最も美しいといわれます。

　さらに西側へ行くと、ケム川に「キングス・ブリッジ」という石造りの橋がかかっています。ただ頑丈なだけで何の飾りもない石橋であり、派手な礼拝堂との対比に驚かされます。

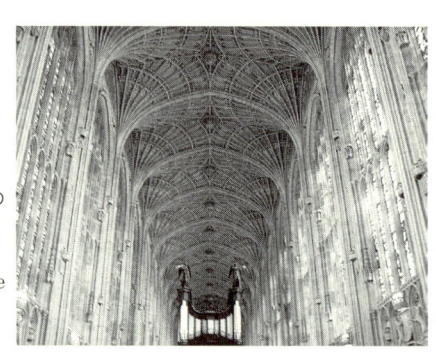

写真2-7　キングス・カレッジの礼拝堂の天井
King's College
所 King's Parade, Cambridge CB2 1ST
http://www.kings.cam.ac.uk

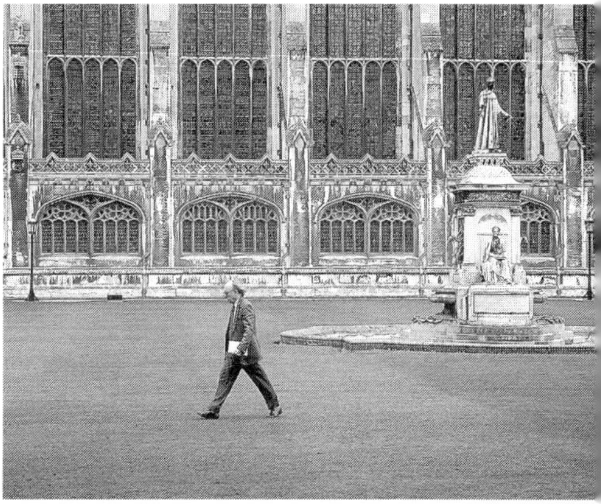

写真2-8　キングス・カレッジの礼拝堂の前庭の芝生を歩く人
King's College Chapel

　橋を渡るとバックスが広がっていますが、キングス・カレッジはこのあたりを管理していません。荒れた土地になっており、その中の歩道だけが利用されています。地味な橋といい、キングス・カレッジの関心はキングス・パレード側の中庭と建物だけに限られており、ケム川以西にはほとんど興味を持たないようです。このカレッジの特色なのでしょう。

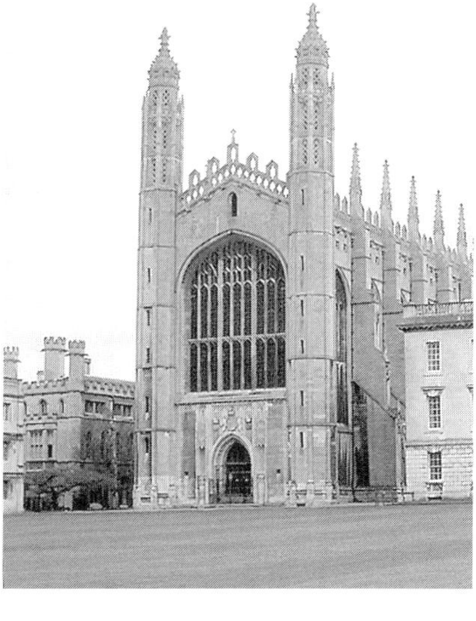

写真2-9　世界で最も美しい大学建築といわれるキングス・カレッジの礼拝堂
King's College Chapel

2人の王妃が完成させたクイーンズ・カレッジ

　クイーンズ・カレッジの由来は、2人の王妃が完成させたことによります。入口はあまり目立ちません。入口を入るとすぐオールド・コートという中庭があり、礼拝堂があります。

　ケム川を渡るのは「数学橋」です（ 写真2-10 ）。木造で、数学的に計算され、くぎを1本も使わないといわれていますが、実際にはタグが使われているとのことです。

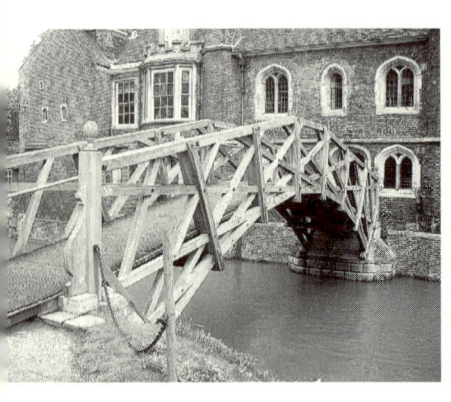

写真2-10　クイーンズ・カレッジの数学橋
Queens' College
所 Silver Street, Cambridge, CB3 9ET
http://www.queens.cam.ac.uk

　ケム川を渡ると、川に沿って広いクイーンズ・ガーデンがあります。植物が植えられ、きちんと管理されています。

　ケム川の西側にはクリップス・コートという中庭があります。この周りには、モダンな建物が建っています。ケム川より東の建物が中世の時代から受け継がれた古いものなのに対して、ケム川より西の建物はモダンなコンクリート造りです。東西で全く違うわけで、ケム川は時代の境界線でもあります。ビルの周りをケム川の支流が丸く囲み、水をうまく利用しています。

キングス・パレードに沿って

　キングス・パレードの通りをはさんで、セント・メリーズ大教会があります。「大学教会」とも呼ばれます。教会の中に入口があり、入場料を払っ

て入り、123段の階段をのぼります。この教会の塔の上から、ケンブリッジの街全体を見渡すことができます。とくに、キングス・カレッジの礼拝堂は圧巻です。

このあたりのキングス・パレードには、多くの店が並んでいます。ケンブリッジ大学出版会の書店は有名です。また、ケンブリッジ大学のロゴ入りグッズなどのみやげ物店も並んでいます。ジャイルズという店はケンブリッジ大学の公式のショップで、カレッジのロゴ入りのスウェット・セーターとカバンを主に売っています。また、それぞれのカレッジのネクタイやくつ下やカサや盾が作られており、それを売っている店もあります。

オクスフォードと張り合うフィッツウィリアム美術館

キングス・パレードの通りをずっと南に下ると、トランピングトン通りと名前を変えます（p.49、 地図4 ）。通りの西側にフィッツウィリアム美術館があります（入場無料）。1816年にフィッツウィリアム卿の遺言によって作られました。古代ギリシャのコリント式の柱を持つ巨大な建物で、圧倒されます（ 写真2-11 ）。

巨大さといい、様式といい、オクスフォード大学のアシュモレアン博物館（p.20、 写真1-4 ）を思い出させます。オクスフォード大学にあるものは、たいていはケンブリッジ大学にも対応するものがあります。ただし名前は変えられています（チュートリアルとスーパービジョン、クオドラングルとコートといった具合に）。

フィッツウィリアム美術館の1階には、ギリシャ、ローマ時代などの考古学的な展示があります。2階は美術ギャラリーとなっていて、古典から現代まで有名な作家の作品が並んでいます。

新博物館サイトと自然科学

トランピングトン通りの東側にコーパス・クリスティ・カレッジがあり、その東側には新博物館サイトがあります。ここにはたくさんの建物が

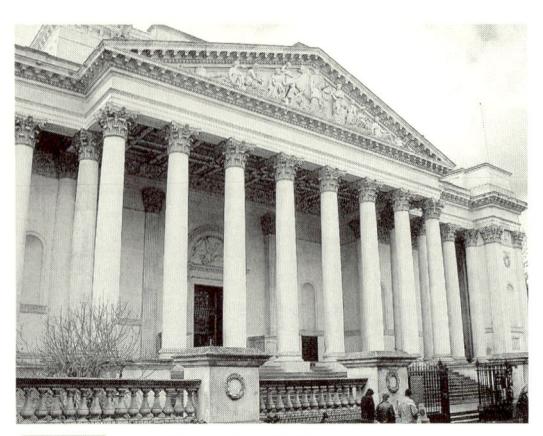

写真2-11 フィッツウィリアム美術館
Fitzwilliam Museum
所 Trumpington Street, Cambridge CB2 1RB
http://www.fitzmuseum.cam.ac.uk

密集していて、社会学や動物学などいろいろな学科の研究室があります。物理学で有名なキャベンディッシュ研究所（p.76）は、1874～1974年までこのサイトにありました。

　動物学科の建物にはダーウィンの肖像画が飾ってあります。チャールズ・ダーウィン（1809～1882年）は、エディンバラ大学医学部に入学しましたが、博物学に興味を持ち中退し、ケンブリッジ大学に入りました。卒業後、ビーグル号に乗船し、5年間の航海に出ました。この航海で自然淘汰の考え方を固めたダーウィンは、進化論についての体系的な著作に専念し、『種の起源』を発表しました。彼の進化論は、生物学だけでなく、心理学や哲学、社会思想にまで大きな影響を与えました。

新博物館サイトの博物館

　このサイトには、大学附属の博物館が2つあります（入場無料）。ひとつは、動物学博物館です。動物学科の向かい側のビルにあります。**写真2-12** に示すように、巨大なクジラの骨が建物の外に飾られていて、ど肝を抜か

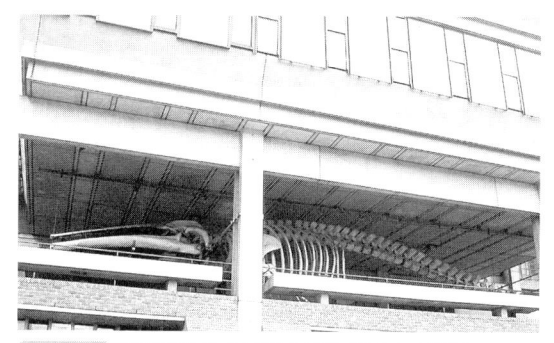

写真2-12 動物学博物館（クジラの骨格が飾られた建物）
University Museum of Zoology
所 Downing Street, Cambridge CB2 3EJ
http://www.museum.zoo.cam.ac.uk

れます。博物館の中には、広いスペースにおびただしい量の動物や化石の標本が展示してあります。

　もうひとつはウィップル科学史博物館です。物理学や天文学、生物学、医学にまつわる物や本が展示されています。1階には、ニュートンの『プリンキピア・マテマティカ』の原本があります。この本は光に弱いため、布がかぶせられていて、それをめくりながら見ます。2階には、ビクトリア朝時代の天文台の資料があります。ハプロスコープ（回転して動画を見せる）もあります。「ニュートンが1ポンドの寄付を求めている」というイラスト入りのパネルと募金箱が置いてあったので、私は思わず1ポンド寄付してしまいました。

ダウニング・サイトの博物館

　新博物館サイトの南東の向かい側がダウニング・サイトです。この南隣りには、広々としたダウニング・カレッジがあります。

　ダウニング・サイトには、実験心理学科や生理学科、解剖学科などの研究室があります。ダウニング・サイトだけでも、ノーベル賞受賞者が数十名いるそうです。

ダウニング・サイトには、大学附属の博物館が2つあります。

ひとつは考古学・人類学博物館です。1階はクラーク・ギャラリーといって、考古学に関する展示があります。2階はモーズレイ・ギャラリーといって、文化人類学に関する展示です。世界の文化のいろいろな道具が集められています。日本からは、鎧甲、和服、茶の道具、根付などが展示されています。

もうひとつはシジウィック地球科学博物館で、化石や岩石を大量に展示しています。

ケンブリッジ大学の実験心理学科

実験心理学科は、ダウニング・サイトで大きなビルひとつを占めています（写真2-13）。ビルの1階のエレベーターの前には、昔の実験装置などがガラスケースの中に飾られていました。

ケンブリッジ大学に心理学実験室を作ったのはウィリアム・リバース（1864〜1922年）でした。彼は、はじめ医学を学び、1897年にケンブリッジ大学に心理学研究室を作りました。リバースの後を継いだのが、弟子のチャールズ・マイヤーズ（1873〜1946年）でした。彼は、ケンブリッジ大学の実験室を完成させるとともに、英国の軍隊の顧問をつとめ、2,000名以上の砲弾神経症の兵士を面接し、催眠法で治療するなど、臨床の仕事も

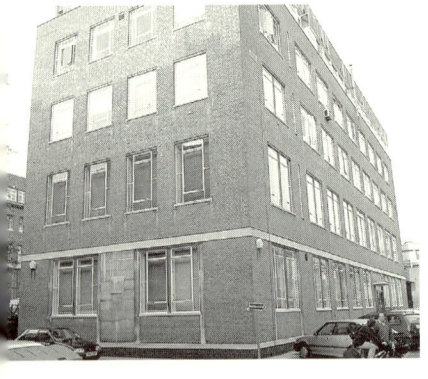

写真2-13 実験心理学科ビル
Department of Experimental Psychology
所 Downing Street, Cambridge CB2 3EB
http://www.psychol.cam.ac.uk

しました。また、彼は国立産業心理学研究所を作るなど、産業心理学を育成しました。マイヤーズは、イギリスの職業的心理学の育ての親といわれています。

マイヤーズは英国心理学会の初代会長となり、実験心理学に加えて、臨床・教育・産業といった職業的心理学の部門を作りました。彼は、英国心理学会という傘（アンブレラ）の下で、基礎心理学と臨床心理学が分裂せず協調する枠組みを作りました。これが今日の英国心理学会の繁栄をもたらしたといえます。基礎心理学と臨床心理学が対立している日本からみると、こうした協調は奇跡のように思われます。

マイヤーズの後を継いだのはフレデリック・バートレット（1886〜1969年）でした。1931年には、ついに実験心理学科の講座が開かれ、バートレットが初代の実験心理学教授となりました。バートレットは、記憶についての古典的な業績を残しました。現実的な材料を用いて記憶実験をおこない、記憶がどのように変容するかを調べた有名な研究です。『想起の心理学：実験的社会的心理学における一研究』（宇津木保・辻正三訳、誠信書房）という著作があります。

バートレットの後を継いだのは、オリバー・ザングウィル（1913〜1987年）です。彼は脳損傷の患者を対象とした神経心理学の研究で著名です。

実験心理学科には臨床心理学のコースはありませんが、基礎心理学からの臨床へのアプローチはさかんです。有名な研究者はバロン-コーエンやティーズデイルです（p.69）。

事故死した心理学者の遺志を継ぐ学会

ケンブリッジ大学を中心とする実験心理学者のエリートの学会があります。もとになったのは、1946年に結成された実験心理学グループです。グループ結成には、若くして事故死したクレイクの遺志が働いていました。ケネス・クレイク（1914〜1945年）は工学心理学の提唱者で、サイバネティクスの形成に大きな役割を果たしました。明るさの知覚について「クレイク＝オブライエン効果」という現象が知られていますが、これは彼に

ちなんだものです。

　しかし、クレイクは31歳の若さで交通事故死してしまいました。彼はサイバネティクスの考え方を心理学に応用しようという構想を持っており、ケンブリッジ大学の心理学者に大きな影響を与えました。こうして実験心理学グループができたのです。

　このグループの構成は、6名がケンブリッジ大学、3名がオクスフォード大学、2名がロンドン大学、その他の大学が3名というものでした。グループの人数ははじめから上限が24名と決められており、グループ全員が認めた者だけがメンバーになりました。最初の学術集会は1946年にケンブリッジ大学で開かれました。

　1959年には、このグループを中心として、実験心理学会へと発展しました。この学会は、『季刊 実験心理学雑誌』を発行し、現在でも続いています。

　学会となってからは人数の上限はなくなりましたが、それでも投票で会員の25％以上の賛成が得られないと入会できません。このため、会員数は現在でも600名であり、少数精鋭のエリートの学会です。日本の心理学界は小さな学会が林立しており、高い山を作ろうとするよりは裾野を広げようとして会員数を増やす学会が多いのですが、このような少数精鋭の運営方針も大切なのではないでしょうか。

ケンブリッジ大学の認知脳科学ユニット

　このケネス・クレイクが初代所長をつとめた研究所があります。現在は認知脳科学ユニットとして、心理学の革新的な研究を行っています。

　トランピングトン通りをずっと南に行きます。地図4（p.49）に示したフィッツウィリアム美術館から1キロほど南に行くと、チョーサー通りがあります。あたりは緑に囲まれた静かな住宅地で、近くには大学の植物園があります。チョーサー通りを東に入っていくと、認知脳科学ユニットの建物があります（写真2-14）。2階建ての民家なので目立ちませんが、ケンブリッジ大学の建物です。

　1944年に、実験心理学の初代教授のバートレットが大学の中に応用心

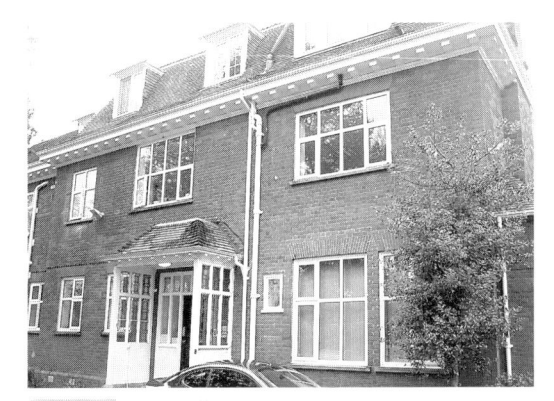

写真2-14 認知脳科学ユニット
MRC Cognition and Brain Sciences Unit
所 15 Chaucer Road, Cambridge CB2 7EF
http://www.mrc-cbu.cam.ac.uk

理学研究施設を作ったのがはじまりです。ケネス・クレイクが初代の所長をつとめましたが、事故死してしまったため、マックワースが後を継ぎました。その後、ブロードベントやバッドリーといった世界最高峰の認知心理学者が所長をつとめました。その後、認知脳科学ユニットと名前を変えて、世界をリードする研究をおこなってきました。

現在は、注意、感情、記憶と知識、言語という4分野に分かれており、このうち、感情のグループには、ティーズデイル、マシューズ、ダルグライシといったそうそうたる臨床心理学の理論家がいます。

ティーズデイル、マシューズ、ダルグライシ

ジョン・ティーズデイルは、イギリスで最も有名な臨床心理学者のひとりといってよいでしょう。ティーズデイルは、ロンドン大学の精神医学研究所で博士号をとり、オクスフォード大学ワーンフォード病院で精神科の講師となりました。1978年には、アメリカのエイブラムソンやセリグマンとともに、「改訂学習性無力感理論」を発表し、学習性無力感と社会心理学の原因帰属理論を結びつけてうつ病を説明しました。この理論は心理学

に大きな影響をもたらしました。その裏話については、セリグマンの書いた『オプティミストはなぜ成功するか』(講談社文庫)に生き生きと描かれています。1987年にケンブリッジ大学の応用心理学研究施設の教授となりました。彼は、抑うつや感情について多方面の研究を進めており、論争を好む理論家としても知られています。2004年にケンブリッジ大学を定年退職した後は、マインドフルネス認知療法の実践と研究をしています。

また、アンドリュー・マシューズは、ロンドン大学セントジョージ医科大学の心理学科教授を経て、認知脳科学ユニットに来ました。1979年にはイギリス行動療法学会の会長をつとめました。不安の情報処理の理論や、感情が認知にどのようなバイアスをもたらすかという実験心理学の研究で有名です。ストループ課題やダイコティック・リスニング課題(両耳分離聴課題)などを用いた実験で多くの論文を発表しています。私の研究室にも大きな影響を与えています。邦訳された論文としては、クラークとフェアバーン編『認知行動療法の科学と実践』(伊豫雅臣監訳、星和書店)に「情動障害における情報処理の偏り」があります。

ティム・ダルグライシは、PTSDなどの不安障害の理論的研究を精力的におこない、頭角をあらわしてきた研究者です。ロンドン大学精神医学研究所を経て、認知脳科学ユニットに来ました。共著書に『認知と感情:秩序から障害へ』『回復された記憶』などがあります。マーストリヒトで開かれた欧州認知行動療法学会に参加したときに、彼と話すことができました。

自閉症研究センターとバロン‐コーエン

トランピングトン通りをさらに南下します。チョーサー通りからさらに500メートルほど下ると、2階建てのダグラス・ハウスがあります(写真2-15)。これはケンブリッジ大学の発達精神医学の施設で、自閉症研究センター、学習障害研究チーム、子どもの身体障害研究チーム、ブルックサイド家族コンサルテーション・クリニックなどが入っています。

この施設には、精神医学と心理学のチームが常駐し、心理学のチームの主任は教授のバロン‐コーエンです。彼が率いる自閉症研究センターは世

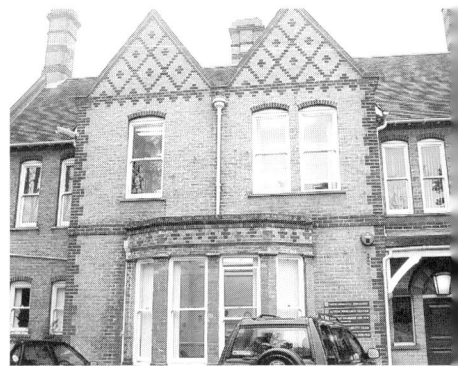

写真2-15 ケンブリッジ大学自閉症研究センター

Autism Research Centre
所 Douglas House, 18b Trumpington Road, Cambridge CB2 8AH
http://www.autismresearchcentre.com

界的に有名です。

　サイモン・バロン - コーエン（1957年〜）は、ロンドン大学精神医学研究所で臨床心理士の資格をとり、ケンブリッジ大学の教授となりました。自閉症の「心の理論」の研究を強力に押し進めて、多くの論文・著書を発表しています。バロン - コーエンの著書の多くは邦訳されています。『自閉症入門―親のためのガイドブック』（中央法規出版）、『心の理論―自閉症の視点から』（八千代出版）、『自閉症とマインド・ブラインドネス』（青土社）などです。2003年には『共感する女脳、システム化する男脳』（三宅真砂子訳、NHK出版）という本を出版し、男女差の問題を科学的に正面からとりあげました。マスメディアにも登場し、イギリス社会でも大きな反響を呼びました。この本の邦訳に解説を書いている千葉大学教授の若林明雄氏は、たびたび自閉症研究センターで共同研究をしています。私は2005年

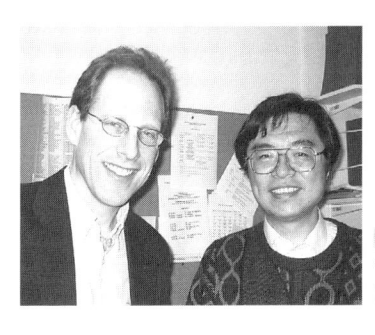

写真2-16
ケンブリッジ大学教授のバロン - コーエンと自閉症研究センターにて

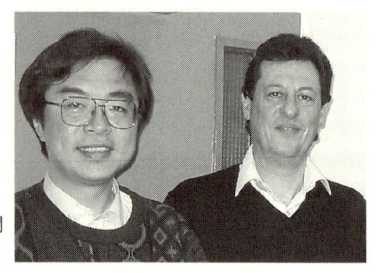

写真2-17
ケンブリッジ大学教授のグッドヤーと自閉症研究センターにて

に、留学中の若林氏を尋ねました。若林氏の案内でバロン‐コーエンと話すこともできました。**写真2-16** はそのときのものです。ちなみに、彼のいとこは、サシャ・バロン‐コーエンというイギリスでは有名なコメディアンです。

この施設の精神医学のチームは、ケンブリッジ大学医学部の心理医学科（精神科）の発達精神医学のチームです。その主任はグッドヤーです。若林氏の案内で、彼とも話すことができました（**写真2-17**）。

医学地区アデンブルック・サイト

ケンブリッジの市街からヒル通りを4キロほど南へ行くと、アデンブルック病院があります。病院の周りはケンブリッジ大学のアデンブルック・サイトと呼ばれ、アデンブルック病院のほかに、ローズィ病院や医学校の研究ビルが並ぶ医学地区になっています。

アデンブルック病院は、貧しい人のための病院を作りたいという医師アデンブルックの遺志によって、1766年に創設されました。ジョン・アデンブルック（1680〜1719年）は、ケンブリッジ大学のセント・キャサリン・カレッジのフェローをしていた医師です。この病院は、もともとはトランピングトン通りのフィッツウィリアム美術館の向かいあたりに建てられましたが、1976年に今の場所に移転しました。もとの場所はオールド・アデンブルック・サイトと呼ばれ、今はケンブリッジ大学のジャッジ・ビジネス・スクールが建っています。現在のアデンブルック病院の場所はニュー・アデンブルック・サイトと呼ばれます。

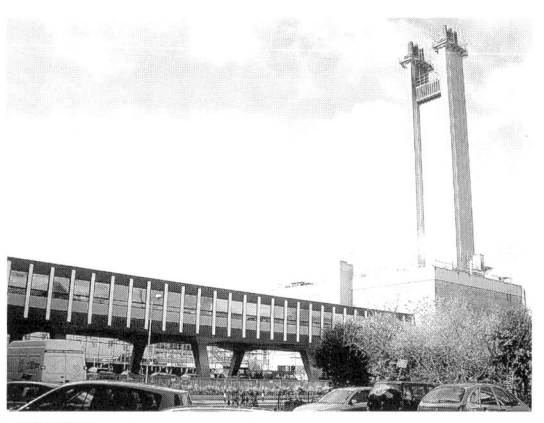

写真2-18 アデンブルック病院
Addenbrooke's Hospital
所 Hills Road, Cambridge CB2 0QQ

敷地は大きく南と北に分かれ、南側が病院で、北側が医学校になっています。南側の病院は大きく3つに分かれ、西側がローズィ病院、中央が本館で、東側が外来棟となっています。写真2-18 は本館の建物で、高くそびえているのは煙突です。

空港スタイルのショッピング・コンコース

アデンブルッグ病院は1,200床、スタッフ6,800名の大病院です。

本館の中に入ってみましょう。正面に受付があり、右へ行くと、ひとつの街ができています。フード・コート、ブティック、ヘアサロン、雑貨屋、銀行、礼拝堂、インターネット机などが並んでいます。空港のショッピング・コンコースのスタイルです。ケンブリッジの街からかなり離れているので、患者や職員がこの地区だけで生活できるように、小さな街が作られているのです。

華やかなコンコースの奥が病棟になっていて、エレベーターで各階の診療科に向かうようになっています。

西側はローズィ病院になっていて、本館と廊下でつながっています。

この廊下はアート・ギャラリーになっていて、たくさんの絵が飾ってあり、また廊下の壁自体にカラフルなイラストが描かれています。ローズィ病院は産科病院で、子どものケア発達センターが付随しています。マタニティ・ショップなどもあります。

　東側は外来棟の建物です。小さなビルで、中にはレストランやショップなどがあり、混雑しています。リハビリテーション・クリニックや外来の外科ユニットもあります。

　敷地の北側にはケンブリッジ大学の医学校のビル群があります。分子生物学研究所などの医学研究のためのビルや大学院のビルが並んでいます。

フルボーン病院：精神科地域医療の聖地

　さて、次はケンブリッジの東へと向かい、フルボーン病院を訪ねます。
　ケンブリッジ駅から南側に1本隔てたケンブリッジ通りを東に行くと、病院の入口が見えます。駅から約4キロで、タクシーで10分ほどの距離です。フルボーン病院は、ケンブリッジ大学医学部の教育病院のひとつです。病院の中は、広大な敷地に平屋の病棟が点在しています（写真2-19）。

　外見はふつうの病院なのですが、実はイギリスの精神医療を変えた歴史的な病院です。この病院は精神科の地域医療（コミュニティ・ケア）の世

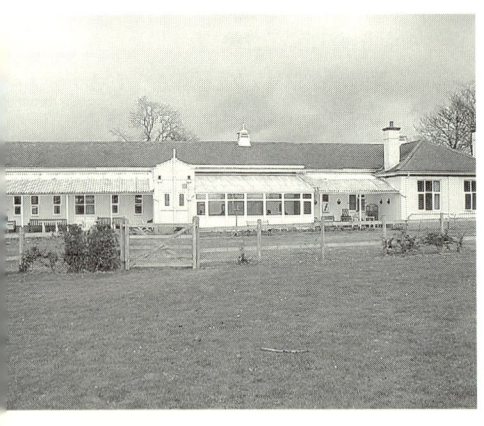

写真2-19　フルボーン病院
Fulbourn Hospital
所 Cambridge Road, Cambridge, CB21 5EF

界的なモデルとなったところで、その歴史は、クラークの『21世紀の精神医療への挑戦――フルボーンは眠らない』(蟻塚亮二監訳、創造出版)に書かれています。

フルボーン病院は1858年に開設されました。当時は1,000床近くの大きな病院でした。1953年に、精神科医のクラークが院長となりました。デイビッド・H・クラーク(1920年〜)は、ケンブリッジ大学とエディンバラ大学で医学の教育を受け、ロンドン大学のモーズレイ病院で精神医療の実践に当たりました。また、精神分析的な集団精神療法で有名なフークスの指導も受けました。その後、32歳でフルボーン病院の院長となりました。クラークは30年間院長をつとめ、1983年に引退しました。

この間に、「ケンブリッジ精神科リハビリテーション・サービス」(CPRS)と呼ばれる地域ケアシステムを作り上げました。当時は「バンクーバー・モデルか、ケンブリッジ・モデルか」と世界を代表する2大モデルとされました。1970年代以降、イギリス政府は地域医療を重視するようになり、この病院のモデルはその確立に大きく貢献しました。

日本の精神医療を変えたクラーク報告書

クラークは、日本政府の要望で1967年に来日して、日本の精神医療を詳しく観察し、「日本における精神衛生」と題するWHOへの報告書を提出しています。この中で、日本の精神科病院における地域医療の不足を指摘し、改善を求めています。クラークの指摘は日本の地域精神医療の推進に大きな力となりました。

この病院で研修した日本の精神科医もたくさんおり、クラークの著作は何冊も邦訳されています。『精神医学と社会療法』(秋本波留夫・北垣日出子訳、医学書院)、『ある精神科医師の回想』(蟻塚亮二監訳、創造出版)などです。

フルボーン病院は、塀もなく、自由に敷地に入れます。長期的な入院設備は縮小され、短期的な入院が主となっています。エイドリアン・ハウス、ケント・ハウス、ジョージ・マッケンジー・ハウス、バーネット・ハウス、エリザベス・ハウス、フレンズ病棟、デンビ病棟、スプリングバン

ク病棟といった建物群であり、こうした病棟名は『21世紀の精神医療への挑戦──フルボーンは眠らない』の中にも登場します。デイビット・クラーク・ハウスという病棟もできていました。エリザベス・ハウスには、臨床心理学のユニットがあります。

キャベンディッシュ研究所：20世紀物理学のトップ

　最後に、ケンブリッジの西にあるキャベンディッシュ研究所を訪ねます。

　ケンブリッジ市から西に1キロほど行くと、周りは広大な草原となります。ここに西ケンブリッジ・サイトがあり、理工学系の大きな建物が並んでいます。

　その中心にあるのがキャベンディッシュ研究所で、ケンブリッジ大学の物理学科の建物です。2～3階の低層のビルが、広い敷地に建っています（写真2-20）。裏側に大きな池があり、その中洲には、日本の石灯籠が立っていました。

　この研究所は、ケンブリッジ大学総長をつとめていたデボンシャー公爵キャベンディッシュの寄付により、1874年に創設されました。今の新博物館サイト（p.63）のある場所に作られたのですが、100年後の1974年にこ

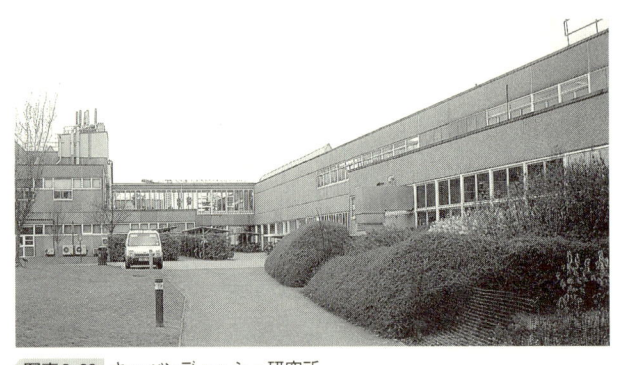

写真2-20 キャベンディッシュ研究所
Cavendish Laboratory
所 J J Thomson Avenue, Cambridge CB3 0HE, UK
http://www.phy.cam.ac.uk

ちらに移転しました。

　キャベンディッシュ研究所のノーベル賞受賞者は29名にのぼります。この研究所の歴史は、『ケンブリッジの天才科学者たち』（小山慶太、新潮選書）に生き生きと書かれています。

　歴代の所長は物理学のビッグネームです。初代所長の候補として、「19世紀のニュートン」と讃えられたグラスゴー大学のケルビン卿（ウィリアム・トムソン）が選ばれましたが、彼はグラスゴーを離れる気がありませんでした（p.228）。次にドイツのヘルムホルツが候補となりましたが、実現しませんでした。結局、初代所長はマクスウェルが引き受けました。マクスウェルは電磁気学を体系化した物理学者で、彼の名前は電磁気学のマクスウェルの方程式や「マクスウェルの悪魔」の思考実験として歴史に残っています。彼は1871年にケンブリッジ大学物理学教授として赴任し、1874年に研究所ができると初代所長となりました。第2代所長はレイリー卿で、ノーベル賞受賞者です。第3代所長のJ・J・トムソンもノーベル賞受賞者で、この研究所の発展に大きく寄与しました。

　第4代所長のラザフォードは原子物理学の父と称される研究者で、マンチェスター大学でノーベル賞を受賞した後（p.163）、キャベンディッシュ研究所所長となり、多くの研究者を育てました。その多くがノーベル賞を受賞しています。

　第5代所長はローレンス・ブラッグで、ノーベル賞を受賞した後、マンチェスター大学教授となり（p.163）、ラザフォードの跡を継いでキャベンディッシュ研究所所長となりました。第6代所長のモットもノーベル賞受賞者です。

　このように、5代続けてノーベル賞受賞者が所長をつとめたわけです。このうち、J・J・トムソンとラザフォードとブラッグはマンチェスター大学で活躍して、キャベンディッシュ研究所に来ました。20世紀初頭の物理学は、マンチェスター大学とキャベンディッシュ研究所が最先端を走っていました。これについては **7** の「マンチェスター」のところでも述べます。

3 ロンドン　*London*

ロンドン大学の
とっておきの名所

> ロンドンは政治・外交・経済・ファッションなどの世界的中心ですが、医学や心理学の世界的中心でもあります。このことは前著『ロンドン こころの臨床ツアー』で紹介しました。ここでは、前著でとりあげなかった、とっておきの名所を紹介します。ロンドンの観光名所としてウィンザー城がありますが、この近くにロンドン大学のカレッジのひとつ、ロイヤル・ホロウェイがあります。一度行ってみると、その美しさに魅了されてしまうことでしょう。ロンドン大学の知られざる見所です。

ロンドン近郊のロイヤル・ホロウェイ

　ロイヤル・ホロウェイに行くには、ロンドンのウォータールー駅でレディング行きの列車に30分ほど乗り、エガムの駅で降ります。エガム駅前にタクシーが止まっているので、それを利用すると5分ほどでキャンパスに着きます。歩くと20分くらいかかります。エガム駅から北のほうのエガム・ヒルという通りに出て、そこから南西に歩くとキャンパスが見えてきます。

　なお、エガム・ヒルの通りを逆に北東に進むと、ラニーミード公園があります。ここは昔ラニーミード草原といわれ、マグナカルタ大憲章の調印が行われた有名な場所です。1215年、イギリスの貴族たちが、ジョン王に対して、貴族・民衆の自由と権利を認めさせたもので、この文書は世界初の憲法といわれています。公園の中にはマグナカルタ記念碑が建っています。

　ヒースロー空港も近いので、晴れた日は空に飛行機が何機も見えます

（高空なので音は聞こえません）。

ロンドン大学：カレッジなのに総合大学

ロイヤル・ホロウェイは、ロンドン大学のカレッジのひとつです。

産業革命の19世紀に、イギリス各地の産業都市にはカレッジが創立されました。とくにロンドンとウェールズ地方には、多くのカレッジが作られました。ロンドンには、1826年にユニバーシティ・カレッジ・ロンドンが創設され、続いて1828年にキングス・カレッジが創設されました。これらが中心となって、いろいろなカレッジが連合し、1836年にロンドン大学が作られました。現在では、19のカレッジや機関がまとまってロンドン大学を形成しています。各「カレッジ」は、「単科大学」ではなく、それぞれがいろいろな学部を持つ総合大学です。これらのカレッジはそれぞれ独立した教育をおこなっているのですが、卒業すると、ロンドン大学から学位が授与されるしくみです。こうした仕組みが「連合大学」と呼ばれます。ロンドン大学は、約8万名の学生が学ぶイギリス最大の大学です。

ロイヤル・ホロウェイは、人文科学・社会科学・自然科学の諸学部からなり、学生約8,500名、教職員約1,500名をかかえる総合大学です。

歴史的には、1849年に創設されたベドフォード・カレッジと、1886年に創設されたロイヤル・ホロウェイ・カレッジが、1985年に合併してできました。両校とも女子大で、1900年にロンドン大学の一部となりました。ベドフォード・カレッジは、ロンドンの大英博物館の隣のベドフォード・スクエアにありました。以前は女子大でしたが、現在では男女共学です。

世界遺産シャンボール城をモデルとしたファウンデーション・ビル

キャンパスはとても広く、建物はまるでお城のように壮大です。キャンパスの中心となるファウンデーション・ビルは、これが本当に大学かと思うほど華麗な建物です（ 写真3-1 ）。1886年のロイヤル・ホロウェイ・カレッジの創立時に建てられたもので、フランスのロワール地方のシャン

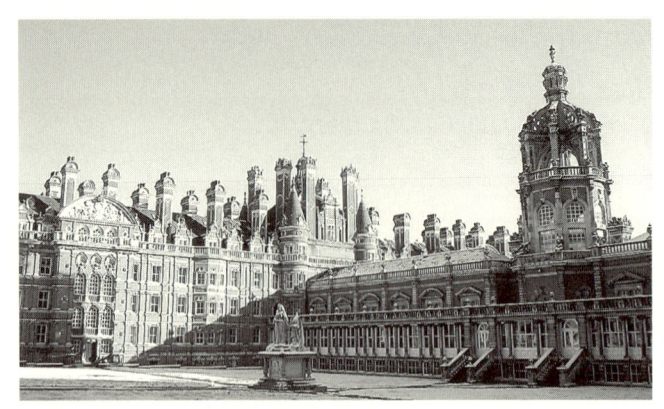

写真3-1 ロイヤル・ホロウェイ
お城のようなファウンデーション・ビル
Royal Holloway, University of London
所 Egham Hill, EGHAM TW20 0EX
http://www.rhul.ac.uk

ボール城をモデルとしています。シャンボール城は現在、世界遺産に指定されているほどの美しい城です。

ファウンデーション・ビルは、漢字の「日」の形をしており、2つの中庭(クオドラングル)を持っています。これらを囲むように、礼拝堂やホール(食堂)、図書館、美術館が並びます。

現在は大学の管理棟として使われ、受付、学生カウンセリング・ルーム、レストランなども入っています。美術館は一般公開されています。

私が行った日は雪の降る寒い日だったので、レストランに入ってスープを飲みました。そこで食事をしていた学生や職員たちを見ると、アジア人も多く、国際的な雰囲気でした。

手入れの行き届いたキャンパスを歩いてみよう

ロンドン大学で、はじめて大学らしいキャンパスを見たような気がします。ロンドン大学のキャンパスには、塀で囲まれた敷地がなく、あっても非常に狭いものです。ロンドン大学は街中の建物の集合体です。学生は、

ふつうの生活道路から、いきなり大学の建物に入って授業を受けます。こうした中で、ロイヤル・ホロウェイは例外です。きちんと手入れされた広いキャンパスがあり、その中に校舎が点在しています。

ロイヤル・ホロウェイの前身が女子大学だったせいか、全体の作りがソフトで落ち着いています。

学内には至るところにキャンパスの案内図があるので、わかりやすくなっています。訪問客を意識したキャンパス作りをしています。

カレッジ・ショップでは、ロンドン大学のロゴ入りのグッズがたくさん売っていました。

イギリスで唯一の能の完全舞台もあります。ハンダ能劇場という名前で、1991年に日本の財団からの寄付で建てられました。日本との交流も多いようです。

心理学科とマイケル・アイゼンク

この大学の心理学科はウォルフソン・ビルにあります（ 写真3-2 ）。心理学だけでひとつの建物を持っています。建物の中に入ると、スタッフの顔写真が飾ってあり、この学科の研究内容をあらわしたポスターが貼ってありました。

心理学科には、25名の常勤教員がいます。教員は、知覚、認知心理学、発達心理学、社会心理学、臨床心理学、神経心理学、健康心理学、職業的

写真3-2　心理学科のあるウォルフソン・ビル
Department of Psychology Royal Holloway University of London
所 Wolfson building, Egham TW20 0EX
http://www.rhul.ac.uk/psychology

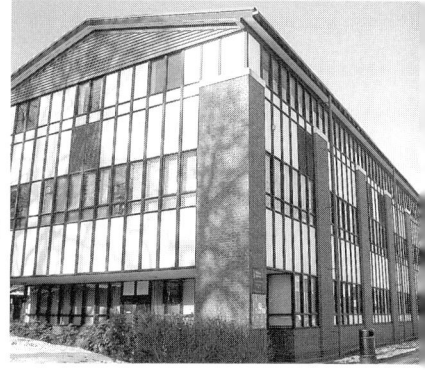

心理学の8グループからなっています。

　心理学科長をつとめるのはマイケル・アイゼンクです。有名なハンス・アイゼンクの息子であり、父子で『マインド・ウォッチング』（田村浩訳、新潮選書）という著書も出しています。マイケル・アイゼンクは、認知心理学で多くの業績があり、邦訳されたものもいくつかあります（『ハピネス』石川弘義・山根三沙訳、新世社）。アイゼンクは、『不安と認知』や『個人差：その正常と異常』といった本もあらわし、認知心理学を異常心理学に応用する仕事にもとりくんでいます。彼は、臨床心理学の研究グループにも属しています。

　ロイヤル・ホロウェイには、英国心理学会認定の臨床心理士養成の博士コースが設けられています。毎年24名の学生を受け入れており、競争率も高いコースです。臨床心理学の7名のスタッフがいます。

ウィンザー城への長い道（ロング・ウォーク）

　ロイヤル・ホロウェイの近くに、ウィンザー・グレート公園があります。13世紀から王室が所有してきた森ですが、現在は公園として一般に開放されています。多くの鹿が住んでおり、昔は鹿狩りがおこなわれる狩り場でもありました。私が行ったのは雪の降る季節だったので鹿を見ることはできませんでしたが、日本語のしゃべれるイギリス人と出会いました。地図を持っていなかったので、ウィンザー城の方向について何人かに訪ねたのですが、その中に、神戸に8年ほど住んで会社で仕事して前年に帰ってきたという男の人に出会いました。阪神の大震災も経験したということです。この人が別の人にも聞いてくれて、ウィンザー城の方向がわかり、助かりました。

　ウィンザー・グレート公園の中には、ロング・ウォークという北へ向かう約4.5キロのまっすぐな一本道があり、ウィンザー城につながっています（ 写真3-3 ）。ヨーロッパの宮殿ではよく見られる形式で、イギリス王室の富と権力を実感させられます。

　ロング・ウォークをたどってウィンザー城に行こうと思っていたのです

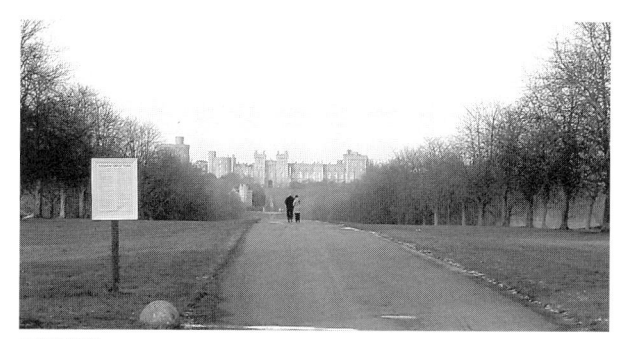

写真3-3 4.5キロも続くロング・ウォーク
（正面にうっすら見えるのがウィンザー城）
Long Walk to Windsor Castle

が、あまりにも遠いためロイヤル・ホロウェイに戻り、そこからタクシーを使うことにしました。15分ほどでウィンザー城に着きます。途中でタクシーを止めてもらい、撮ったのがこの写真です。

ウィンザー城巡り

　ウィンザー城は、現在もエリザベス女王が住んでいる城です。もともとは1066年にウイリアム征服王によって木組みの城が作られたのが最初です。それ以来900年以上もイギリス王室の居城となってきました。歴代の王が改築を重ね、今のような巨大で華麗な城になりました。

　敷地の真ん中に、この城の象徴ともいうべきラウンド・タワーが建っています（ 写真3-4 ）。巨大な塚の上に建っているので、実際以上に大きくそびえ立つように感じられます。塚の周りには壕が掘られています。

　タワーの周囲をミドル・ウォード、東側をアッパー・ウォード、西側をロウアー・ウォードと呼びます。アッパー・ウォードにあるステート・アパートメントが王の居室です。美術品も多く展示されています。1992年の火災で大きな被害がありましたが、現在は修復されています。

　写真に示すように、タワーの上にはイギリス国旗が掲揚されていますが、エリザベス女王が滞在中は王旗が掲げられるので、外からもわかるよ

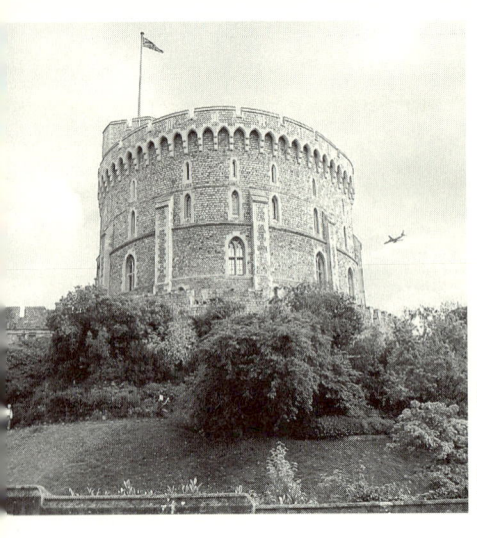

写真3-4 ウィンザー城のラウンド・タワー
Windsor Castle
所 Windsor, SL4 1NJ
http://www.windsor.gov.uk

うになっています。エリザベス女王は週末にたびたびこの城を訪ねるそうですが、滞在中は王の居室の内部見学ができなくなります。

　北テラスからは、足下にテムズ川の流れが見え、対岸にイートンの街を一望できます。しかし、城の南側を見通せる場所がないために、ロング・ウォーク（写真3-3）に気がつく人が少ないのは残念です。私も最初はロング・ウォークに気がつかず、後日、ロイヤル・ホロウェイから回ったときにはじめて気がつきました。

パブリック・スクールのイートン校

　ウィンザー城を出て、北に向かい、テムズ川にかかる橋を渡ると、イートンの街です。すぐにイートン・カレッジが見えます。

　カレッジといっても、大学ではなく高校（パブリック・スクール）です。パブリック・スクールは、古い歴史をもつ学寮制の高校です。イギリスの学校制度は、私立学校と公立学校に分かれ、私立校は、プレパラトリー・スクール（5年制）を経て、パブリック・スクール（5年制）に進むコースです。パブリック・スクールは、1394年にウィッカムによって設立されたウィンチェスター校と、1440年にヘンリー6世によって設立されたイートン校が有名です。もともとは、オクスフォード大学やケンブリッ

ジ大学の予備校であり、神学を学ぶためのラテン語を教える学校でした。

「パブリック」とは、「公立」という意味ではありません。16世紀の上層社会では、家庭教師によって家で教育したほうがよいのか、ウィンチェスター校やイートン校を経てオクスフォード大学やケンブリッジ大学に進学したほうがよいのか、という家庭・学校教育の優劣が論じられました。この議論の中で、家の外で「公開される学校」という意味でパブリック・スクールという用語が使われるようになったのです。現在でも、パブリック・スクールは、イギリスの中等学校の代名詞のような存在です。日本でも、池田潔『自由と規律』（岩波新書）、森嶋通夫『イギリスと日本』（岩波新書）、竹内洋『パブリック・スクール』（講談社新書）などの本によってよく知られています。

イートン校は1440年の創設ですから、ほとんどの大学よりも古い歴史を持っています。校舎もオクスフォード大学やケンブリッジ大学のように古典的で立派です（ 写真3-5 ）。

イートン校は男子全寮制の学校です。私が訪ねたのは夕方で、中学・高校くらいの男子がグループで歩いていました。閉門時間のようで、ぞろぞろハウスの門の中に入っていきます。校舎の城壁は、まるで牢獄の門のように厳重に見えました。門を閉ざして、ビジターを拒否しているように見えました。ロイヤル・ホロウェイがビジターにやさしく開放的だったのに対して、イートン校は閉鎖的な印象です。ロイヤル・ホロウェイがもともと女子大だったのに対して、イートン校は男子校だからでしょうか。

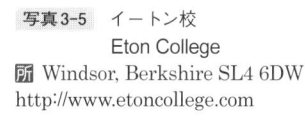

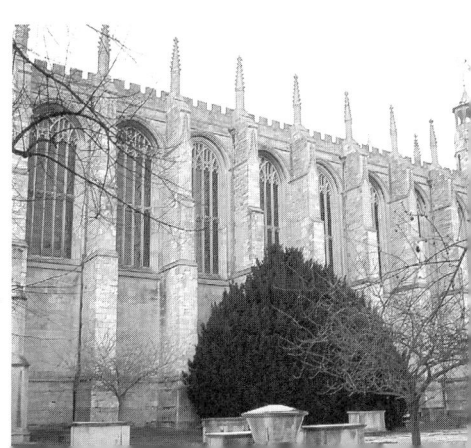

写真3-5　イートン校
Eton College
所 Windsor, Berkshire SL4 6DW
http://www.etoncollege.com

4 ブライトン

Brighton

高級リゾート地の中の
アカデミックな空間

> ブライトンは日本人にはあまりなじみがありませんが、イギリスでは、海に面した高級リゾート地として知られています。ブライトンには、サセックス大学とブライトン大学があります。サセックス大学は「新構想大学」の代表で、日本の筑波大学のモデルとなったことでも知られています。また、ブライトン大学は、高級リゾート地にキャンパスが散在する大学です。ブライトンを訪ねる機会があったら、ぜひこの2つの大学を歩いてみてください。

サセックス大学を歩いてみよう

ロンドンのビクトリア駅から50分ほどで、ブライトン駅に着きます。

ここでは、まずサセックス大学を訪ね、次いでブライトン大学のキャンパスを歩いてみましょう。

サセックス大学へ行くには、ブライトン駅で郊外電車に乗りかえます。ブライトンから、ヘイスティングス行の電車が15分おきに出ています。ブライトン市街を上から眺めながら進み、ロンドン・ストリート駅、モウルスコーム駅を経て、3番目のファルマー駅で降ります。10分ほどで着きます。

ファルマー駅は、木立に囲まれた小さな駅です。駅の北へ行くとサセックス大学で、南へ行くとブライトン大学です。

駅から北へ行くとすぐに地下道があり、国道A27号線の下をくぐります。出るとサセックス大学のキャンパスに入っています。キャンパスの至

地図6 サセックス大学

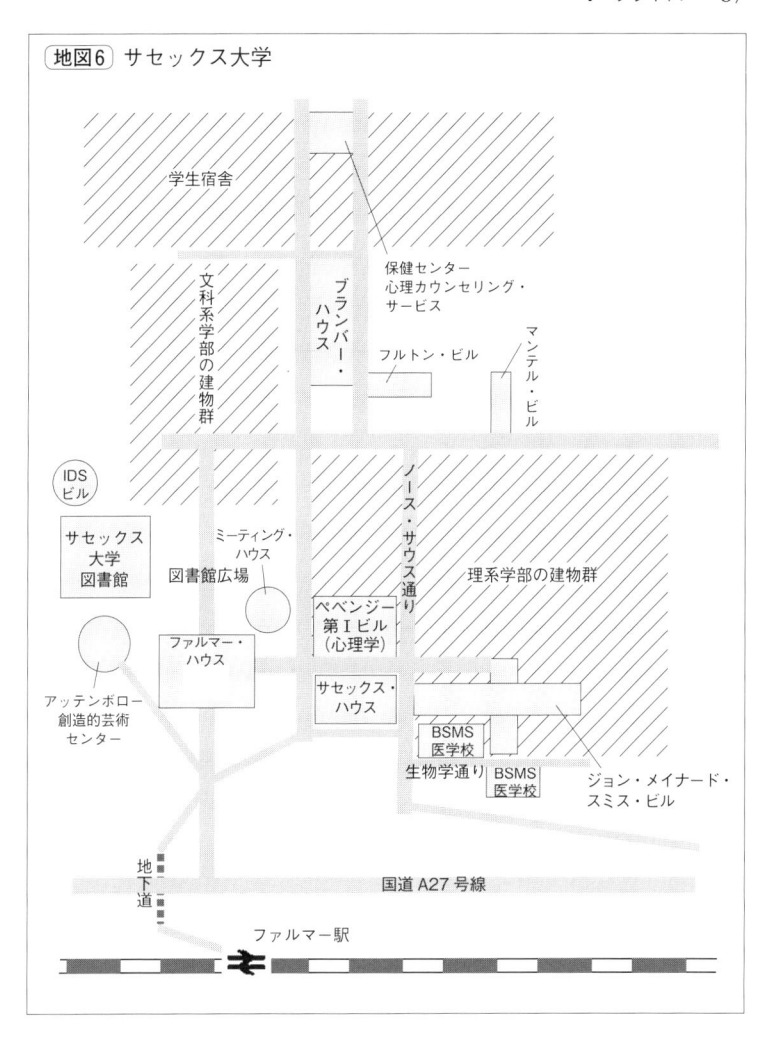

るところに案内図が立っています。
　地図6はサセックス大学のキャンパスです。

新構想大学サセックス大学

　サセックス大学は1961年に創設された「新構想大学」の代表的な存在です。イギリスでは第2次世界大戦後までに有名大学が確立していましたが、1960年代になって、高等教育への需要が爆発的に増加しました。このため、1963年の「ロビンス報告」にもとづいて、「新構想大学」と呼ばれる7つの大学が新設されました。サセックス大学、ヨーク大学、東アングリア大学、ワーリック大学、ランカスター大学、エセックス大学、ケント大学です。これら60年代に新設された大学は「プレートグラス大学」と称され、現在ではイギリスの中堅大学となっています。サセックス大学では、2011年に創立50周年のイベントが開かれました。

筑波大学のモデルとなったサセックス大学

　こうした「新構想大学」はイギリスだけでなく、世界的な動きとなりました。ドイツでも1965年にボッホム大学などができ、日本でも1973年に筑波大学ができました。筑波大学がサセックス大学をモデルにしているといわれるのはこのためです。

　1961年に、何もない場所に新たにサセックス大学が作られました。この点も筑波大学と似ています。キャンパスを設計したのはベイジル・スペンスという建築家です。

　現在のサセック大学は、学部学生7,000名、大学院生3,000名、計約10,000名の中規模大学です（2010年）。教員数は830名で、そのうち教員が550名、研究スタッフが280名です。日本人も学部生・大学院生合わせて100名ほどいるそうです。

　サセックス大学の教育研究の組織は、まず大きく12のスクール（学校）に分かれます。その下で22のデパートメント（学科）に分かれています。研究のレベルは高く、ノーベル賞を受賞した大学関係者が3名います。

　サセックス大学のキャンパスは、サウス・ダウンズ国立公園の中に作られました。サウスダウンズ国立公園は、有名なセブンシスターズ（p.105）

などを含み、広大な地域にわたっています。イギリスの大学で国立公園の中にあるのはサセックス大学だけです。周囲はゆるやかな丘陵地帯で、牧場が広がり、自然が残っており、キャンパスでは今でもキツネやキツツキなどが見られます。

キャンパスはひとつの街を作っており、学内にすべての生活施設が整っています。4階建てくらいの低いビルが、数十メートルの間隔でゆったりと建てられています。

ファルマー・ハウス：学生組合

入口の地下道を出て最初に目に入ってくるのが、ファルマー・ハウスという学生組合（USSU）の建物です（ 写真4-1 ）。上から見るとロの字の形をしており、中庭があります。3階建てで、1階は通路になっており、中庭が見渡せます。2階と3階はガラス張りになっていて、オープンな印象の建物です。この建物には、学生組合のコモン・ルーム、学生組合のナイトクラブ「キューブ」、軽食堂「ファルマーズ・バー」が入っています。

中庭では、学年の最初の週にフレッシャーズ・フェアが開かれて、100以上のクラブや団体の説明や勧誘がなされます。ちなみに、15人以上のメンバーがいて、ひとり1ポンドを払えば、団体として登録されるということです。

また、この建物には学生アドバイスセンターやキャリア雇用センターが

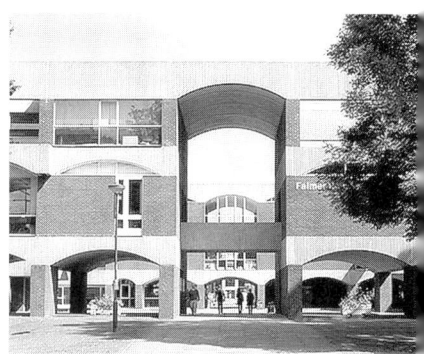

写真4-1 サセックス大学ファルマー・ハウス
University of Sussex
所 Brighton BN1 9RH
http://www.sussex.ac.uk

入っています。前者は、学生生活全般についてのアドバイスをするオフィスです。後者は、職業指導（キャリア・デベロップメント）や仕事の情報を与えたり、学生のアルバイトのあっせんもしています。卒業生に対しては、卒業生の情報のデータベースとして機能し、就職の指導や情報提供をおこなっています。

インド洋津波の犠牲となったアッテンボローの家族を追悼するセンター

ファルマー・ハウスの西側にあるのが、アッテンボロー創造的芸術センターです（写真4-2）。演劇や音楽のホールになっています。以前はガードナー芸術センターと呼ばれていましたが、2011年に大学50周年を記念して改名されました。

リチャード・アッテンボロー（1923年〜）は、『ガンジー』や『コーラスライン』などで知られるイギリスを代表する映画監督で、男爵の爵位も持っており、1999年にこの大学の学長をつとめました。彼は、2003年のインドの津波で家族を失いました。そのことも含めて、このセンターの名前はアッテンボローの家族に捧げられています。

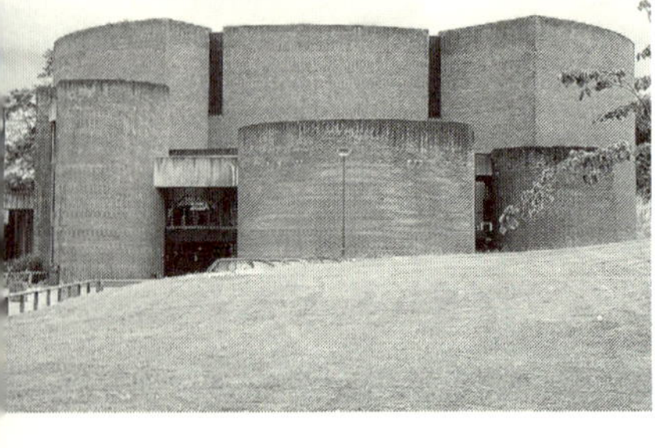

写真4-2　アッテンボロー創造的芸術センター
Attenborough Centre for the Creative Arts（ACCA）
http://www.sussex.ac.uk/acca

ミーティング・ハウス：多宗派の礼拝堂

ファルマー・ハウスの中庭を北に抜けると、東側に円錐形の変わった建物があります。ミーティング・ハウスという礼拝堂です（写真4-3）。キャンパスで最も美しいビルであり、ランドマークになっています。写真に示すように、下のほうの円形の外壁には数百の窓があり、そこには色とりどりのガラスがはめ込まれています。陽が当たる角度によって、いろいろな色で建物の中が満たされます。

キリスト教の諸宗派や、ユダヤ教、イスラム教、仏教など、いろいろな宗派が、時間と場所をずらして利用しています。1階には集会所があり、いろいろな集会がおこなわれます。一方、静寂室（クワイアット・ルーム）もあり、ここでは瞑想をしたり、勉強したり、睡眠をとったりできます。

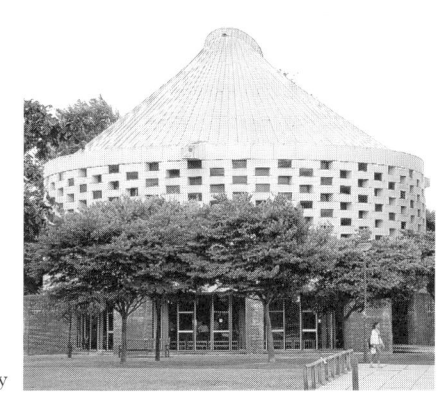

写真4-3　ミーティング・ハウス
　　　　　Meeting House
http://www.sussex.ac.uk/chaplaincy

図書館広場と文科系学部

ファルマー・ハウスの北側は図書館広場です。広場の西側にサセックス大学図書館があります（写真4-4）。キャンパスで一番大きな建物です。24時間開館で、中にはカフェバーがあります。

図書館の北西に八角形のビルがあり、これはIDSビルです。開発研究所の本部があります。

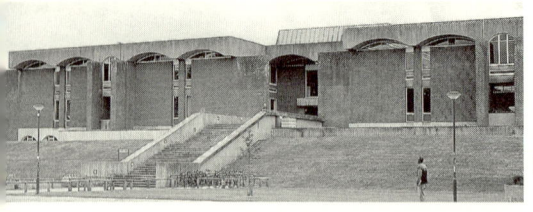

写真4-4 サセックス大学図書館
University Library

　広場の北側には文科系の学部の建物群が並んでいます。アイサ・ブリッグス講義棟の前には2本のコンクリートの塔が立っています。

　その北にはアーツ棟という建物があり、3つに分かれています。アーツAは歴史学・美術史・哲学学部であり、アーツBは英語学部、アーツCはグローバル研究学部の人類学科、地理学科、国際関係学科が入っています。なお、アーツBの建物には「言語学習センター」があり、外国の学生への英語の支援をおこなっています。その北では、アーツDとアーツEの建物が建築中であり、2012年に完成予定です。

　その西のシルバーストーン・ビルには、メディア・映画・音楽学部が入っています。北側のエセックス・ハウスには、教育・社会福祉学部が入っています。

ブランバー・ハウス：総合商業施設

　エセックス・ハウスとその東側のブランバー・ハウスの間は芝生になっていて、学生であふれています。

　このブランバー・ハウスには、スーパーマーケット、食品店、レストラン、コーヒーショップ、書店、新聞販売店、銀行、郵便局、コインランドリーなどのいろいろな商業施設があります。キャンパス内だけで暮らしていけるようになっているのです。週末にブライトンにバスで行き、スーパーマーケットで買い物したり、スーパーマーケットのデリバリーサービスを利用することもできますが、このブランバー・ハウスでもたいていの物は買えるようになっています。また、大学のハウジング・オフィスでは、学生宿舎の割り当てや学外の部屋探しなどの相談に乗っています。

ブランバー・ハウスはキャンパスのちょうど真ん中にあり、また、教育施設と宿泊施設の境目の便利な場所にあるので、学生が集まるようになっているのです。

学生宿舎・病院・カウンセリング

ブランバー・ハウスより北の地域に、たくさんの学生宿舎が並んでいます。

サセックス大学に入ると、1年生は学内の学生宿舎に住むことが義務づけられます。学生宿舎の部屋代は、1週間で79〜120ポンドということです。1ポンド140円で換算すると11,000円〜17,000円、月額にすると50,000円〜75,000円ということになります。2年生と3年生は、学生宿舎に住んでもよいし、学外に住んでもよいことになっています（ちなみにイギリスの大学は3年制です）。多くはブライトン市の民間の部屋を借りるそうです。家賃は1週間で75〜100ポンドが相場で、月額45,000円〜63,000円ということになります。

学生宿舎は個室ですが、キッチンや浴室は数名で共用します。学生宿舎はすべて自炊可能ですが、キャンパス内外にレストランが30軒はあるので、自炊をする必要はないということです。

学生宿舎は、無味乾燥な鉄筋のアパートではありません。2〜3階建ての小さな建物がたくさん並ぶ形をとっています。学生にとっては、自分の住む建物を家（ハウス）と呼んでいます。イースト・スロープという宿舎には、イースト・スロープ・バーという軽食堂があります。

学生宿舎の真ん中あたりに保健センターがあります。ここは病院であり、医師が常駐しています。歯科や薬局もあります。

また、建物の一角には「心理学カウンセリング・サービス」があります。日本の瓦屋根のような形をしています。心理学者への相談やカウンセリングが受けられるようになっています。

理科系学部が並ぶ南北通り

ブランバー・ハウスの南東には、フルトン・ビルという講義棟があります。学生はここで講義やセミナーを受けます。フルトン・ビルの東側にはマンテル・ビルがあり、ここには数学物理科学部と経営管理経済学部があります。

フルトン・ビルから南に向かうのは南北通り（ノース・サウス通り）です。この両側には、理科系の学部の建物が並んでいます。リッチモンド・ビルは工学デザイン学部です。このあたりには工学関係のビルが並んでいます。また、その南のチチェスター第Ⅰビルは情報学部です。その南のペベンジー第Ⅱビルは、物理学科・天文学科です。

有名な研究者が集まる心理学科

ペベンジー第Ⅱの西側はペベンジー第Ⅰビルです（ 写真4-5 ）。ここに心理学科があります。

心理学科には、10人の教授をはじめとして、約45名の教員がいます。日

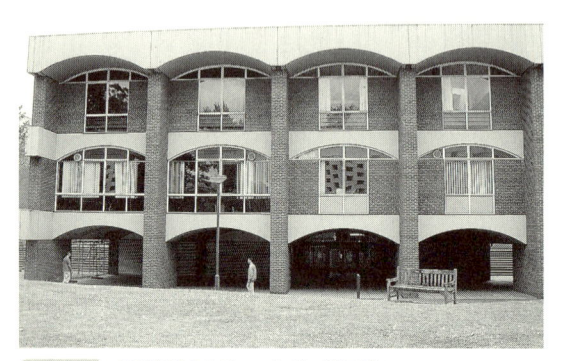

写真4-5　心理学科のあるペベンジー第Ⅰビル
School of Psychology
所 Pevensey Building, University of Sussex, Falmer BN1 9QH
http://www.sussex.ac.uk/psychology

本で知られている心理学者もたくさんいます。①生物・臨床心理学、②認知と言語、③発達心理学、④知覚とコミュニケーション、⑤社会・健康心理学の5つの研究グループに分かれています。

生物・臨床心理学グループを率いるのが教授のグラハム・デイヴィです。デイヴィは、学習理論や認知理論から、不安と条件づけについて研究をしています。英国心理学会の会長もつとめました。デイヴィが編集した『恐怖症：その理論・研究・治療のハンドブック』は、恐怖症の研究者にとって必携の本となっています。

また、動物の学習行動の研究で知られるマッキントッシュ（1935年〜）もサセックス大学教授でした。彼は、条件づけのメカニズムについて、有名なレスコーラ・ワグナー・モデルに対抗し、認知的学習理論を提唱したことで知られています。

認知と言語グループで活躍したジョンソン-レアード（1936年〜）は、『メンタル・モデル』で知られる世界的な認知心理学者です。サセックス大学で仕事をしていましたが、のちにアメリカに渡りました。

発達心理学グループの教授ジョージ・バターワースは、共同注視など乳幼児の認知発達の実験的研究で世界的な仕事をしました。彼は何回か来日して、日本の知人も多く、日本心理学会の『心理学ワールド』にインタビュー記事が載りました。しかしその記事が出る前に、バターワースは2000年に53歳の若さで急逝しました。インタビュー記事は追悼記事として掲載されることになりました。著書『発達心理学の基礎を学ぶ』には邦訳があります（村井潤一監訳、ミネルヴァ書房）。

心理学科のあるペベンジー第Ⅰビルには「学生支援ユニット」があり、障害を持つ学生の支援をしています。教育心理士によるアセスメントが受けられます。

ペベンジー第Ⅰビルの南にあるのが、大学管理棟サセックス・ハウスです。

心理学に関係のある学科として、認知科学研究センター（COGS）があります。認知科学研究センターは、ペベンジー第Ⅱビルの情報学部の中に作られました。認知科学やロボット学の開発をしています。

自分のうつ病体験を描いた心理学者サザランド

　サセックス大学の教授をつとめたノーマン・サザランド（1927～1998年）は、動物の知覚学習の研究で有名な実験心理学者です。彼は、1976年に自分のうつ病の体験を赤裸々に述べた『ブレイクダウン　ある心理学者の入院体験－心理療法はこれでいいのか－』（鑪幹八郎・羽生義正編訳、北大路書房）という本を出して話題になりました。この本によると、うつ状態となったサザランドが一般開業医（GP）の診察を受けたところ、その医師は薬物療法ではなく精神分析療法を勧めました。サザランドはそれに従って何人かの精神分析家の心理療法を受けましたが、全く良くなりませんでした。サザランドの症状は双極性うつ病のものであり、これを精神分析療法だけでケアするのはふつうではあり得ないことです。GPの誤診と知識不足が招いた悲劇だと思われます。

　その後、サザランドは、精神科医の診断により、入院しながら薬物療法や心理療法（行動療法）を受けて、何とか回復しました。このような体験から、サザランドは心理学者として、精神障害の治療法として何が役に立つかについて徹底的に文献を調べて、この本を書きました。フロイトをはじめとする精神分析療法に対しては、その治療効果について厳しい批判をしています。本書でサザランドが主張するのは、心理療法の効果についての科学的研究が必要で、その方法としてRCT（無作為割付対照試験）が有効だということです。しかし、まだ精神分析療法が主流であった1970年代には、本書の主張が心理臨床家にまじめにとりあげられることはなかったようです。

　今この本を読み直してみると、サザランドの主張はとくに過激というわけでもなく、心理学者としてきわめて自然な考え方と感じられます。彼の主張は「エビデンスにもとづく臨床心理学」（EBP）の考え方そのものです。今世紀に入り、日本にもEBPの考え方が紹介され、日本の臨床心理学者も治療効果研究をまじめに考えるようになりました。

カッパと呼ばれるノーベル賞受賞者

ペベンジー第Ⅱビルの南にあるのはジョン・メイナード・スミス・ビルで、ここに生命科学部があります。ジョン・メイナード・スミス（1920〜2004年）は、生物の進化の研究にゲーム理論を導入した有名な進化生物学者です。

サセックス大学教授でノーベル化学賞を受賞したのはジョン・コーンフォース（1917〜）です。彼はノーベル賞を受賞した化学者で、カッパ（κ）というあだ名で呼ばれていました。

ジョン・メイナード・スミス・ビルの南側は生物学通りと呼ばれ、生物学関係の建物が集まっています。ジョン・メイナード・スミス・ビルの北側には大きな駐車場があり、その周りに自然科学・医学関係の建物が囲んでいます。「ゲノムの損傷と安定性研究センター」という新しいビルがあります。また、「英国癌研究」の施設では、サセックス心理社会腫瘍学グループが研究をしています。臨床イメージング科学センターもあります。また、アイシン・セイキというビルがありますが、これは日本の自動車部品会社のアイシン精機がスポンサーとなって建てたものです。

ジョン・メイナード・スミス・ビルの南側に、BSMS（ブライトン＆サセックス医学校）があります（**写真4-6**）。サセックス大学は基礎研究が中心なので、医学校はありませんでしたが、ブライトン大学と共同で医学校を作りました。BSMSの研究ビルと教育ビルは、2005年創立の新しいビ

写真4-6 ブライトン＆サセックス医学校
Brighton and Sussex Medical School
http://www.bsms.ac.uk

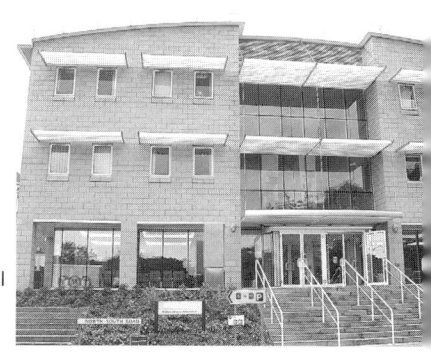

ルです。キャンパスの最も南に位置します。

ブライトン大学：多くのキャンパスからなる大学

次に、ブライトン大学を散歩してみましょう。ファルマー駅に戻り、そこから南に行くと、ブライトン大学のファルマー・キャンパスがあります。

ブライトン大学は「92年後大学」です。1858年創立の芸術学校と、ブライトン工科カレッジが1970年に合体して、ブライトン・ポリテクニクになりました。その後、ブライトン市やイーストボーン市のいろいろなカレッジがこのポリテクニクに加わり、1992年に大学へと昇格したのです。

現在は、芸術デザイン・人文学部、ビジネス学部、工学環境研究学部など7つの学部からなります。学生数は15,000人です。日本人も40名くらい在籍するということです。

ブライトン大学は、ファルマー・キャンパスやグランド・パレード・キャンパスなど、ブライトン市内に4つのキャンパスを持っています。さらに、東にあるイーストボーン市とヘイスティング市にもキャンパスがあります。

以下では、①ファルマー・キャンパス、②グランド・パレード・キャンパス、③ヘイスティングス・キャンパスを歩いてみます。

ブライトン大学のファルマー・キャンパス

ファルマー・キャンパスは広大です。スポーツ系の学部があるので、学内にいろいろな種類のスポーツのコートがありますが、それ以外の場所は空き地になっています。キャンパスには自由に入れます。

駅から登り坂が続き、斜面に沿って校舎が並んでいます（ 写真4-7 ）。真ん中にあるのが巨大なチェックランド・ビルです。イギリス政府が威信をかけて作ったサセックス大学とは対照的に、ブライトン大学はキャンパスの手入れにそれほど金がかけられないという印象でした。

向かい側のメイフィールド・ハウスという建物には、ブライトン・サ

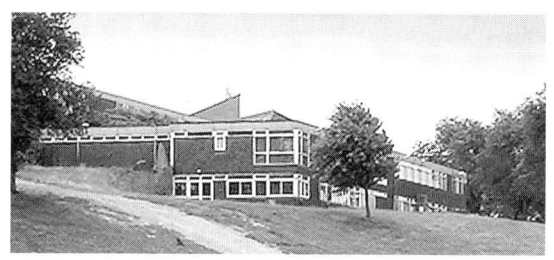

写真4-7 ブライトン大学　ファルマー・キャンパス
University of Brighton
所 Village Way, Falmer BN1 9PH
http://www.brighton.ac.uk

セックス医学校の部屋があります。この学校は、前述のように、サセックス大学と共同で医学教育を行っています。

スポーツ開発ユニットという建物には、英国柔道連盟とか、英国トライアスロン連盟などの部屋が入っています。

キャンパスの北側には、巨大なサッカー場ファルマー・スタジアムがあります。正式な名前は、スポンサーの名前をとって、アメリカン・エキスプレス・コミュニティ・スタジアムです。私が見たときは建築中でした。完成すると、プロサッカーチームのブライトン・アンド・ホーヴ・アルビオンFCのホームスタジアムとなります。

観光地の中にあるブライトン大学

次に、ブライトン大学のグランド・パレード・キャンパスを歩いてみましょう。 地図7 をご覧ください。このキャンパスは、高級リゾート地ブライトン市の中央部に散在しています。

ブライトン駅の前のトラファルガー通りを東に300メートルほど歩くと、突き当たりにセント・ピーターズ教会があります（ 写真4-8 ）。ゴシック・リバイバル様式の巨大な建物です。リッチモンド・プレイス通りをはさんで、教会の向かい側がブライトン大学のセント・ピーターズ・ハウスです。この建物は大学の図書館として使われています。

地図7 ブライトン大学のグランド・パレード・キャンパス

- サウスオーバー通り
- セント・ピーターズ教会
- リッチモンド・プレイス通り
- 旧市立工科カレッジ
- ブライトン駅
- セント・ピーターズ・ハウス
- トラファルガー通り
- グランド・パレード通り
- グランド・パレード・ビル
- ブライトン博物館・美術館
- ロイヤル・パビリオン
- パビリオン・パレード
- リゾートホテル・マンション群
- イギリス海峡
- パレス・ピア

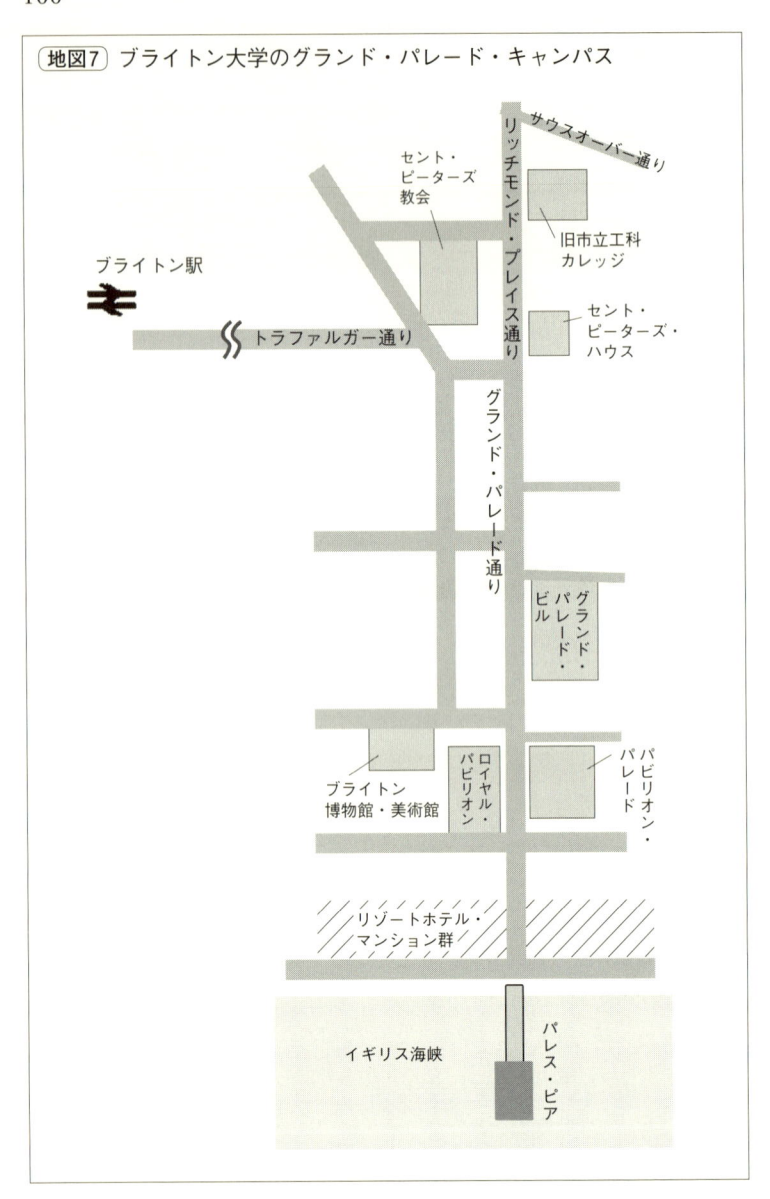

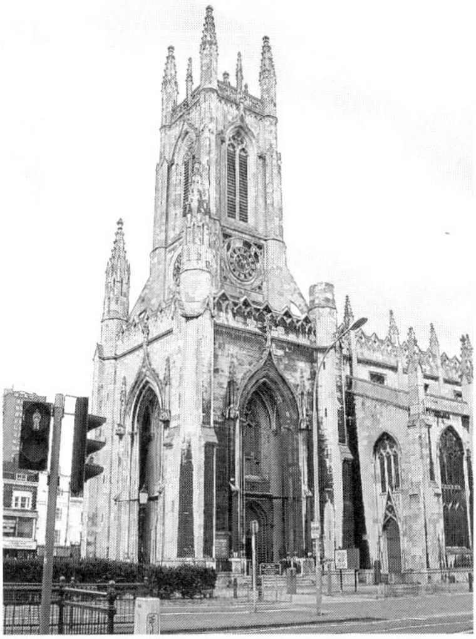

写真4-8 セント・ピーターズ教会
St. Peters Church
所 York Place, Brighton BN1 4GU
http://stpetersbrighton.org

　リッチモンド・プレイス通りを北に行くと、フェニックス・ギャラリーという美術館があり、さらに行くと、「市立工科カレッジ」と書かれた赤レンガの立派な建物があります。これはブライトン大学の前身の工科カレッジの建物です（**写真4-9**）。現在は大学の所有ではなくなっているようです。

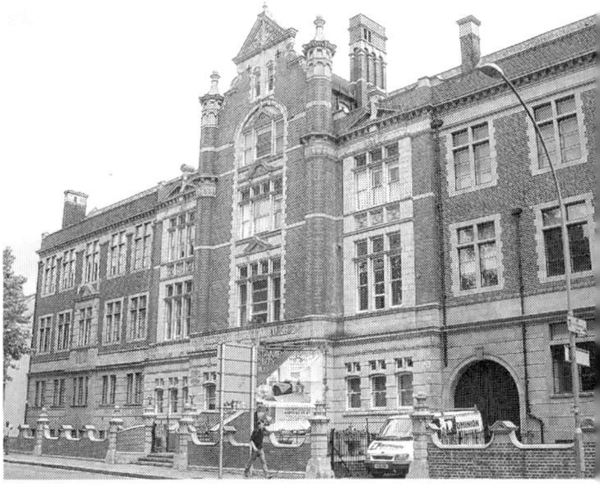

写真4-9 旧市立工科カレッジ
Former Municipal Technical College

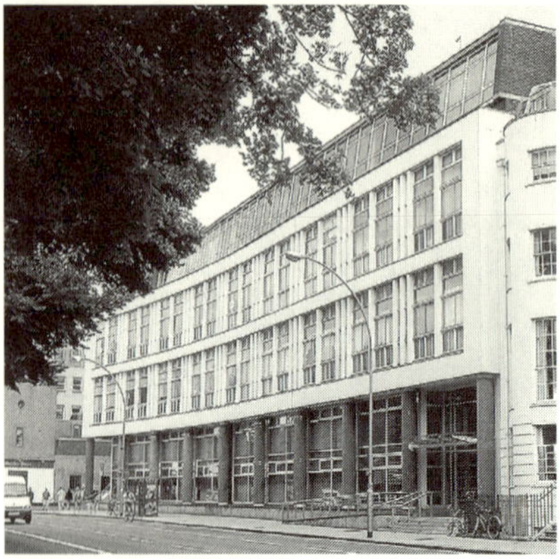

写真4-10 ブライトン大学　グランド・パレード・ビル
Grand Parade Building

　さらに、この通りを北へ行き、サウスオーバー通りで東に曲がると、ブライトン大学の学寮フェニックス・ホールがあります。

　リッチモンド・プレイス通りを南に戻ります。この通りは、教会のあるところから、グランド・パレード通りと名前を変えます。教会から300メートルほど南に行くと、東側にブライトン大学のグランド・パレード・ビルがあります（写真4-10）。ここには、芸術・デザイン・人文学部の施設が集まっています。1階には美術ギャラリーがあって、無料で見られます。また、劇場や学生組合のショップやカフェなどが入っています。

リゾート地の中に点在するキャンパス

　このあたりからカモメが目立つようになり、海が近いことがわかります。さらにグランド・パレード通りを南下すると、「パビリオン・パレード」という建物の一角にブライトン大学の学部があります。

　向かい側を見ると、タマネギ頭の東洋風宮殿があります（写真4-11）。これがロイヤル・パビリオンで、アラビアンナイトの話から抜け出たかのような異様な建物です。1786年に建てられた宮殿を、ジョージ4世が建築家ジョン・ナッシュに命じて改装したものです。内部は一見の価値があります。ミシュランの旅行ガイドブックは、ロイヤル・パビリオンを3つ星

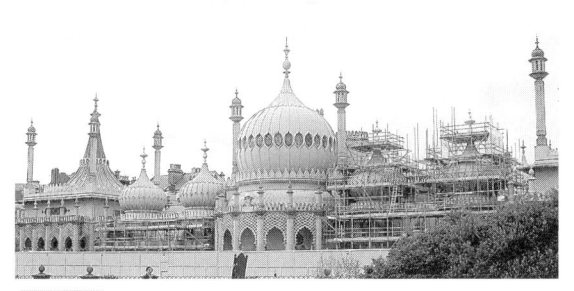

写真4-11 ロイヤル・パビリオン
Royal Pavilion
所 Pavilion Buildings, Brighton BN1 1EE
http://www.brighton-hove-rpml.org.uk

（★★★）で推奨しています。

　その隣りには、ブライトン博物館・美術館（ 写真4-12 ）があります。

　ブライトンの街並みは、高級住宅地らしく、美しく手入れが行き届いています。少し南へ行くと水族館があり、その南はイギリス海峡です。砂浜が10キロ続き、リージェンシー・スタイルと呼ばれる豪華な別荘が延々と並んでいます。イギリス最大のリゾート地であることが理解できます。

　海岸には、海に突き出た桟橋ブライトン・ピアがあります。海の上に、ゲームセンターとか、ジェットコースターなどの遊園地が作られていて、

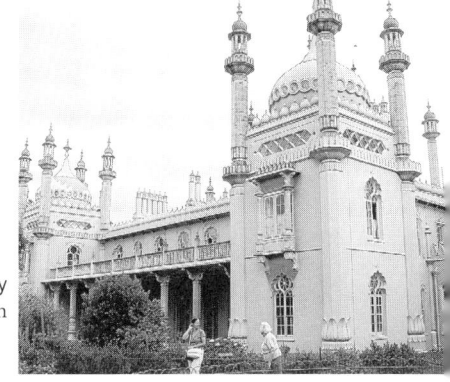

写真4-12 ブライトン博物館・美術館
Brighton Museum & Art Gallery
所 Royal Pavilion Gardens, Brighton BN1 1EE
http://www.brighton-hove-rpml.org.uk

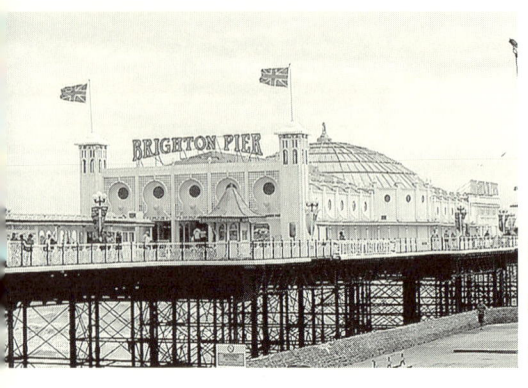

写真4-13 ブライトン・ピア
Brighton Pier
所 Madeira Drive, Brighton BN2 1TW
http://www.brightonpier.co.uk

それが500メートルも続くのです（写真4-13）。日本ではちょっと見たことがありません。イギリスの風景としても異様です。

ブライトン大学のヘイスティングス・キャンパス

ブライトンとドーバーの間にある美しい町がヘイスティングスです。

ヘイスティングス駅前のヘイブロック通りの坂を下りていくと、すぐにブライトン大学のユニバーシティー・センター・ヘイスティングス（UCH）があります。2003年から開かれた新しいキャンパスです。

ヘイスティングスは坂の町です。ヘイブロック通りをさらに下っていくと、刺繍博物館があります。ここから坂をのぼると、ヘイスティングス城があります。城山は全体が芝生で覆われていて、自由に歩けます。この城山の上から、ドーバー海峡が見渡せます（写真4-14）。イギリスでは、ヘイスティングスは1066年の「ヘイスティングスの戦い」で知られています。イギリスがフランスに破れた屈辱の戦いです。城山から見ると、複雑な地形が見渡せ、ここで歴史的な会戦があったというのもうなずけます。一見の価値はあります。城山の周りにもいろいろな見所があります。

ヘイスティングス駅の隣りの西セント・レオナルド駅には、ヘイスティングス・カレッジがあります。

ヘイスティングスの東にはライという町があります。よく「イギリスは

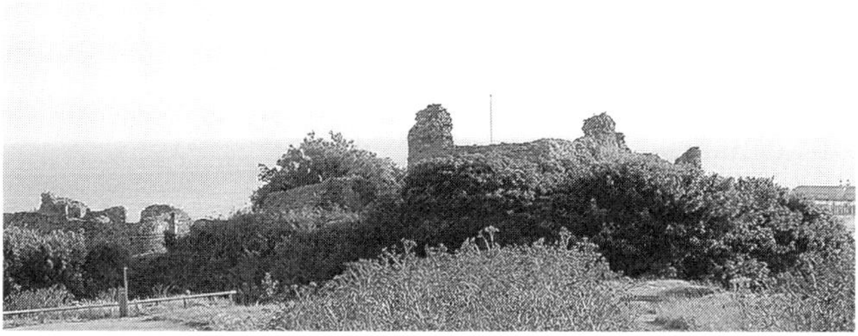

写真4-14 ヘイスティングス城趾
Hastings Castle

田舎がよい」といわれます。イギリスの田舎の風景を楽しめる地方として日本でも有名なのは、①コッツウォルズ地方、②湖水地方、③ライです。この3大地方の中で、最もロンドンに近く、電車の便がよいのがライです。ライの隣りのウィンチェルシーという街も、田舎らしい村として有名です。

また、ブライトン大学のもうひとつのキャンパスがあるイーストボーンは、ブライトンから電車で30分ほどです。シャーロック・ホームズが晩年を過ごしたという設定になっていたり、エンゲルスが散骨の場に選んだり（p.177）するほど、イーストボーンはイギリス人に人気の保養地です。

イーストボーンの近くには、白亜の断崖が続く有名な「セブンシスターズ」の海岸があります。ミシュランの旅行ガイドブックは3つ星（★★★）で推奨していますが、私はまだ行ったことがないので、写真で紹介できないのが残念です。

5 カンタベリー　Canterbury

世界遺産に
病院と学校の起源をさぐる

　チョーサーの『カンタベリー物語』で知られるカンタベリーには、大聖堂や修道院跡、イギリス最古の教会など宗教的な世界遺産が3つあります。これと関連して、カンタベリーには多くの教育施設があります。これらの歴史をたどることによって、学校や病院の起源が見えてきます。観光ガイドブックには紹介されることのないアカデミックで精神的なカンタベリーが姿をあらわします。若者があふれる観光地ブライトンとは対照的に、宗教都市カンタベリーの旅は歴史の中へ分け入る大人の旅となります。

カンタベリーこころの臨床ツアー

　ロンドンから列車で1時間ほどでカンタベリーに到着します。カンタベリーには西駅と東駅があり、それぞれロンドンでの出発駅も異なっています。ロンドンのチャリング・クロス駅を出発した電車はカンタベリー西駅に着きます。一方、ロンドンのビクトリア駅を出た電車はカンタベリー東駅に着きます。なぜ駅が違うかというと、それぞれ別の鉄道会社の管轄だからです。

　地図8はカンタベリー市の構造です。カンタベリーの中心部は、楕円形の城壁に囲まれています。その中心部を東西に1本のメインストリートが横切っています。大聖堂や博物館など名所のほとんどは、このメインストリートに沿っています。市をはさむようにして、鉄道のカンタベリー西駅と東駅があります。ケント大学は城壁の西側にあり、カンタベリー・クラ

地図8 カンタベリーこころの臨床ツアー

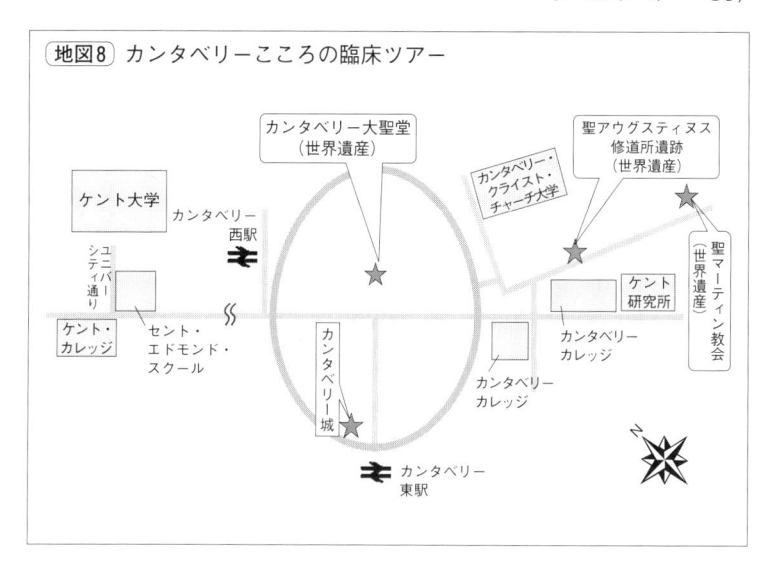

イスト・チャーチ大学は東側にあります。

　以下では、まず西にあるケント大学を訪ね、次に中心部のカンタベリー大聖堂とキングス・スクールを回ります。次に東側にあるカンタベリー・クライスト・チャーチ大学と聖アウグスティヌス修道院跡を歩きます。最後に近郊の町ドーバーを訪ねます。

新構想大学のケント大学

　まず、ケント大学を歩いてみましょう。

　ケント大学は「新構想大学」のひとつで、1965年に創設されました。現在では、イギリスの中堅大学となっています。学生数は学部・大学院合わせて18,165名で、教員数は630名です（2010年）。

　ケント大学の教育研究の組織は、大きく3つのファカルティ（学部）に分かれ、その下で21のスクール（学校）に分かれています。

　ケント州内に、①カンタベリー、②メドウェイ、③トンブリッジという3つのキャンパスを持っていますが、メインとなるのはカンタベリーで

す。他に、パリとブラッセルにも大学院だけのキャンパスを持っています。

ケント大学を歩いてみよう

　カンタベリー市内からケント大学へ行くバスは、メインストリート（ウィッツタブル通り）を西へ10分ほど走ります。右折してユニバーシティ通りを北上すると、大学が見えてきます。

　地図9はケント大学のキャンパスです。アメリカのような郊外型のキャンパスで、広い敷地をゆったり使っています。キャンパスの中には自由に入れます。

　バスは大学の中央部まで入っていきますが、ユニバーシティ通りのケインズ・カレッジの前で降りて、歩いてみましょう。

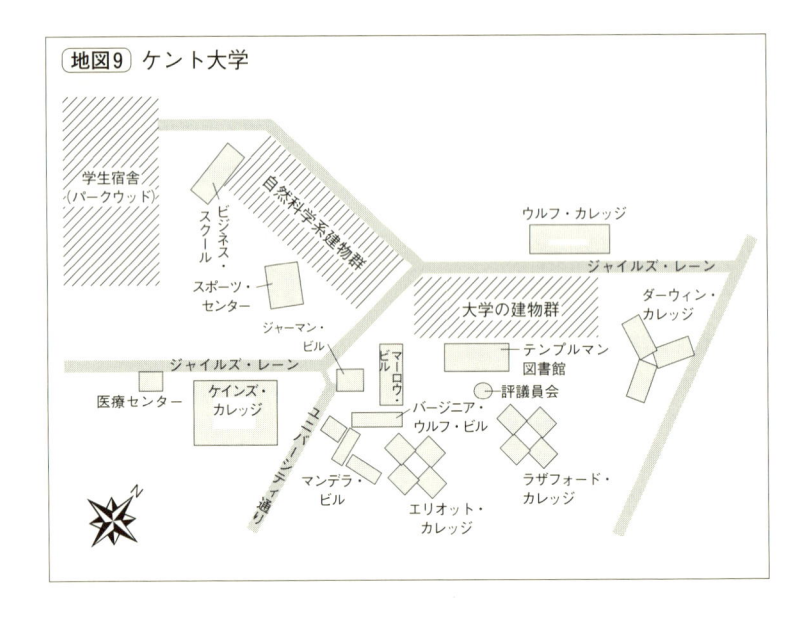

地図9　ケント大学

ユニークなカレッジ制度

　ケント大学のすべての教員と学生は、学科（デパートメント）と学寮（カレッジ）の両方に属します。ほとんどの1年生は、カレッジに住みながら、日中はデパートメントで授業に参加します。カレッジは単なる宿舎ではなく、教員と学生のアカデミックな共同体です。カレッジの責任者は「マスター」と呼ばれ、カレッジの学生の福祉に責任を持っています。

　こうした二重構造はオクスブリッジ（オクスフォード大学とケンブリッジ大学のこと）にならったものですが、それらほど徹底したものではないようです。例えば、オクスブリッジでは、カレッジとデパートメントは完全に独立した組織であり、別々の敷地や建物を持っているのに対し、ケント大学では、完全に独立というわけではなく、カレッジの建物の中にデパートメントの本部も入っていたりします。ケント大学の教員は、デパートメントとカレッジの両方に属しますが、それらは重なっているので、カレッジの仕事はそれほど多くはないようです。また、オクスブリッジのカレッジは財産と自治権と入試の学生選考権を持っていますが、ケント大学のカレッジは持っていません。

　カレッジ制度は、確かに学生の満足度は高いのですが、十分な教員とスペースが必要なので、運営するにはお金がかかります。オクスブリッジのような裕福な大学では維持できますが、多くの大学では、学生数が増えると行き詰まるようです。これについては後述します（p.113）。

5つのカレッジ巡り：最初はケインズ・カレッジ

　ケント大学のカレッジは5つあります。①ケインズ・カレッジ、②エリオット・カレッジ、③ラザフォード・カレッジ、④ダーウィン・カレッジ、⑤ウルフ・カレッジです。それぞれ偉大な学者・作家の名前がついています（とくにこの大学と関係が深い人物というわけではないようです）。ケント大学のキャンパス巡りは、カレッジをめぐるツアーとなります。

　最初はケインズ・カレッジです（写真5-1）。経済学者のケインズの名前

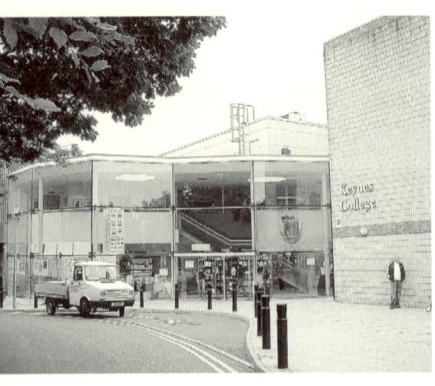

写真5-1　ケント大学のケインズ・カレッジ
University of Kent, Keynes College
所 Canterbury, Kent, CT2 7NZ
http://www.kent.ac.uk

をつけたものです。ケインズ・カレッジの建物は2階建てですが、かなり広い面積を持っています。

各カレッジには飲食施設やバーなどの生活施設が整っています。学生の部屋は個室であり、自炊もできるようになっています。

ケント大学心理学科

ケインズ・カレッジの建物の中には、心理学科があります。社会科学部に属しており、社会心理学系が強いようです。6人の教授をはじめとして、約30名の教員がおり、認知心理学と社会心理学の研究グループに分かれています。

この学科の准教授（リーダー）で、学科長もつとめるジョウアキン・ストーバーは、私の研究室と関係があり、来日したこともあります。彼はドイツ生まれで、ドイツのベルリン自由大学で心理学の博士号をとり、アメリカのペンシルバニア州立大学の臨床心理学者トム・ボーコベックのもとでポスドクをしました。ボーコベックは、全般性不安障害（GAD）や心配の研究のパイオニアです。ストーバーは、2004年からケント大学に移りました。彼は完全主義についての研究で有名です。うつ病や不安障害などにおいて、完全主義的な考え方は症状を強めて、患者を苦しめます。完全主義はこのようにネガティブな側面を持ちますが、一方で、仕事や対人関係

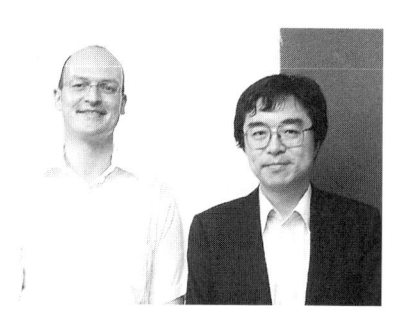

写真5-2
ケント大学心理学科のストーバーと

などでミスがないように細心の注意をすることは、社会生活を営むうえで大切なことです。つまり、ポジティブな完全主義というものもあるわけです。このように、完全主義をネガティブものとポジティブなものに分けるべきだと考えて、それを実証したのがストーバーの研究です。ストーバーは、ケント大学の国際交流研究のプログラムによって、2006年に来日し、東京大学駒場キャンパスに滞在しました。また、そのときに東京で開かれた国際サイコセラー会議のシンポジウムにも参加しました。**写真5-2**はそのときのものです。

ケインズ・カレッジには、学生の心理的カウンセリングの機関があります。また、ケインズ・カレッジの西側には、大学の医療センター（病院）と薬局があります。

有名人にちなんだ建物

キャンパスの中央にあるジャーマン・ビルは、2010年に建てられた芸術学部の本部です。イギリスの映画監督のデレク・ジャーマン（1942〜1994年）の名前をとったものです。デレク・ジャーマンは、ルネサンスの画家カラヴァッジオや哲学者ウィトゲンシュタインといった歴史上の人物を題材とした映画を撮りました。

その北のマーロウ・ビルには、農学科と人類学科が入っています。

その南には、学生組合の建物であるマンデラ・ビルがあります。南アフリカの初代黒人大統領のネルソン・マンデラにちなんでつけられました。

ここにはケント大学学生組合（SUUK）の本部が入っています。また、このビルには、学生アドバイス・センターも入っています。学生生活全般についてのアドバイスをするオフィスです。

その北側のバージニア・ウルフ・ビルは、商業施設です。ブラックウェル書店や酒屋、DVDレンタル店、銀行、郵便局などが入っています。キャンパス全体がひとつの村をなしていて、学外に出なくても生活ができるようになっています。

エリオット・カレッジとラザフォード・カレッジ

すぐ東にエリオット・カレッジとラザフォード・カレッジが並んでいます。

前者は詩人のT・S・エリオットにちなんでおり、後者は物理学者のラザフォード（p.163）にちなんでいます。

2つのカレッジの建物は、ともに上から見ると十字の形をしており、交点の部分が中庭になっています。

カレッジの北側に、テンプルマン図書館の巨大な建物があります（写真5-3）。ここには、1,300名が同時に利用できる学習スペースがあります。

図書館の前にある5角形の建物は、大学の評議員会の建物です。

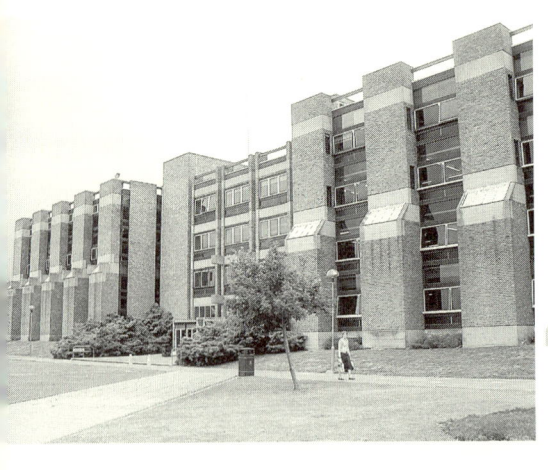

写真5-3　テンプルマン図書館
Templeman Library

ダーウィン・カレッジとウルフ・カレッジ

ラザフォード・カレッジの北東にあるのがダーウィン・カレッジで、生物学者のダーウィンにちなんでいます。キャンパスの東端に位置します。この建物は、中央部分から3方向にビルが分かれる形をしています。

また、キャンパスの北東にウルフ・カレッジがあります。小説家のバージニア・ウルフにちなんでいます。他の4つが学部生のためのカレッジであるのに対して、このウルフ・カレッジは大学院生のためのカレッジです。2008年にできた新しいカレッジです。

ウルフ・カレッジは、キャンパスの中央を東西に走るジャイルズ・レーンという通りに面しています。この通りを西に歩くと、自然科学系の建物が集まっています。生物学科のあるステイシー・ビル、物理科学科のあるイングラム・ビル、電子工学実験室のあるジェニソン・ビルなどです。

その南側にはスポーツセンター、西側には経営学大学院があります。

学生宿舎パークウッド：カレッジ理念の後退

さらに10分ほど西側に歩くと、広大な学生宿舎が並ぶ地区があります。パーク・ウッドと呼ばれます。

前述した理念からいえば、この大学にはカレッジ以外の宿舎はないはずです。しかし、学生数が増えて、新たに大量の学生宿舎が必要になりました。本来の理念からいえば、カレッジ内に宿舎を増設すべきだったのですが、現実的な理由から、カレッジの外（カレッジ群から歩いて10分ほどの距離）に宿舎を作ることになったようです。教員と学生のアカデミックな共同体というカレッジの理念は後退したわけです。オクスブリッジのようなカレッジ（学寮）制度を貫くには、十分な教員とスペースとお金が必要なのです。

ちなみに、カレッジでは朝食が用意されますが、パークウッドの学生宿舎では食事が用意されず、自炊か外食になるということです。理念の変化だけでなく、実際面での違いもあらわれたようです。

大学よりも歴史のある2つのパブリック・スクール

ケント大学の周りはもともと学園地区で、南側には2つのパブリック・スクール（私立高校）が並んでいます（p.107、地図8）。

ひとつはセント・エドモンド・スクールです。ケント大学の南にはこの学校の広大な敷地が広がっていて、生徒たちがスポーツをしています。建物も歴史のある立派なものです。この学校は1749年に創設され、1855年にこの地に移転しました。創設年からいうと、1965年創立のケント大学より200年以上も長い歴史があるわけです。500名の生徒が学んでいます。

また大通りをはさんで南側には、もうひとつケント・カレッジがあります。この学校は1885年創設であり、こちらもケント大学よりも80年ほど長い歴史を持っています。ケント・カレッジの建物も歴史のある立派なものです（写真5-4）。生徒数は500名です。

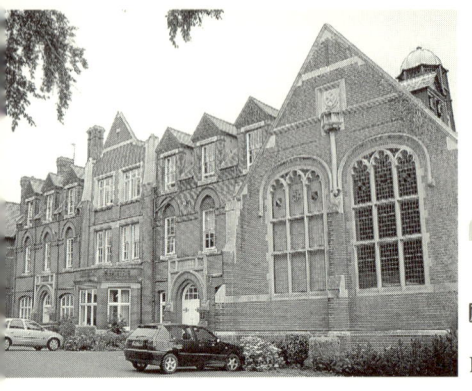

写真5-4　ケント・カレッジ
（パブリック・スクール）
Kent College
所 Whitstable Road, Canterbury, Kent CT2 9DT
http://kentcollege.com

世界遺産のカンタベリー大聖堂

続いてカンタベリーの中心に戻り、カンタベリー大聖堂を訪ねてみましょう。大聖堂（写真5-5）はイギリス国教会の総本山であり、世界遺産に指定されています。

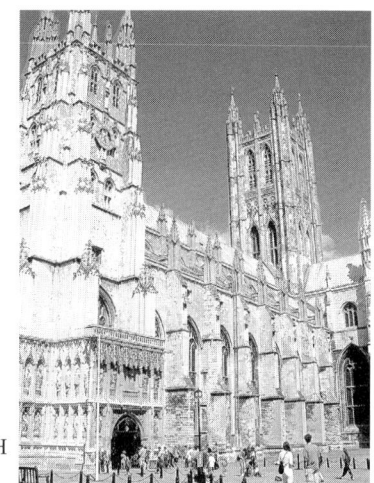

写真5-5 世界遺産のカンタベリー大聖堂
Canterbury Cathedral
所 The Precincts, Canterbury, CT1 2EH
http://www.canterbury-cathedral.org

596年に、ローマ人の聖アウグスティヌスは、ローマ教皇の命令により、キリスト教布教のためイギリスに渡り、この地に聖堂と修道院を建てました。宗教都市カンタベリーのはじまりです。聖アウグスティヌスはカンタベリー大司教に任命されて、この大聖堂はイギリスのキリスト教の中心地となりました。

11世紀には、アンセルムス（1033～1109年）が大司教となりました。彼は「スコラ学の父」と称され、神学者・哲学者としても有名です。

12世紀には、トーマス・ベケット（1118～1170年）が大司教となりました。彼は国王ヘンリー2世に仕えましたが、後に対立するようになり、ヘンリー2世が送った刺客によって大聖堂内で暗殺されました。その後、ベケットは法王から聖人として認められたため、イギリス全土から巡礼者が訪れました。トーマス・ベケットはイギリスでは有名な聖人で、ロンドンにあるセント・トーマス病院は彼にちなんでいます。

カンタベリーは、エルサレム、ローマ、コンポステラと並ぶキリスト教の4大巡礼地として栄えました。14世紀に書かれたチョーサーの『カンタベリー物語』は、カンタベリーへの巡礼者の物語です。

さらに、16世紀のヘンリー8世の宗教改革によってイギリス国教会が

ローマ・カトリックから独立すると、カンタベリー大聖堂はイギリス国教会の総本山となりました。

現在でも、カンタベリー大主教はイギリス国教会の最上席にあります。英国王室の戴冠式や結婚式では、カンタベリー大主教が式をとりおこないます。2011年のウィリアム王子とケイト・ミドルトンの結婚式でカンタベリー大主教が結婚の儀を行ったことは、記憶に新しいことです。大主教はロンドンにやってくると、公邸のランベス宮殿に宿泊します。

病院の起源としてのカンタベリー大聖堂

ゴシック様式の大聖堂は、カンタベリー市のどこからでも見えるランドマークとなっています。中に入ると、ベケットが暗殺された場所や地下聖堂、ステンドグラスなどが見学できます。

大回廊（クロイスター）は印象的です。雨天のときも歩きながら聖典をそらんじることができるように、正方形の中庭をとりまくように作られています（写真5-6）。回廊内の芝生はとても美しいものです。大回廊の外側には、大きなグリーン・コートや小さな庭があります。それぞれ植物が植えられていて美しい庭です。大聖堂の外には2000年に完成した国際学習センターがあります。

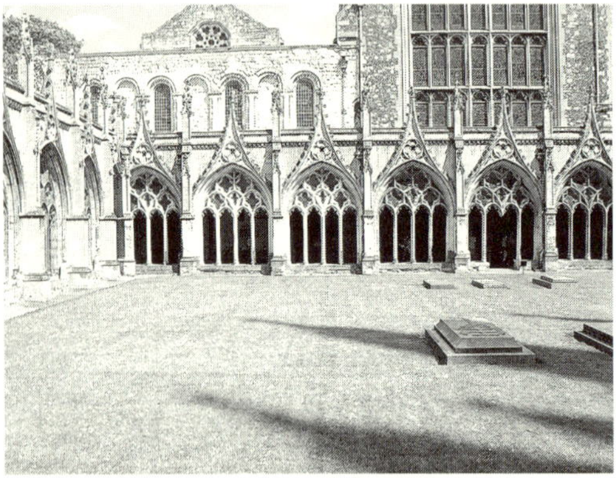

写真5-6　カンタベリー大聖堂の大回廊の中庭
Great Cloister

カンタベリー大聖堂は、病院というものの起源をなしています。大聖堂はベネディクト会修道院の一部でもあり、病院や救貧院としても機能していました。大回廊の中庭では、修道士たちが薬草を栽培していました（『イギリス庭園散策』赤川裕、岩波書店）。また、大聖堂には給水塔が残されていますが、これは、病気の修道士を看護する病室で使われる水でした。

しかし、ヘンリー8世の宗教改革により、カトリックは弾圧されて、すべての修道院は解体され、その財産は没収されました。聖アウグスティヌスの修道院も解体され、病院や救貧院としての機能は失われました。しかし、ヘンリー8世は、医療機関でもあった修道院を解体するかわりに内科医師会や外科医師会を作り、医師の専門化を進めました。これによって医学が確立しました。修道院の解体は別の意味で近代医学のはじまりでもあったわけです。このことは前著『ロンドン こころの臨床ツアー』で紹介したとおりです。

キングス・スクール：イギリス最古の学校

カンタベリー大聖堂は、学校というものの起源でもあります。

カンタベリー大聖堂の北側には、キングス・スクールが接しています。この学校は、1551年に創立されたパブリック・スクール（私立高校）です。

この学校は、実はそれ以前からも続いており、現存するイギリス最古の学校であると考えられています。その起源は何と597年にさかのぼります（日本はまだ飛鳥時代のことです）。596年に修道院を建てた聖アウグスティヌスは、修道院の中に学校を作りました。これが後にキングス・スクールになったというのです。

ただし、キングス・スクール創設の正式の記録があるのは1541年です。ヘンリー8世によって聖アウグスティヌス修道院が解体され、それまでにあった学校が修道院から独立し、1541年にヘンリー8世の勅許状が与えられて、学校として認められたのです。創設当時の生徒は50人の「国王の生徒」（キングス・スカラーズ）と呼ばれたので、この学校は「国王の学校」（キングス・スクール）と呼ばれたのです。現在でも、この学校の生徒は

「古き国王の生徒」（オールド・キングス・スカラーズ、略して OKS）と呼ばれます。

19世紀後半から、キングス・スクールは「パブリック・スクール」として認められるようになりました。1541年創立とすると、ウィンチェスター校、イートン校、セントポールズ校に次いで、4番目に古いパブリック・スクールです。

キングス・スクールの卒業生には、生理学者ウィリアム・ハーヴェイ、博物学者ジョン・トラデスカント、劇作家クリストファー・マーロウ、小説家サマセット・モーム、映画監督キャロル・リードなど、多数の有名人がいます。

知らないと見過ごしてしまうキングス・スクール

キングス・スクールのキャンパスは2つに分かれています。第1はカンタベリー大聖堂の北の部分です。大聖堂の敷地の北側にあるミント・ヤード・ゲートという門から入ります。まっすぐ進むとグリーン・コートという芝生の庭に出ます。この周辺に校舎が建っています。塀などはなく、学

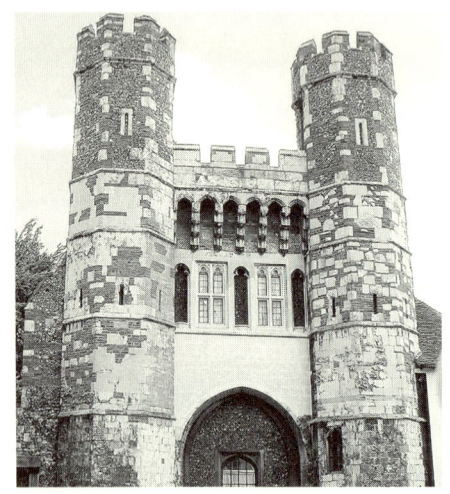

写真5-7 キングス・スクールの門
The King's School
所 Canterbury, Kent CT1 2ES
http://www.kings-school.co.uk

校と大聖堂は同じ敷地内で隣り合っています。大聖堂を見学しているとグリーン・コートに出ますが、この周りの建物がキングス・スクールであることに気づかずに、通り過ぎてしまう見学者が多いようです。私もそのひとりで、この学校の写真を撮ることができませんでした。

第2のキャンパスは聖アウグスティヌス修道院の敷地にあります。昔の宣教師学校が、今はキングス・スクールの校舎として使われています。写真5-7 はその校門です。レンガ造りの立派な建物で、これが高校の校門だと思う日本人は少ないでしょう。

聖トーマス巡礼病院跡

カンタベリー大聖堂と病院や学校の関係を示す場所が近くにあります。聖トーマス巡礼病院跡です（写真5-8）。

大司教トーマス・ベケットが1170年に暗殺されて聖人となってから、大聖堂内の聖トーマスの聖廟を巡礼する人が各地からやってきました。金持ちの巡礼者はきちんとした宿屋を利用できましたが、貧しい人は泊まるところがありませんでした。そこで、貧しい巡礼者の宿を提供するために、数年後に、大聖堂の近くに病院（ホスピタル）が作られました。当初は病院というよりは、旅の疲れをいやす宿泊施設にすぎませんでした。もともとは裕福な篤志家が作ったものでしたが、後に、大司教が資金援助を

写真5-8 聖トーマス巡礼病院跡
Eastbridge Hospital of St. Thomas the Martyr

所 25 High Street, Canterbury, Kent CT1 2BD

http://www.eastbridgehospital.org.uk

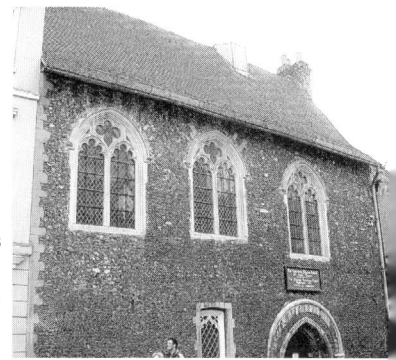

するようになりました。14世紀になると、救貧院や病院に近くなっていきました。健康な人より病人や弱者を優先して泊めるようになり、40歳以上の女性は、宿泊者の面倒をみたり、病人への医療を施すべしという規則が作られました（ボランティア看護師の起源ではないかと思われます）。こうして聖トーマス巡礼病院と呼ばれるようになったのです。

しかし、ヘンリー8世は修道院を解体し、1538年には聖トーマス・ベケットの聖廟を破壊しました。これ以降、聖トーマスの聖廟への巡礼者は少なくなり、病院も衰退しました。

1569年には、聖トーマス巡礼病院は12床だけになり、病院の礼拝堂は学校として使われるようになりました。この学校は1879年まで続きました。ここにも学校と病院と教会の密接な関係があらわれています。

ちなみに、この学校では奨学金制度が作られ、キングス・スクールの卒業生をケンブリッジ大学のコーパス・クリスティ・カレッジに入学させるようになりました。この制度を利用してケンブリッジ大学に入ったのが16世紀の劇作家クリストファー・マーロウです。この制度は今でも続いているということです。

現在、聖トーマス巡礼病院は、博物館として一般公開されています。地下にある巡礼者のベッドや上の階の礼拝堂などを見学することができます。

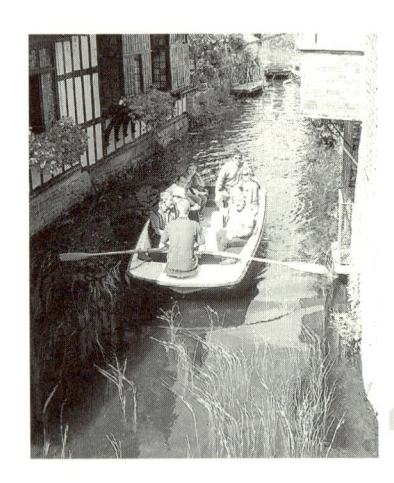

写真5-9 ストゥア川からボートでめぐる Canterbury Historic River Tours

この病院は、イーストブリッジ病院とも呼ばれます。市内を流れるストゥア川（運河）に架かる橋の東側にあるからです。この橋の下を見ると、ストゥア川からカンタベリー市を見物する観光ボートが運行しています（ 写真5-9 ）。

昔は病院だったヘリテージ博物館

ストゥア川沿いには、もうひとつ有名な貧困僧病院（プア・プリースト病院）があります。1220年頃に、貧しい高齢の僧侶のための救貧病院として、篤志家によって作られました。1575年に病院は閉鎖され、この建物は後に学校やクリニックとして利用されましたが、1980年代からカンタベリー・ヘリテージ博物館となっています。カンタベリーの町の歴史を各時代ごとにわかりやすく展示しています。

他にも、カンタベリー市内にはたくさんの博物館があります。カンタベリー・テールズ博物館は、チョーサーの『カンタベリー物語』のシーンを蝋人形などで再現しています。他にも、ローマン博物館、王立博物館・美術館、西ゲート博物館などがあります。

カンタベリー・クライスト・チャーチ大学（CCC）

もうひとつの大きな大学がカンタベリー・クライスト・チャーチ大学です。

もともとは、1962年に教員養成学校として創設され、看護学校などと合併をおこなって大きくなりました。この大学は「92年後大学」のひとつで、1995年に大学に昇格し、2005年に現在の大学名になりました。現在は、学生数18,000名、教員数550名です（2010年）。芸術人文学、ビジネス管理、教育、健康社会的ケア、社会応用科学の5学部からなります。

ケント州内に5つのキャンパスを持っています（カンタベリー、サロモンズ、メドウェイ、フォークストン、ブロードステアズ）。大学本部があり最も大きいのはカンタベリー・キャンパスです。

世界遺産を見渡せるキャンパス

この大学のカンタベリー・キャンパスは、市の城壁の東側にあります（p.107、地図8）。

聖アウグスティヌス修道院跡があるモナステリー通りに、大学の小さな入口（聖アウグスティン門）があります。中に入ると、こぢんまりとした敷地に、20棟以上の建物が隙間なく建っています。入口を入るとすぐに学生ビルがあり、レストランや休憩室などが入っています。

キャンパス中央にはアンセルム・ビルがあります。このビルは大学の正面玄関であり、受付があります。ここでキャンパスの地図などがもらえます。

このビルの南側に礼拝堂があります（写真5-10）。モダンな建物で、この大学のランドマークとなっています。アンセルム・ビルと礼拝堂の間には池があり、周りに芝生の庭が広がり、学生たちがくつろいでいます。

すぐ隣りが聖アウグスティヌス修道院跡です。このキャンパスを訪ねたとき、大学の隣りに変な石造りの壁が見えました。古い倉庫街でも近くに

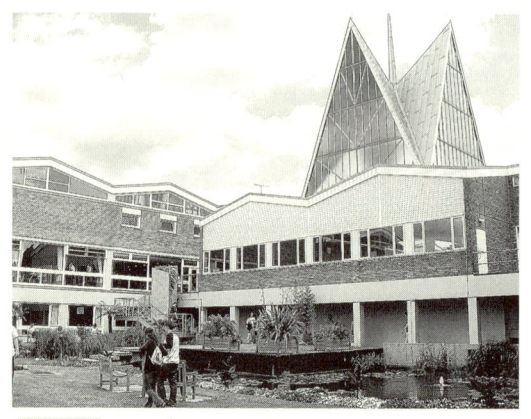

写真5-10　カンタベリー・クライスト・チャーチ大学
（左がアンセルム・ビル，右が礼拝堂）
Canterbury Christ Church University
所 North Holmes Road, Canterbury, Kent CT1 1QU
http://www.canterbury.ac.uk

あるのかと思っていましたが、後で回ってみたら、驚くべきことに世界遺産でした。世界遺産がよく見渡せるキャンパスは世界的にも珍しいでしょう。

カンタベリー・クライスト・チャーチ大学の心理学

この大学には心理学に関連したコースが2つあります。ひとつは、社会応用科学部の応用社会科学科の中の心理学部門です。研究室は、カンタベリー・キャンパス中央のアンセルム・ビルにあります。講師12名のスタッフです。認知心理学、発達心理学、健康心理学、社会心理学、生理学的心理学という5部門に分かれて研究しています。

もうひとつは、社会応用科学部の中の応用心理学科であり、ここには英国心理学会認定の臨床心理士養成の博士コースがあります。10人以上の教育スタッフがいて、科学者－実践家モデルによる臨床心理士の養成をめざしています。新たにはじまったIAPT（心理療法へのアクセスを改善させる政策）のための認知行動療法の訓練もおこなっています。なお、このコースは、カンタベリーではなく、サロモンズ・キャンパスにあります。サロモンズ・キャンパスは、社会人の教育を中心におこなうキャンパスです。場所は、鉄道のトンブリッジ駅またはトンブリッジ・ウェルズ駅から少し離れた場所にあります。

世界遺産の聖アウグスティヌス修道院跡

カンタベリー・クライスト・チャーチ大学の隣りにある聖アウグスティヌス修道院跡を歩いてみましょう。

596年に建てられた修道院は1000年近く続きましたが、ヘンリー8世によって1538年に閉鎖され、解体後の跡地は王室に管理されました。その後、地元の人に売られたりして、18世紀の終わり頃には人々の記憶から忘れ去られてしまいました。20世紀になって、発掘調査がおこなわれ、遺跡の保存のためにイングリッシュ・ヘリテージが管理することになり、1989

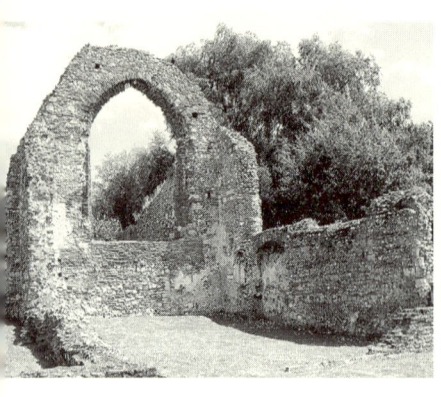

写真5-11 世界遺産の聖アウグスティヌス修道院跡
St. Augustine's Abbey
所 Monastery Street, Canterbury, Kent CT1 1PF
http://www.english-heritage.org.uk
(イングリッシュ・ヘリテージ)

年には世界遺産に登録されました。

修道院の建物は破壊され、土台と壁の一部だけが残る廃墟となっています（写真5-11）。

イギリスには、500年前に解体された修道院の遺跡があちこちに残っています（『イギリスの修道院－廃墟の美への招待』志子田光雄・志子田富壽子著、研究社）。そうした修道院跡は「廃虚の美」を感じさせるオブジェです。ちなみに、カンタベリー東駅の近くのカンタベリー城の廃虚も、旅行ガイドブックに載っていない隠れた名所です。

修道院の診療所：病院の起源

聖アウグスティヌス修道院の歴史を知ることで、病院や学校の起源がわかってきます。

修道院の敷地の西側には、診療所（インファーマリー）も作られていました。ここでは、病気になったり高齢化した修道僧や後援者の治療・看護がおこなわれました。診療所の遺跡は1902年〜1912年に発掘調査がおこなわれて、その後埋め戻されました。現在は芝生に覆われ、学校の運動場になっています。建物の石組みの凹凸は地上からはほとんど感知できませんが、上空から見ると、その形がぼんやりと浮かび上がります。

修道院の歴史を見ると、その診療所から病院が育っていったことがわか

ります。例えば、スイスのザンクト・ガレン修道院には、9世紀に描かれた理想的な修道院の設計図が残されています（『図説西欧の修道院建築』ブラウンフェルス著、渡辺鴻訳、八坂書房）。これを見ると、部外者のための学校と図書室や、医師室と病院が明確に示されています。すなわち、修道院ははじめから学校と病院の機能をもっていたのです。医師室や病院を見ると、処置室や薬草園を備えており、本格的な病院以外の何物でもありません。

聖アウグスティヌス修道院の診療所は破壊されましたが、他の場所では、診療所が病院となったところも多く見られます。イギリスには、「診療所（インファーマリー）」と呼ばれる大病院がたくさんあります。本書でも、オクスフォードのラドクリフ診療所（p.21）、マンチェスターの王立診療所（p.170）、カーディフの王立診療所（p.205）、グラスゴーの王立診療所（p.239）などが登場します。こうした巨大病院がなぜ診療所と呼ばれるのかというと、もともとは教会の診療所として出発したからです。

なお、修道院が解散して200年以上たった1793年に、修道院の敷地の西側部分に、ケント・カンタベリー州立病院の建物が建てられました（1974年に閉院）。

修道院の中に学校ができた

7世紀後半にはこの修道院に教会学校ができて、イギリス中から生徒が集まったという記録があります。この学校では、詩学、法学、天文学、音楽、医学などを教えていました。オクスフォード大学の成立が11～12世紀ですから、この学校はそれよりも早く大学の機能を果たしていたことになります。驚くべきことです。

修道院が解散した後、学校がキングス・スクールと名前を変えて存続したことは前述したとおりです。

修道院跡地は、民間人に払い下げられましたが、1848年には聖アウグスティヌス・カレッジという宣教師学校が建てられ、1947年まで続きました。この学校の建物は、現在、キングス・スクールの校舎として使われて

います（p.118）。

　修道院跡の北側にはカンタベリー・クライスト・チャーチ大学のキャンパスがありますが、その一部は修道院の敷地だったところです。

文化継承装置としての修道院

　聖アウグスティヌス修道院の図書館は有名です。聖アウグスティヌスがローマから直接持ってきた本をもとにして図書館が作られ、多くの本が集められました。神学関係の本だけでなく、歴史や医学などの本もありました。15世紀後半の図書館の目録が現存しますが、それによると2,000冊はあったようです。書物は修道院の会議室（チャプター・ハウス）に保存されていました。

　また、修道院では、写本によって書物の再生産も行われていました。

　修道院は、図書館として、文化を次世代に継承するという社会的機能を持っていました。古代ギリシアやローマの学問や科学は、中世には忘れられてしまいましたが、修道院が昔の本を保存していたので、かろうじて後世に伝えられたのです。もし修道院がなかったら、今の学問や科学はずいぶん変わったものになっていただろうといわれます。

　当時の書物はたいへんな貴重品であり、図書は鎖でつながれていたほどです。今でも、イギリスのヘレフォードにある図書館には、鎖でつながれた書物が残っています。

　聖アウグスティヌス修道院が1538年に解体された後、図書館の書物は、金銀とともに誰かに持ち去られ散逸してしまいました。2,000冊あった書物のうち、今では200冊しか残っていません。当時の本の一部は、ケンブリッジ大学のコーパス・クリスティ・カレッジに保存されています。

博物館としての修道院跡

　聖アウグスティヌス修道院の遺跡は、敷地全体が保存されています。南側のロングポート通りに入口があり、入ると小さな博物館の建物がありま

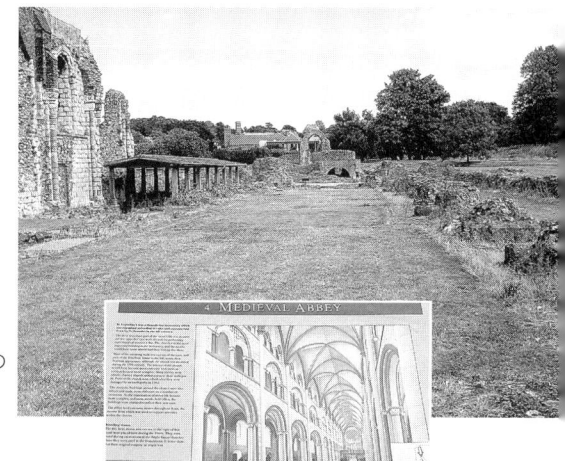

写真 5-12
聖アウグスティヌス修道院跡の
建物を復元した展示

す。そこで展示資料を見たり、また地図をもらい、建物を出て、敷地内を見学します。

　この博物館はハイテクに支えられた歴史のテーマパークになっています。修道院の跡は古い石組みが残っているだけなので、もとの建物を頭の中で復元するには想像力が必要です。プレゼンテーションの仕方によって、見学者の興味もずいぶん変わってきます。この博物館では、もとの修道院の構造がどのようだったか、今の遺跡がどの部分に当たるのかを、いろいろな方法を駆使して、視覚的にわかりやすく説明しています（**写真5-12**）。また、オーディオガイドで説明を聞きながら回ります（日本語のオーディオガイドもあります）。ハイテクに支えられて、想像力の訓練の場にもなります。

カンタベリー大聖堂と修道院

　こうした工夫によって、この修道院が、カンタベリー大聖堂と同じくらい大規模なものであったことがわかってきます。

　聖アウグスティヌス修道院とカンタベリー大聖堂はちょうど同じ頃に建

てられ、大きさも同じくらいの宗教施設であり、今はどちらも世界遺産になっています。500メートルと離れていない場所に、2つの施設がペアをなしています。

今では両者は対照的です。片や現役の教会、片や廃墟です。片やイギリス国教会の総本山であり、片や地中の骨組みしか残っていません。

しかし、何千年という時間の経過を考えれば、両者はそれほど対照的なわけではありません。カンタベリー大聖堂だって、何百年もたてば、廃墟になったり解体されたりするわけです。2つを比べると、建物が作られてから廃墟になるまでの何百年という時の流れを実感させてくれます。修道院の廃墟を見ると、栄えている大聖堂もいつかはこのようになるという教訓（メメント・モリ）を思い出させます。カンタベリーに行ったら、ぜひ2つを見比べることをお勧めします。栄枯盛衰の時の流れを感じることでしょう。

もうひとつの世界遺産：聖マーティン教会

修道院跡から東に300メートルほどのところに、聖マーティン教会があります。実は、この教会と、カンタベリー大聖堂と聖アウグスティヌス修道院の3つがワンセットになって、世界遺産をなしています。

聖マーティン教会は、現在でも使われている教会としてはイギリス最古です。前述のように、公式の歴史では、イギリスでの最初の布教は、596年に聖アウグスティヌスがおこなったことになっています。しかし、実は、聖アウグスティヌスが来たとき、すでにマーティン教会があり、この地でキリスト教の信仰はあったのです。この教会が建てられたのは、4世紀半ばと推定されています。

小さな墓地の中に、小さな古い教会がひっそり建っています（写真5-13）。世界遺産なのに、日本の旅行ガイドブックに載っていないのは不思議です。世界遺産にしては地味なせいかもしれません。

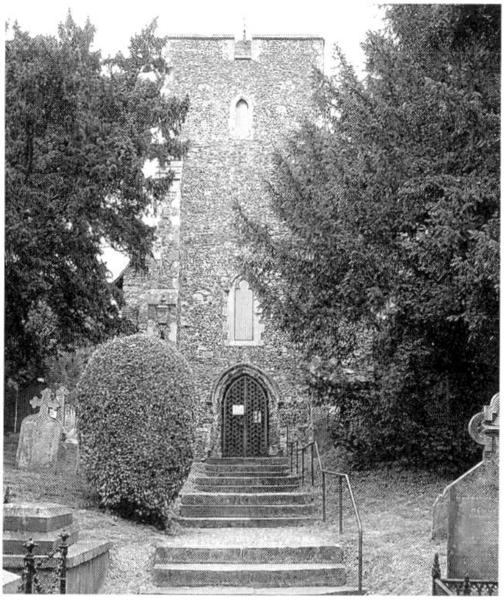

写真5-13 世界遺産の聖マーティン教会
St. Martin's Church
所 North Holmes Road, Church St (St Paul's), Canterbury, Kent CT1 1PW
http://www.martinpaul.org

カンタベリー・カレッジとケント研究所

　聖アウグスティヌス修道院跡のすぐ南には、カンタベリー・カレッジがあります。このカレッジは職業教育のためのコミュニティ・カレッジで、ケント大学と提携しています。私が行ったときは、新しいビルを建設中であり、相当大きな建物になるようでした。メインストリートをはさんで、南側にはカンタベリー・カレッジの「情報コミュニケーション高等教育センター」の大きなビルがあります。

　カンタベリー・カレッジの隣りには、ケント研究所があります。ここは芸術とデザインの研究所です。建物もしゃれていて、敷地にはオブジェが飾られています。

戦時病院として使われたドーバーの洞窟

　最後に、カンタベリーから少し離れた街ドーバーを訪ねてみましょう。電車でカンタベリー駅からドーバー・プライオリー駅までは20分くらいです。

　ドーバーの丘は、ドーバー海峡をはさんでフランスに最も近い場所であるため、古くからフランス軍の侵略に備えた軍事の要衝となってきました。2つの世界大戦でも、イギリス軍の基地となり、ドイツの空襲を受けました。

　古代の人は、ドーバーの丘に洞窟を掘って生活してきました。そうした中世の洞窟が保存されており、中に入ることができます。洞窟は、第2次世界大戦中には作戦指令室として使われ、冷戦時代には核シェルターとして使われました。チャーチルもしばしばこの洞窟を訪れました。現在は、この洞窟が「秘密戦時トンネル」という歴史博物館となっており、無料のガイドツアーがあります。

　この秘密戦時トンネルは、地下病院として使われていました（写真5-14）。心の臨床ツアーとしては見逃せない場所です。

　敵の爆撃を受けても、洞窟の中は安全でした。前線で負傷した兵士に対して、内地の病院に送るまでの間、応急手当ができる完全な病院施設が作られました。受付室、病室、シャワーとトイレ室、調理室と食料貯蔵庫、手術室に分かれています。円筒形のトンネル内を区切って、部屋を作って

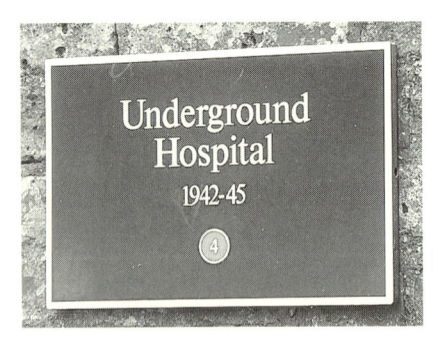

写真5-14　ドーバーの戦時トンネル病院跡
Underground Hospital

います。これらの部屋は公開されており、一見の価値があります。戦争当時の写真も展示されています。

1941年に掘削がはじめられ、第2次世界大戦中に使用されました。外科医、看護師、事務官、調理師など陸軍医療チームが配置されました。しかし、洞窟内なので、自然光はなく、排気のための騒音がひどく、閉塞感が強く、環境は悪かったといいます。閉所恐怖症の人はとても無理でしょう。1945年には患者はいなくなりましたが、冷戦のためにこの施設は存続し、1950年代はじめになってやっと閉鎖されました。

世界の変わりダネ病院ベスト3

トンネル病院は奇妙な医療施設ですが、これだけ詳細に見学できるところは世界でも珍しいでしょう。心の臨床ツアー私撰「変わりダネ病院ベスト3」に入れておきましょう。

1　イギリスのドーバー城の戦時トンネル病院
2　アメリカのニューヨークのエリス島病院（アメリカへの移民の健康チェックをするために、ニューヨーク湾に人口的に作られた病院島）
3　イスタンブールのセリミィエ兵舎（クリミア戦争で野戦病院として使われ、ナイチンゲールの活動の原点となった建物で、ナイチンゲール博物館が作られています）

ドーバー城：歴史のテーマパーク

ドーバー城は歴史の博物館にもなっていて、オーディオガイドを聞きながら回ることができます。丘の上には、大砲がいくつも置いてあります。広い海の眺望と狭い洞窟の闇が隣り合っています。中世の歴史と冷戦時代の核シェルターが同じ空間に同居しています。対照的ないろいろの要素がつまっています。歴史のテーマパークであり、一日いても飽きません。

また、小高い丘の上にあるドーバー城はドーバー海峡を見渡す絶景ス

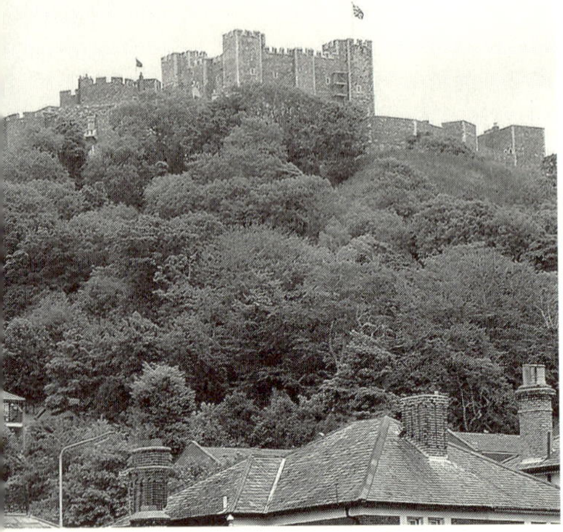

写真5-15 山の上のドーバー城
Dover Castle

ポットです（写真5-15）。起伏の少ないイギリスでは珍しいことです。

　ドーバー城は、男性的でごつごつしています。私の愛読書『イギリスの古城を旅する』（双葉文庫）の著者・西野博道氏は、「今までイギリスの城に対して満足できなかった雄大さを、ここドーヴァー城で初めて得られた」と書いています。

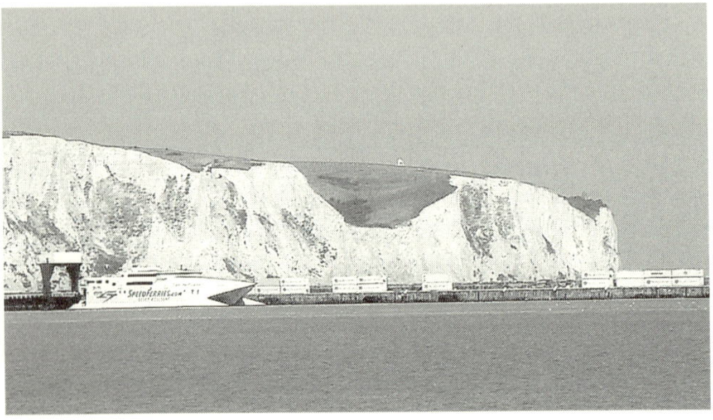

写真5-16 ドーバーのホワイトクリフ（埠頭から望む）
White Cliffs of Dover

ドーバーの丘が海によって削り取られたところは、切り立った白い崖になっています。これが有名な「ホワイトクリフ」です（ 写真5-16 ）。

　ホワイトクリフをよく見渡せる場所がプリンス・オブ・ウェールズ埠頭です。埠頭の先までは500メートル以上あって、歩くと時間がかかりますが、白い崖やドーバー城の眺めはすばらしいものです。ついにイギリスの最西端に来たという感慨がわきます。埠頭の先の海の上にはカフェもあります。それにしても、イギリス人はなぜ埠頭（ピア）が好きなのでしょうか。ブライトン・ピア（p.103、 写真4-12 ）といい、ブラックプールといい、イギリスの海のリゾート地には必ず埠頭があります。日本人にはこの感覚は理解しにくいものがあります。

6 ノッティンガム _Nottingham_

産業革命の都市で
大学と学校を巡る

> ロビン・フッドの伝説で知られるノッティンガムは、産業革命の中心となった工業都市です。地方の大都市の典型ともいえる落ち着いた雰囲気の良い街です。ここでは、2つの大きな大学、ノッティンガム大学とノッティンガム・トレント大学を回ります。また、パブリック・スクールや公立の中等学校の内部を見学する機会がありましたので、それらについても少し紹介します。

ノッティンガムこころの臨床ツアー

　ロンドンから電車に乗ると、2時間ほどでノッティンガム駅に着きます。
　ノッティンガムは、トレント川のほとりに発達した街で、イングランド中部地方の大都市です。産業革命の中心としても有名で、現在でも近郊のダービーには日本のトヨタの工場があるため、日本人も多く住んでいます。
　以下では、ノッティンガム大学とノッティンガム・トレント大学の2つの大きな大学を回ります。次に、ノッティンガム郊外に出て、パブリック・スクールのワークソップ・カレッジと公立の中等学校ウィルスソープ・コミュニティ・スクールを見学します。

匿名の寄付によってできたノッティンガム大学

　ノッティンガム大学の起源は、1881年に創設されたユニバーシティ・カレッジ・ノッティンガムです。匿名の篤志家の多額の寄付により創設された

市民大学です。富豪の寄付でできた大学はたくさんありますが、自分の名前を施設名に残したい寄付者がほとんどです。とくにアメリカでその傾向があります。そうした中で、寄付者が名前を明かさないのは珍しいことです。

当時の北イングランドには、ビクトリア大学という連合大学（p.79）がありました。マンチェスターやリバプールやリーズの大学が加盟しており、ノッティンガムもこれに加わろうとしましたが、うまくいきませんでした。そこで、連合大学のロンドン大学の一部として出発することになりました。卒業生はロンドン大学から学位が出ていました。

1928年には、ジェスィ・ブート卿がユニバーシティ・パーク・キャンパスを大学に寄付し、カレッジはここを本部としました。1948年に、勅許状（ロイヤル・チャーター）を得て正式の大学となり、ノッティンガム大学として学位を出せるようになりました。イギリスで第2次世界大戦後にできた最初の大学です。

ノッティンガム大学の学生数は、学部23,209名、大学院7,274名、計320,44名です（2010年）。教職員数は約6,500名で、そのうち20％が教員です。日本人の学生も10名ほどいます。

ノッティンガム大学の教育研究の組織は、大きく5つのファカルティ（学部）に分かれ、その下で多くのスクール（学校）に分かれています。

研究はさかんであり、ノーベル賞受賞者も2名います。

ノッティンガム大学には、①ユニバーシティ・パーク・キャンパス、②ジュビリー・キャンパス、③サットン・ボニントン・キャンパス、④キングス・メドウ・キャンパスの4つのキャンパスがあります。いずれもノッティンガム市の西南部に点在しています。他に、中国とマレーシアにもキャンパスを開き、それぞれ4,000名近くの学生がいます。以下では、①と②の2つのキャンパスを歩いてみましょう。

ノッティンガム大学を歩いてみよう

ノッティンガム駅からユニバーシティ・パーク・キャンパスまでは、バスで20分ほどです。その名のとおり、公園のような広大なキャンパスです。

| 地図10 | ノッティンガム大学　ユニバーシティ・パーク・キャンパス |

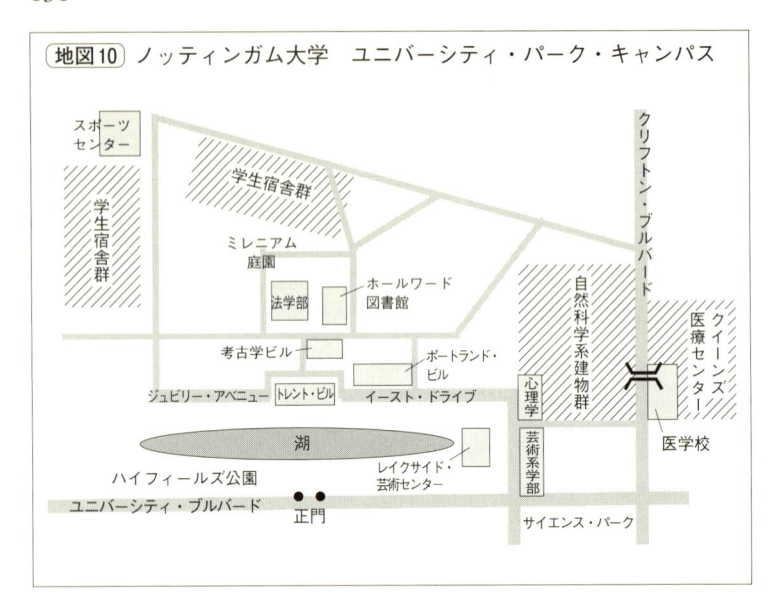

地図10は、ユニバーシティ・パーク・キャンパスです。

大学のホームページには、「セルフガイディド・ツアー」というキャンパス案内があります。黄色ツアー、青色ツアー、緑ツアー、オレンジツアーの4つのコースが紹介されており、それに従うと、キャンパスの全体を巡ることができます。以下では、これを参考に、キャンパスを散歩してみましょう。

黄色ツアー：トレント・ビルと湖

黄色ツアーは、キャンパスの中央にあるトレント・ビルを出発して、湖の周りを30分ほどで散策するコースです。

トレント・ビルは1928年に建てられたもので、キャンパスで最も古い建物です。現在でも大学のメインビルになっています。時計台のある4階建ての白く美しい建物です。

中にはグレート・ホールという部屋があり、ここでアインシュタインや

ガンジーやH・G・ウェルズなどが客員講師として講演しました。1階には大学の応接室もあります。少し高台になっているので、ここからの見晴らしはとてもよいのです。

　トレント・ビルの南側に大きな湖があります。キャンパス内の湖で、夏にはボートで遊ぶことができます。

　湖の周りは森になっていて、自然が保存されており、リスなどが遊んでいます。湖の周りには歩道があって、一周することができます。この歩道は起伏に富んでいます。湖の北西部は崖になっていて、そこに洞穴があります。ノッティンガム市内にはいくつかの洞窟があって観光名所になっていますが、ここもそのひとつです。

　湖の南側はハイフィールズ公園になっていて、市民も散歩しています。

　トレント・ビルのちょうど南には、大学の正門があります。正門から湖越しに見るトレント・ビルは、絵に描いたように美しいものです。この風景はノッティンガム大学の顔です（ 写真6-1 ）。写真では見えませんが、門とビルの間には湖があって、湖面にビルが映っています。

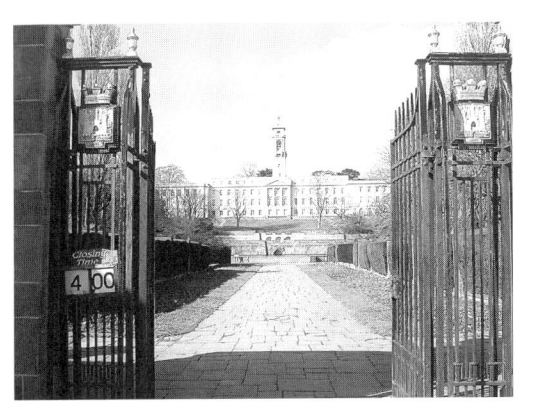

写真6-1　ノッティンガム大学のユニバーシティ・パーク・キャンパス（正門から望むトレント・ビル）
University of Nottingham
所 University Park, Nottingham NG7 2RD
http://www.nottingham.ac.uk

D・H・ロレンスゆかりの芸術センター

　この湖の東側にはいくつかの芸術施設がまとまって建っており、「レイクサイド芸術センター」と呼ばれます。

　湖畔にあるのはD・H・ロレンス・パビリオンです。『息子と恋人』や『チャタレイ夫人の恋人』などの作品で知られる作家D・H・ロレンスは、ノッティンガム大学の出身です。

　パビリオンには、カフェや売店やトイレなどもあります。パビリオンの横には、半円形の野外円形観覧席（150名収容）が、湖に向かって作られています。

　また、ジャノグリー美術ギャラリーには、美術館（入場無料）とリサイタル・ホールが入っています。美術ギャラリーの屋根は日本の瓦屋根のような感じで、建物の前には、火の見櫓のような塔が立っています（ 写真6-2 ）。この建物の南側には、池が掘られています。その隣に音楽学部の建物があります。

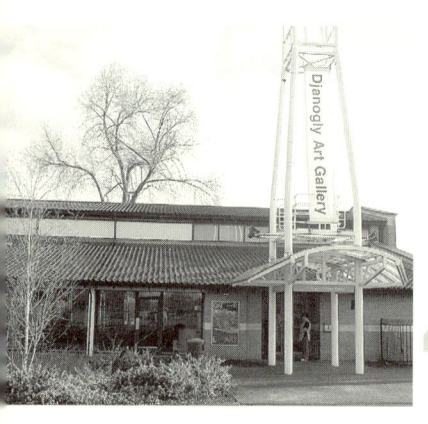

写真6-2　ジャノグリー美術ギャラリー
Djanogly Art Gallery, Lakeside Arts Centre

青色ツアー：ミレニアム庭園

　青色ツアーは、キャンパス中央の法学や社会科学系の建物を巡る45分ほどのコースです。

トレント・ビルを出発して、すぐ東側にはポートランド・ビルがあります。ここは学生生活の中心となる建物であり、フードコートやバーや書店や銀行などが入っています。学生組合やキャリア・サービスもこのビルにあり、学生が多く集まっています。

ここから北東に歩くと、ホールワード図書館があります。1973年に建てられ、おもに文科系の図書を集めています。

図書館の南には考古学ビルがあり、そこに大学の考古学博物館があります（入場無料）。

図書館の西側には法学部の巨大な建物があります。その北側にはミレニアム庭園があります。この庭園の真ん中には池があり、迷路のような道も作られています。周りには木が植えられているので隠れ庭園のようになっていて、知る人だけが訪れる静かな公園です。

緑ツアー：心理学と理工学と医学

緑ツアーは、キャンパスの東側の理工学系と医学系の建物を巡る30分の散歩コースです。

トレント・ビルから東に向かい、湖沿いのイースト・ドライブを行くと、心理学科のビルにぶつかります。これについては、次に述べます。心理学ビルの周辺には、工学部や自然科学部や薬学部など理科系のビル群が並んでいます。

心理学ビルから南に向かい、前述の美術ギャラリーの前を通り、南門を出ると、通りの向かい側はサイエンス・パークとなっています。大学と企業が協力して、企業の研究施設を建てたものです。ファラデー・ビルの中に企業の研究所が多く集まっています。

ノッティンガム大学の心理学科

心理学科（スクール・オブ・サイコロジー）は自然科学部に属しています。ノッティンガム大学の心理学科は、ケンブリッジ大学やオクスフォー

ド大学と並ぶ心理学の名門です。心理学科だけで、4階建ての大きなビルを持っています。ビルの中には、カフェ・バーもあり、いかに予算が豊富であるかがわかります。

　心理学科には、9名の教授をはじめ、43名のスタッフがいます。学生・大学院生は650名であり、イギリスでも大きな心理学科のひとつです。

　研究は、認知心理学、認知神経科学、認知発達心理学、社会健康心理学などのグループに分かれておこなわれています。

　このうち、認知発達心理学グループの中心はピーター・ミッチェルです。ミッチェルは、子どもの認知発達を専門としています。『心の理論への招待』は邦訳されています（菊野春雄・橋本祐子訳、ミネルヴァ書房）。自閉症の視覚認知や対人機能などについても研究しており、心理学科の中に、自閉症研究チーム（ART）を作り、自閉症の子どもを指導しています。ARTという名称は、自閉症研究チームと「芸術」をかけた名称です。ミッチェルは2005年4月に来日して、東京大学などで講演会を開きました。

　心理学科の隣りには聴覚研究所（ヒアリング・リサーチ研究所）があり、聴覚を研究している心理学者がいます。

大学病院と医学校

　自然科学のビル群を東に行くと、キャンパスの東端の大通りに出ます。歩道橋を渡って向かい側の敷地が医学校です。ノッティンガム大学の医学校は、1970年に創設された比較的新しい学部です。1995年には看護学校も設立されました。

　2003年には、ノッティンガム大学の名誉教授のピーター・マンスフィールドがMRI（核磁気共鳴イメージング）の研究でノーベル生理学・医学賞を受け、大学にはピーター・マンスフィールド卿MRセンターが作られました。

　医学校のビルは、1階がブックショップや図書館になっていて、2階には学生組合のショップがあります。

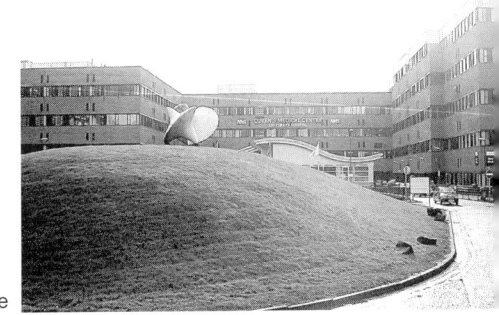

写真6-3 クイーンズ医療センター
Queen's Medecal Centre

　医学校と同じ敷地の東側は、クイーンズ医療センターとなっています。1,300床をかかえ、ノッティンガム市の医療の中心となる巨大な病院です（写真6-3）。ショップや食堂を利用できます。

　クイーンズ医療センターに精神科があります。地域健康科学部に属しています。6名の教授をはじめとして、多くのスタッフがいます。行動科学、発達精神医学、一般成人精神医学、精神薬理学の4つの研究グループがあります。

　このうち、一般成人精神医学の教授をつとめているのがリドルです。ピーター・リドルは、統合失調症の3症候群仮説で有名です。アンドリーセンやクロウの統合失調症の2症候群説（陽性症状と陰性症状）は有用ですが、多変量解析の結果と合わないという批判がありました。リドルは1987年に多変量解析を用いて、①精神運動の貧困型（発話の貧困さ・感情の平板化・自発的行動の減少）、②解体型（思考形式の障害・不適切な感情）、③現実の歪曲型（妄想・幻覚）という3症候群に分けました。その後、この説を支持する研究が多く発表されました。

オレンジツアー：学生宿舎とスポーツセンター

　オレンジツアーは、キャンパスの北側にある学生宿舎をめぐる60分の散歩コースです。

　トレント・ビルから東に向かい、ジュビリー・アベニューを歩き、突き

当たりを北に向かいます。すると、ナイチンゲールとか、物理学者キャベンディッシュといった偉人の名前のついた学生宿舎があらわれます。キャンパス内に12棟の学生宿舎があります。宿舎といってもぎゅうぎゅう詰めのアパートではなくて、広い森の中に低層の広い宿舎がゆったり点在します。

キャンパスの北側にはスポーツセンターがあり、いろいろなスポーツの施設やプールが入っています。そのまま道に沿って東に歩くと、さらに学生宿舎が並んでいます。キャンパスをぐるっと回り、もとの場所に戻ってきます。

たばこ産業の敷地だったジュビリー・キャンパス

ノッティンガム大学のジュビリー・キャンパスは、1999年に作られた新しいキャンパスです（写真6-4）。以前はたばこ産業の敷地でしたが、ノッティンガム大学に譲られたものです。駅からバスで15分ほどの距離にあります。

ノッティンガム市のウォラトン通りに面しています。おもに文科系の学部が集まっています。

ウォラトン通りをさらに行くと、ウォラトン公園があります。ここは元貴族の館のウォラトン・ホールを中心にした巨大な公園です。中には産業

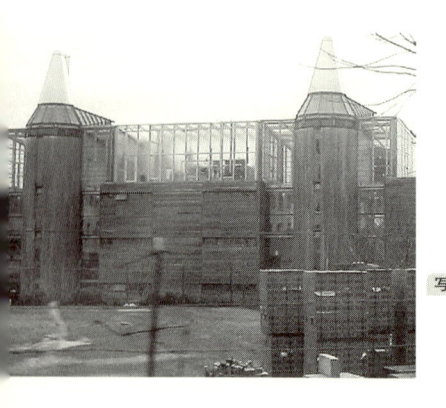

写真6-4 ノッティンガム大学ジュビリー・キャンパス
Jubilee Campus, University of Nottingham

博物館やゴルフコースなどがあります。

新しいノッティンガム・トレント大学

　ノッティンガムにはもうひとつ大きな大学があります。ノッティンガム・トレント大学です。「92年後大学」のひとつで、ポリテクが昇格した大学です。学生数は24,000人（うち学部生16,000人）です。

　キャンパスはノッティンガム駅から歩いて15分ほどです。路面電車だと、ノッティンガム駅から3つ目のノッティンガム・トレント大学駅で降ります。こぢんまりとした新しいキャンパスです。

　入口のニュートン・ビルに受付があります。ここで地図やプロスペクタス（大学案内）が無料でもらえます。ボニントン・ビルには美術館があります。隣のバイロン・ハウスは学生組合ビルで、食堂やショップがあります。その隣りは医療センターです。

　この大学の心理学科は、人文科学部に含まれています。人文科学科のビルは、キャンパスから少し離れたヨーク・ハウスにあります。

　トレント大学の近くには、市民大学（ピープルズ・カレッジ）があります。

　ノッティンガム市内には観光各所として、ノッティンガム城（写真6-5）や、ロビン・フッド物品館、衣装・織物博物館、レースセンター、ブリュー

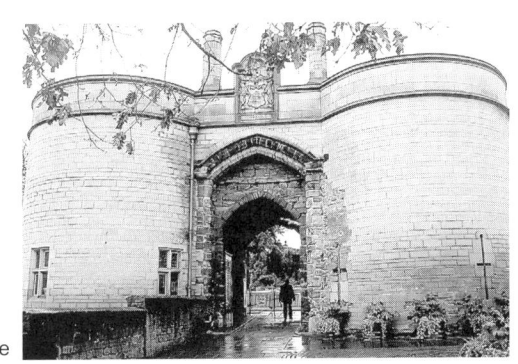

写真6-5　ノッティンガム城
Nottingham Castle

ハウス・ヤード博物館などがあります。いずれも、ノッティンガム・トレント大学から歩いて行けます。

> ### パブリック・スクールの実際：ワークソップ・カレッジ

ノッティンガムの北20キロの郊外にワークソップ・カレッジというパブリック・スクール（高校）があります。

2005年に日本の学校心理士会で英国学校心理士研修が開かれ、この学校を見学することができました。パブリック・スクールの実際を知り、たいへん興味深いものがありました。

ワークソップ・カレッジは、ゴルフコースもある広大な敷地の中に建てられています（写真6-6）。近くの村まで車で15分くらいかかります。

1895年開校の古い男女共学校であり、13～18歳の学生約420名を育てています。1学年80名ほどの小規模教育です。生徒たちは寮で生活しています。

ロイ・コラード校長の話を聞きましたが、授業料は年間18,000ポンド（当時360万円）ということですから、かなり高いものです。生徒の1割

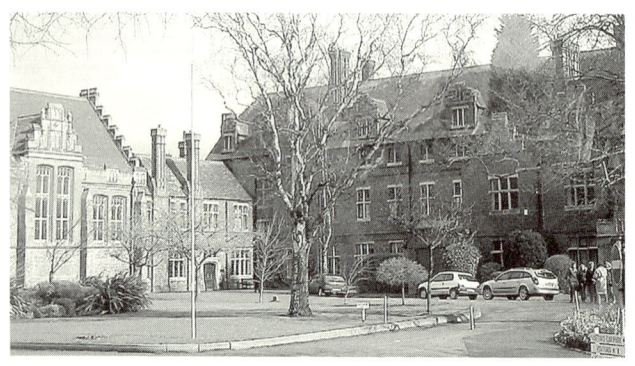

写真6-6 ワークソップ・カレッジ
Worksop College
所 Worksop, Nottinghamshire S80 3AP
http://www.worksopcollege.notts.sch.uk

は外国人で、日本からも毎年数名の生徒が入学するとのことです。校長も生徒集めのためによく日本に出かけるということでした。卒業生の95％は大学に進学します。中にはオクスフォード大学やケンブリッジ大学に進学する生徒もいます。

　教師は45名で、全員が家族ともども敷地内に住んでいます。教員は世界中から集めてくるということです。食費や住居費は無料で、子息はこの学校に入れる特典を持っています。

　授業も参観しましたが、1クラス5～10人の少人数授業でした。英語なら英語の教室、数学なら数学の教室と分かれています。それぞれの教室は各科目に合うように作られていました。

　7つの学寮に分かれて住んでおり、食堂には各学寮のプレートがあり、その下に歴代のオクスブリッジ進学者の名前が刻まれています。

　生徒が食事をしている大食堂で、われわれの研修団一行も食事をさせてもらいました。日本から来たゲストということで、学生と同じ食事をしました。イギリスの食事にしてはまともな食事内容でした。写真6-7 はそのときに撮った生徒たちの姿です。大食堂で制服を着た子どもたちがいっせいに食事をする風景は、映画『ハリー・ポッター』と同じです。

　ワークソップ・カレッジから車で20分のところには、ロビン・フッドの活躍で有名なシャーウッドの森があります。ロビン・フッドとマリアンが挙式をした教会などがあります。

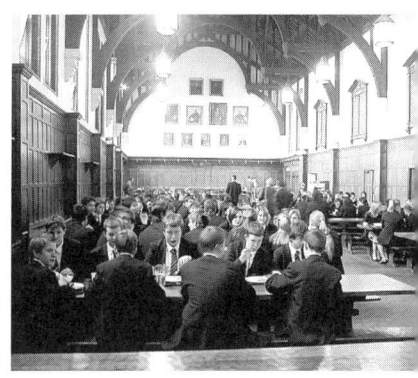

写真6-7　ワークソップ・カレッジ内のダイニング・ルーム
Dining Room of Worksop College

公立の中等学校での授業風景

　2005年の英国学校心理士研修では、公立の中等学校も見学することができました。訪れたのは、ノッティンガム市郊外のウィルソープ・コミュニティ・スクールです。

　この中等学校で学ぶ生徒は11～18歳であり、日本の中高一貫校に当たります。生徒数は1,100人です。教頭のリンダ・ワイズ先生が学校の中を案内してくれました。写真やビデオなどで生徒たちを自由に写すことが許されました（イギリスの学校では、保安のため、外部の者が生徒の写真を撮ることは禁じられていることが多いのです）。生徒たちは、日本人の集団に恥ずかしがらずに応対していました。

　授業の風景には、日本と異なる点がいくつかありました。まず、生徒数に比べて教師の数が多く、これが日本と最も違うところです。1クラスは1～20人程度の少人数でした。20人くらいのグループで、科学や英語や数学などの授業がおこなわれていました（**写真6-8**）。

　中には、教師と生徒がマンツーマンで、演劇のシナリオを書いている授業もありました。

　また、科目ごとに違う教室が用意されています。英語は英語の教室、

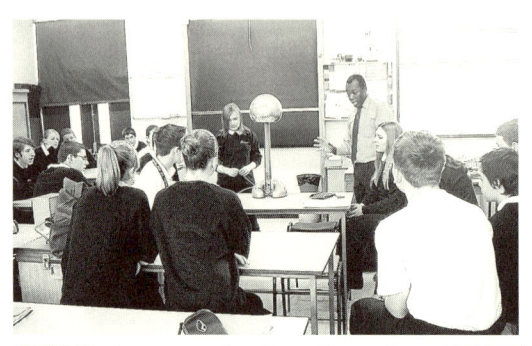

写真6-8　ウィルソープ・コミュニティ・スクールの授業風景
Wilsthorpe Community School
所 Derby Road, Long Eaton, Nottingham NG10 4WT
http://www.wilsthorpe.derbyshire.sch.uk

科学は科学の教室と分かれていて、それぞれ科目に合わせた機材が用意され、机の配置やディスプレイも科目に合わせてあります。コンピュータ教育はかなり普及していました。

また、「心理力動的発達心理学」というタイトルで、エリクソンのアイデンティティの理論を勉強している教室もありました。生徒は3人だけでした。ここでは、才能のある子どもが一歩進んだ大学レベルの授業を受けているのだそうです。

教頭のワイズ先生によると、この学校の目標は「学力を上げること」ということでした。「GCSE（義務教育終了の資格試験）の高得点者が4年前は27％にすぎなかったのに、今年は54％と倍増した」と、誇らしく説明してくれました。

センコーと呼ばれる教員

もうひとつ大きな違いは、「特別教育のニーズ」を意味するセン（SEN）のシステムです。少し専門的ですが、日本とはだいぶ違うので、紹介してみましょう。

イギリスの学校には、学習困難によって特別教育を受ける生徒が約20％います。例えば、発達障害（学習障害、自閉性障害、ADHD）、知的障害、感覚障害、行動障害、情緒障害などであり、総称して、セン（特別教育のニーズ）を持つ生徒と呼ばれます。

こうした特別教育は、3つのレベルに分けられます。

第1段階は、学校内での支援レベルです。生徒は通常の学級に在籍しながら、学校内のいろいろなスペシャリストによる支援を受けます。ウィルスソープ・コミュニティ・スクールを見学していると、小部屋で先生とマンツーマンで勉強している生徒がいました。聞くと、暴力的な傾向のある生徒であり、先生はひとりの生徒を指導しているということでした。

イギリスの学校には、学習障害専門家や学習メンター、ティーチング・アシスタント、学校ソーシャルワーカー、学校医など、いろいろな特別教育のスペシャリストがいます。学校も、病院と同じく、多職種のスペシャ

リスト集団なのです。そうした集団内の調整をおこなうのがセンコーです。センコー（SENCo）とは、「特別な教育的ニーズ・コーディネータ」の意味です。各学校には最低ひとりのセンコーが配置されています。彼らは、生徒ひとりひとりの支援計画を立てて、時間割を作ったり、教師のスーパービジョンをおこなったり、外部の支援機関との調整をおこないます。ウィルスソープ・コミュニティ・スクールでは、教頭のリンダ・ワイズ先生がセンコーを兼ねていました。

怒り制御を教える教員

　特別教育の第2段階は、学区内での支援レベルです。各学区には、巡回支援のスペシャリストチームがいます。これには、「教育心理学サービス」（教育心理士によるアセスメントのサービス）、「学習支援サービス」（学習障害専門家による個別指導や個別指導のスーパービジョン）、「行動支援サービス」（行動障害専門家による怒り制御法や社会的スキル訓練などの個別指導）の3種類があります。

　ウィルスソープ・コミュニティ・スクールを訪れたときは、行動障害専門家である「行動マネジメント教師」が生徒を指導していました。この先生は、学区内の14校の計32名の生徒を担当しているとのことでした。週に1回ウィルスソープ・コミュニティ・スクールに来て、ひとりにつき15～20分の個別指導をおこないます。暴力的傾向のある生徒や、衝動性のある生徒を対象に、個別指導をおこないます。その内容は「怒り制御法」（アンガー・マネジメント）です。認知行動療法の考え方が基本になっています。教育心理学と臨床心理学の接点になる領域でしょう。

特別教育の中核をになう教育心理士

　特別教育の第3段階は、地方教育局での支援レベルです。地方教育局とは、日本の教育委員会にあたります。地方教育局は、特別教育が必要であるということを公に認める文書（ステートメント）を出します。この文書

が出されると、正式な予算がつき、学校はその予算をその子どもの教育の人件費や教材費に使うことができます。この文書が必要か否かを判定するため、公式のアセスメントがおこなわれます。これを担当するのが教育心理士です。

　教育心理士は地方教育局に所属し、前述の「教育心理学サービス」というオフィスに常駐しています。学校に常駐するわけではありません。教育心理士は、自分が担当する学区の学校に出向いて、特別教育が必要であるかどうかのアセスメントをおこないます。特別教育が必要であるという文書（ステートメント）をもらうためには、必ず教育心理士のアセスメントが必要です。用いられる方法は、教師や保護者との面接、子どもの直接観察、心理テストなどです。教育心理士の仕事の中心はアセスメントなのです。

　このように、イギリスの特別教育はとても層が厚いものです。強く感じたことは、イギリスの中等学校が心理学的な援助活動に力を入れていることでした。その中核にいるのは教育心理士であり、心理学者の社会貢献を考えるうえでたいへん参考になります。

7 マンチェスター
Manchester

産業革命の光と陰をたどる
マンチェスター大学散歩

> マンチェスターは産業革命の発祥の地です。産業革命には、科学技術の発展という「光」の部分と、労働者階級の貧困という「影」の部分があります。光の部分を体現するのがマンチェスター大学です。この大学では自然科学や工学が盛んです。20名以上のノーベル賞受賞者を出し、その数はケンブリッジ大学やオクスフォード大学に次いでイギリスで3番目です。マンチェスター大学は精神医学や臨床心理学でもよく知られています。一方、産業革命当時の労働者の貧困を描いたのがエンゲルスの『イギリスにおける労働者階級の状態』で、これがマルクス主義の出発点となりました。マンチェスター大学を中心に、この都市の光と影をたどってみましょう。

市電（メトロリンク）で回るマンチェスターこころの臨床ツアー

　ロンドンのユーストン駅から2時間ほどでマンチェスターのピカデリー駅に着きます。マンチェスターには、ピカデリー駅とビクトリア駅という2つの鉄道ターミナル駅があります。

　マンチェスター空港は市の南側にあり、空港からピカデリー駅まで鉄道が通っています。

　マンチェスターの市内には、メトロリンクという市電が走っています。市電は、ピカデリー駅を起点として、ビクトリア駅と市の南北を結んでいます。

　地図11 に示すように、市電を利用してマンチェスターの街を歩いてみ

地図11　市電（メトロリンク）で回るマンチェスター
　　　　こころの臨床ツアー

ビクトリア駅
☆チータム音楽学校

ピカデリー・ガーデンズ駅

ピカデリー駅
☆マンチェスター大学
☆マンチェスター王立診療所
☆マンチェスター・
　メトロポリタン大学

セント・ピーターズ・スクエア駅
☆ジョン・ライランド図書館

ディーンズゲイト・キャッスルフィールド駅
☆キャッスルフィールド地区

オールド・トラフォード駅
☆マンチェスター・ユナイテッド・スタジアム

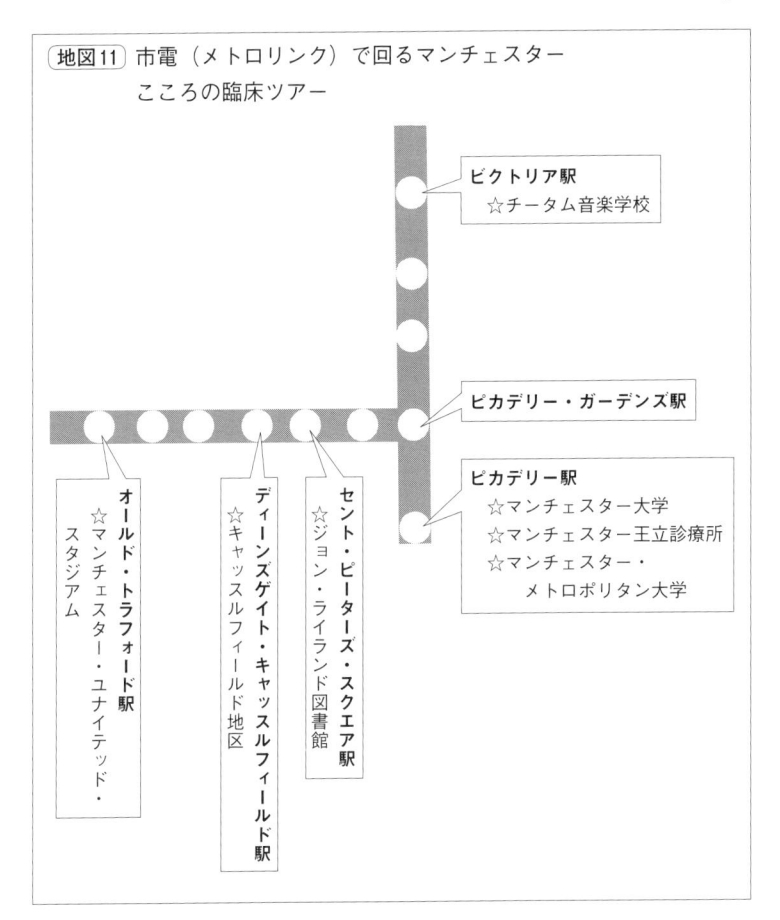

ましょう。

　以下では、まず、ピカデリー駅で降りて、マンチェスター大学やマンチェスター王立診療所、マンチェスター・メトロポリタン大学を見学します。次に、郊外のウィシングトン病院を訪ねます。次いで、市電のビクトリア駅、セント・ピーターズ・スクエア駅、ディーンズゲイト・キャッスルフィールド駅、オールド・トラフォード駅で降りて市内を見学します。

マンチェスター大学：赤レンガ大学第一号

　ピカデリー駅から歩いていけるのがマンチェスター大学です。

　マンチェスター大学は、1851年に織物商人オーエンの寄付によって、オーエンズ・カレッジとして出発しました。最初はマンチェスターの中心部にありましたが、1873年に現在のオクスフォード通りに移りました。その後、順調に発展し、1880年には勅許状を得て大学に昇格しました。

　昇格当時は、ビクトリア大学という「連合大学」の一部でした。連合大学とは、ロンドン大学のようにいくつかの大学がまとまってひとつの学位授与機関となるもので、マンチェスター、リバプール、リーズという北イングランド3都市の大学が連合してビクトリア大学ができました。その後、リバプール大学とリーズ大学が単独の大学として独立したためこの連合大学は解体しましたが、名前は残り、2004年まではマンチェスター・ビクトリア大学と呼ばれてきました。

　マンチェスター大学は最初の「赤レンガ大学」といわれます。赤レンガ大学とは、第1次世界大戦前に大学に昇格した6つの大学のことをさします。マンチェスター大学（1880年昇格）、バーミンガム大学（1900年昇格）、リバプール大学（1903年昇格）、リーズ大学（1904年昇格）、シェフィールド大学（1905年昇格）、ブリストル大学（1909年昇格）です。いずれも産業革命の中心となった大都市に科学技術の教育を目的として作られた工業カレッジを前身としています。これらの大学は、今でこそ名門大学と認められていますが、当時は「成り上がり者」扱いされ、新しいピカピカの校舎の蔑称として「赤レンガ大学」と呼ばれたのでした。確かに、マンチェスター大学には赤レンガの建物がたくさんあります。

　これらの大学がなぜ成り上がり者扱いされたかというと、当時のイングランドには、オクスフォード大学やケンブリッジ大学、ロンドン大学など少数の大学しかなかったからです。古典的な大学は教会から発展したのに対して、新しい大学は教会との関係が薄く、「市民大学」と呼ばれました。中世以来の自由7科（文法、修辞学、論理学、数学、幾何学、天文学、音楽）の学問を守ってきた古典大学から見ると、新しい大学の科学技術は学

問とは認められなかったのです。

産業革命を支えたマンチェスター大学

　この大学は、マンチェスターという都市とともに発展してきました。マンチェスターはイギリスの産業革命の発祥の地であり、この大学は科学技術の発展に大きく貢献してきました。マンチェスター大学の関係者でノーベル賞を受けた人は20名以上にのぼります。哲学者のヴィトゲンシュタインがこの大学で航空工学を学んだことは有名です。また、この大学のキルバーンとウィリアムスは、1948年に世界最初のプログラム内蔵型コンピュータSSEMを開発しました。

　2004年には、科学技術の部門をさらに強化するため、マンチェスター科学技術大学（ユニバーシティ・オブ・マンチェスター・インスティテュート・オブ・サイエンス・アンド・テクノロジー、UMISTと略）と合併しました。これについては後述します（p.179）。

　現在のマンチェスター大学は、学部生27,194名、大学院生9,827名、計37,021名の大規模校です（2009年度）。イギリスでは、ロンドン大学に次ぐ第2位の学生数です。教職員は計11,491名で、そのうち教員が3,972名、研究スタッフが1,857名です（2009年度）。

　マンチェスター大学の教育研究の組織は、まず大きく4つのファカルティ（学部）に分かれます。その下で21のスクール（学校）に分かれます。他の大学と違い、デパートメント（学科）という用語を使っていません。

マンチェスター大学を歩いてみよう

　マンチェスター大学のキャンパスは、地図12に示すように、逆さまにした長靴の形をしています。南側の長靴のはき口のほうが旧マンチェスター・ビクトリア大学のキャンパスであり、北側の靴底の部分が旧UMISTのキャンパスです。前者は、オクスフォード通りに両側に広がっており、後者はサックビル通りの両側に広がっています。

地図12 マンチェスター大学

- オクスフォード通り駅
- マンチェスター・ピカデリー駅
- ハイアー・ケンブリッジ通り
- BBC
- オクスフォード通り
- アッパー・ブルックス通り
- サックビル通り
- 旧UMISTのキャンパス
- 高速道路
- マンチェスター・メトロポリタン大学
- ユニバーシティ・プレイス
- 地図13 の範囲
- 旧マンチェスター・ビクトリア大学のキャンパス
- 学生宿舎
- 美術館
- マンチェスター王立診療所（医学地区）
- ホイットワース公園

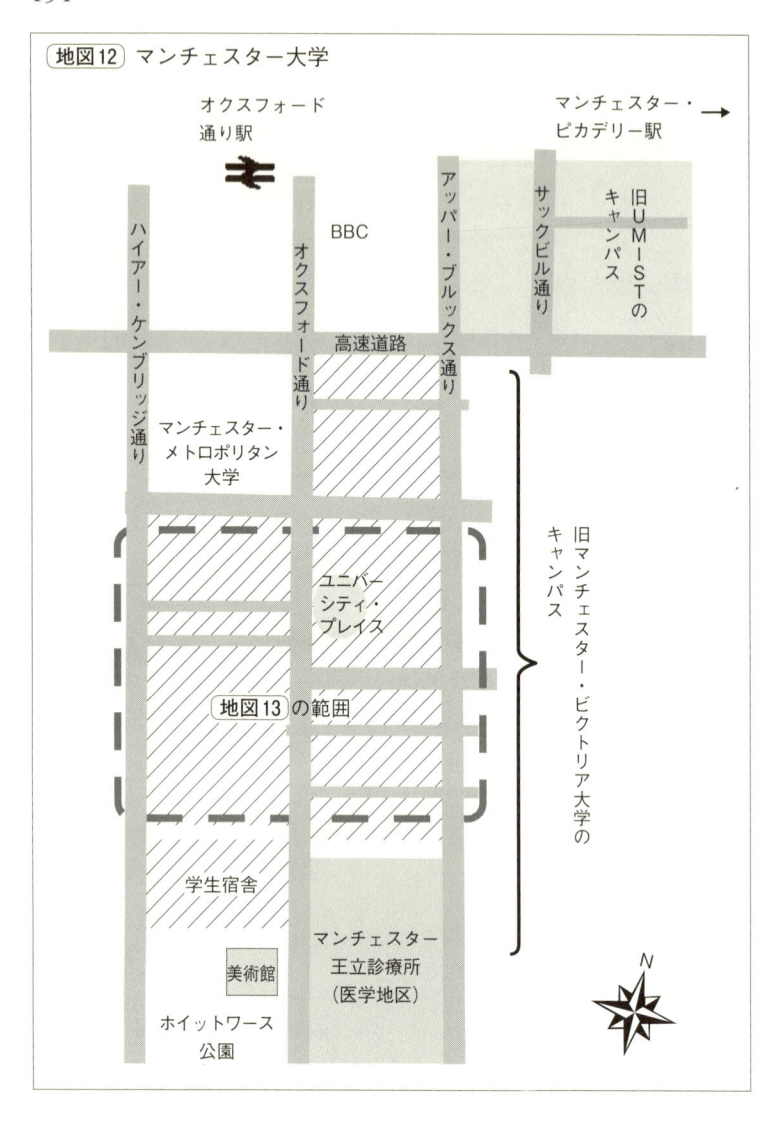

以下では、まず旧マンチェスター・ビクトリア大学のキャンパスを見てみます。このあたりはマンチェスター大学の中心なので、地図13 で少し

7 マンチェスター 155

地図13 マンチェスター大学の中心部

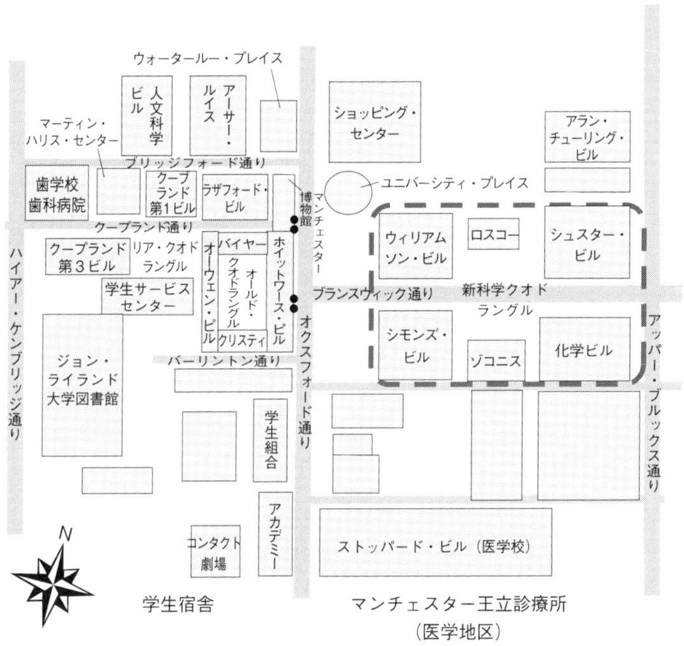

詳しく説明します。その後、南のマンチェスター王立診療所（医学地区）とホイットワース公園や美術館を見て、それから北へ向かい、旧UMISTのキャンパスを歩きます。旧UMISTは、ピカデリー駅のすぐそばです。

　散歩の起点はユニバーシティ・プレイスがよいでしょう。ユニバーシティ・プレイスは、オクスフォード通りにある直径30メートルくらいの巨大な円筒形の建物です。この建物にはビジターセンターがあり、大学のパンフレットやプロスペクタス（大学案内）がもらえます。

　大学散歩はここを出発点として、まず南へ歩き、後でここに戻って北へ歩きます。

オクスブリッジにはさまれたホイットワース・ビル

ビジターセンターの東南にある巨大な建物がホイットワース・ビルです。大学のメイン・ビルであり、マンチェスター大学といえば、この建物の写真が出ます。建築家ウォーターハウスによって作られ、1902年に完成したネオ・ゴシック様式の立派な建物です（写真7-1）。50メートルくらい続く長い建物で、圧倒されます。

地図13 に示されるように、ホイットワース・ビルは、オクスフォード通りとハイアー・ケンブリッジ通りにはさまれています。創設当時に、オクスフォード大学やケンブリッジ大学と肩を並べたいと願ったのでしょう。

ホイットワース・ビルには、通りに面してアーチ門が2つあります。北側のアーチ門をくぐると、クープランド通りに出ます。この門の北側はマンチェスター博物館になっています。

南側のアーチ門の上には、大きく「マンチェスター・ユニバーシティ」と浮き彫りで書かれています。門をくぐると、オールド・クオドラングルという中庭に出ます（p.157）。こちら側の門の上には、少し変わった形の三角の塔が立っています。この塔は、キャンパスのランドマークになっています。この門の南側には、ホイットワース・ホールがあります。700名

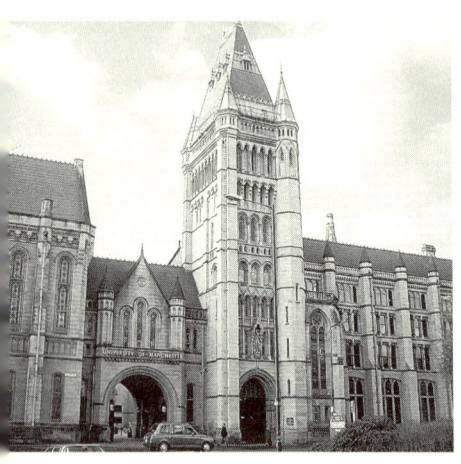

写真7-1 マンチェスター大学
ホイットワース・ビル
The University of Manchester
所 Oxford Road, Manchester M13 9PL
http://www.manchester.ac.uk

が入れる大広間で、大学の卒業式や一般の結婚式などがおこなわれます。

本格的な市民博物館：マンチェスター博物館

クープランド通りの門の北側、オクスフォード通りに面して、博物館の入口があります。本格的な科学博物館ですが、入場は無料です。

この博物館の歴史は1821年にさかのぼります。マンチェスター自然史学会が収集品を展示したのがはじめで、後にマンチェスター地質学会も収集品を追加しました。しかし、学会の経済状況が悪くなり、博物館を運営できなくなりました。このとき、進化生物学者のトーマス・ハクスレイのアドバイスにより、1867年、展示品は当時のオーエンズ・カレッジが展示することになりました。カレッジは、建築家アルフレッド・ウォーターハウスに博物館の設計を依頼しました。彼はロンドンの自然史博物館を設計したことで有名です。新しい博物館の建物は1888年に開館しました。

クオドラングル巡り（その1）：オールド・クオドラングル

地図13 に示されるように、大学の中心には、オールド・クオドラングル、リア・クオドラングル、新科学クオドラングルという3つのクオドラングル（中庭）があります。以下の大学散歩はクオドラングル巡りとなります。

オールド・クオドラングルを囲むビル群が建てられたのは、オーエンズ・カレッジの時代でした。最初に建てられたのは西側にあるオーエン・ビルで、1873年のことです。建築家アルフレッド・ウォーターハウスと息子のポール・ウォーターハウスによって、ネオ・ゴシック様式として建てられました。

続く30年で、次々と建物が建てられ、オールド・クオドラングルが完成しました。1898年、南側にはクリスティ・ビルが建てられました。このビルには図書室がありましたが、後に大学図書館に移動し、現在は大学の管理部門やクリスティズ・ビストロというレストランが使っています。東側

には、1902年にホイットワース・ビル、北側のバイヤー・ビルが建てられました。

クオドラングル巡り（その2）：リア・クオドラングル

オールド・クオドラングルの西側には、もうひとつ小さな中庭があります。これがリア・クオドラングルです。こちらも、最初に1873年にオーエン・ビルが建てられ、その後、南側と西側にビルが建って、中庭ができました。南側のビルは学生サービス・センターです。北側には、クープランド通りをはさんでクープランド第1ビルがあります。これは次に述べる心理学科のビルです。

クープランド通りには、いろいろな建物が並んでいます。マンチェスター博物館、ラザフォード・ビル、クープランド第1ビル、マーティン・ハリス・センター、歯学校と歯科病院の建物です。

ラザフォード・ビルは、物理学者ラザフォード（p.163）の実験室があった建物です。現在は、国際開発学や大学事務局が使用しています。

心理学科のあるクープランド第1ビル

クープランド第1ビルには、心理学科があります。マンチェスター大学の心理学科には伝統があります。この大学に心理学の実験室が作られたのは1919年のことであり、イギリスでは4番目でした。また、イギリスで最初に常勤の心理学教授となったのは、マンチェスター大学のピアでした。1919年のことです。

現在の心理学科の教員は教授7名を含めて約30名です。①応用社会心理学と認知、②実験心理学と神経科学、③言語とコミュニケーション、④精神病理学という4グループで研究しています。

また、心理学科とは別に臨床心理学科もあり、有名なスタッフがいますが、これについては後述します（p.182）。

精神病理学グループのベンタル

心理学科の精神病理学グループの教授がベンタルです。リチャード・ベンタル（1956年〜）は、リバプール大学で臨床心理士の資格をとり、43歳の若さでマンチェスター大学の心理学科の教授となりました。彼は、統合失調症や幻覚・妄想の研究で有名です。統合失調症の症状中心アプローチを大胆に提言し、心理学者に大きな影響を与えました。2003年には、『狂気を説明する：精神病と人間の本質』という650ページに及ぶ大著を発表し、英国心理学会の賞を受賞しました。この本は、精神病について一般向けに解説した読み物となっています。

私は、2000年秋にベンタルの研究室を訪ねることができました。私の研究領域と近いので、議論は非常に盛り上がり、たいへん充実した時間でした。写真7-2 はそのときのものです。

ちょうどリバプール大学から移ったばかりで、部屋の中は雑然としていましたが、思考は明快で、単刀直入に物事の核心に入る人でした。家族の写真が部屋の真ん中に大きく飾ってあったのが印象的でした。夫人も心理学者です。ぜひ来日してくださいと勧めたら、双生児の子どもに手がかかるので、今のところはあまり海外の学会に行けないと言っていました。翌2001年のグラスゴーのイギリス行動認知療法学会で再会することができました。最近、ウェールズ大学バンゴー校へと移ったそうです。

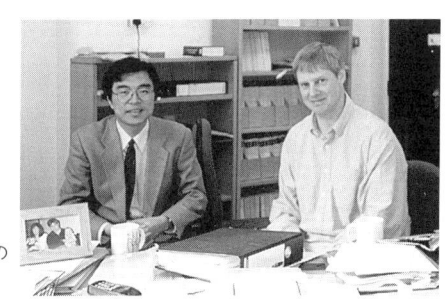

写真7-2
マンチェスター大学心理学科教授のベンタルと

歯学校と歯科病院

クープランド第1ビルの西隣りはマーティン・ハリス・センターです。ここには音楽や演劇の研究室が入っています。

その西隣りに歯学校と歯科病院の建物があります。西側のハイアー・ケンブリッジ通りに面しています。

マンチェスター大学歯学校は1884年に創設されました。創設当時は別の場所にありましたが、1908年、オクスフォード通りの建物（現在のマンチェスター博物館の建物）に移転し、歯学病院も作られました。しかし、狭くなったため、1940年代に少し西側にある現在の地に移転しました。この場所は以前、医学校のビルが建っていました。

歯学校の南側にクープランド第3ビルがあります。ここは歯学校が使用しているほか、マンチェスター大学出版会が入っています。マンチェスター大学出版会は1904年に創立され、オクスフォードとケンブリッジに次いで、イギリスで3番目に大きな大学出版局です。

日本センターとマンチェスター・メトロポリタン大学

クープランド通りの北にはブリッジフォード通りがあります。この通りには、ウォータールー・プレイス、アーサー・ルイス・ビル、人文科学ビルが並んでいます。

ウォータールー・プレイスの建物には、日本センターがあります。マンチェスター大学の言語文化学科に属しており、日本語教育や日英の企業協力をおこなっています。英国北西部日英協会（ジャパン・ソサエティ・ノース・ウェスト）もここに置かれています。

オクスフォード通りをはさんで、東側には大きなショッピング・センターがあります。その北には、マンチェスター・メトロポリタン大学があります（ 写真7-3 ）。

マンチェスター・メトロポリタン大学は学生数33,000名の大規模校で、「92年後大学」のひとつです。1970年にいくつかのカレッジがまとまっ

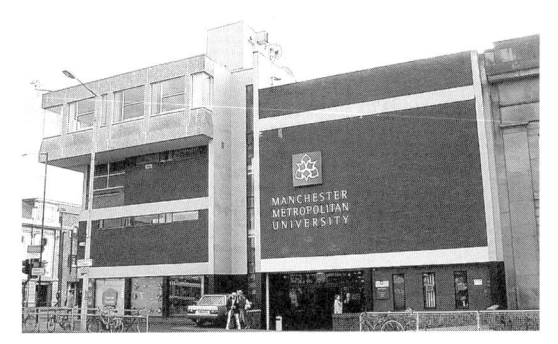

写真7-3 マンチェスター・メトロポリタン大学
Manchester Metropolitan University
所 Oxford Road, Manchester M15 6BH
http://www.mmu.ac.uk

て、マンチェスター・ポリテクニクが創設され、1992年に大学に昇格しました。マンチェスター市内に数ヵ所のキャンパスを持っています。

クオドラングル巡り（その3）：新科学クオドラングル

再びホイットワース・ビルの東側に戻りましょう。このビルの正面の塔の前は、オクスフォード通りをはさんで四角形の広場になっています。この広場を東側へと入っていくのがブランスウィック通りです。この通りを行くと、6つのビルに囲まれた長方形の中庭に入っていきます。これが「新科学クオドラングル」です。芝生が植えられて、樹木が繁っています。

1950〜60年代の大学拡張期に作られたコンクリートのふつうのビルですが、この大学の理学・工学の中心となってきました。

クオドラングルの北西の角にあるウィリアムソン・ビルには、地球科学や地質学の研究室があります。南西の角にあるシモンズ・ビルには、医学部事務室や精神医学、科学史の研究室があります。南東の角にあるのが化学ビルであり、北東の角がシュスター・ビルです。

物理学の歴史を語るシュスター・ビルの講義室

シュスター・ビルは、物理学・天文学科のビルです。ビルの正面には、2階建ての円筒のような形の講義室（ラザフォード講義室）があり、その上には高いオブジェが立っています。その奥に7階建ての大きな建物があります。ビルの中には、エラー・バー（ErrOr bar）というカフェがあります。科学のグラフで誤差範囲を示すエラー・バーと、酒場のバーをかけたしゃれです。

シュスター・ビルには4つの講義室があり、この大学で活躍した有名な科学者の名前がついています。ラザフォード講義室、ブラッグ講義室、ブラケット講義室、モーズリー講義室です。また、建物の最上階にはニールス・ボーア・コモンルームがあります。

これらの名前は、それぞれが物理学の歴史を変えた大科学者です。彼らの足跡をたどることが、そのまま20世紀初頭の物理学の歴史になるほどです。

マンチェスター物理学の仕掛人シュスター

シュスターは、マンチェスター大学を物理学研究の世界的中心に育てた仕掛人です。アーサー・シュスター（1851～1934年）はドイツ生まれで、父親の仕事でマンチェスターに移り住みました。ドイツのハイデルベルグ大学でキルヒホフのもとに学び、ケンブリッジ大学のキャベンディッシュ研究所などで研究し、1881年にオーエンズ・カレッジ（後のマンチェスター大学）の教授となり、分光学や周期分析の応用研究をしました。

1907年にシュスターが教授職を引退するときに、後任として、若きラザフォードを推薦したのでした。このとき、ラザフォードはカナダのマギル大学に勤めていました。当時は科学の中心はイギリス・フランス・ドイツであり、北米大陸はまだ科学の後進国でした。イギリス本国から招聘を受けたラザフォードは喜んでこの職に飛びついたのでした。シュスターの判断は間違っていませんでした。ラザフォードは翌1908年にノーベル化学賞を受賞し、マンチェスター大学を世界の物理学の中心へと押し上げたからです。

ラザフォード：原子物理学の父

ラザフォードは、原子物理学という新しい領域を切り開き、多くのノーベル賞受賞者を育てた大物理学者です。

アーネスト・ラザフォード（1871～1937年）はニュージーランドで生まれ、24歳でイギリスに渡り、ケンブリッジ大学のキャベンディッシュ研究所の研究員となりました。マギル大学をへて、1907年にマンチェスター大学の物理学教授となりました。1908年には、37歳の若さでノーベル化学賞を受賞しました。マンチェスター大学では、ラドンやポロニウムといった放射性物質の実験をおこない、多くの弟子を育てました。ガイガー・カウンターを発明したハンス・ガイガーも、マンチェスター時代のラザフォードのもとで研究したひとりです。

1917年に、ラザフォードはケンブリッジ大学のキャベンディッシュ研究所に移り、前述のように、J・J・トムソンの後を継いで第2代所長をつとめました（p.77）。ここでも多くの弟子を育て、原子物理学の父と呼ばれました。マンチェスター大学とキャベンディッシュ研究所において、ラザフォードの弟子でノーベル賞を受賞したのは12人を数えるというから驚きます。こうした例は他にはないでしょう。ラザフォードとその弟子たちの物語は『ケンブリッジの天才科学者たち』（小山慶太、新潮選書）に描かれています。

25歳でノーベル賞を受賞したブラッグ

1915年のノーベル物理学賞は、ウィリアム・ブラッグと息子ローレンス・ブラッグの父子同時受賞となりました。親子が同時に受賞したのは、ノーベル賞の歴史でもこの回だけです。しかも、息子のローレンス・ブラッグはこのとき25歳であり、歴史上で最年少です。そもそも20歳代の若さで受賞したのは、ブラッグひとりしかいません。

父ウィリアム・ブラッグ（1862～1942年）はイギリス生まれですが、オーストラリアのアデレイド大学の教授となり、そこで息子ローレンスが

生まれました。1909年にイギリスのリーズ大学の教授となり、一家はイギリスに戻りました。このときに、マンチェスター大学のラザフォードと親交を深めました。ラザフォードとの科学的議論の中から多くを学んだといいます。ウィリアムは、X線による結晶構造解析を完成させたことで知られます。1913年には、ケンブリッジ大学の学生だった息子のローレンスとともにブラッグの法則を発見しました。これらの業績で、ブラッグ父子は1915年のノーベル物理学賞に輝くのです。

息子のローレンス・ブラッグ（1890〜1971年）は天才的な科学者でした。ケンブリッジ大学の学生だった22歳で、X線回折を格子状で計算するアイディアを思いつきました。大学のキャンパスを散歩中のことだったといいます。このアイディアがブラッグの法則としてまとまり、25歳でのノーベル賞受賞となるのです。

1919年には、ローレンスはケンブリッジ大学へ移ったラザフォードの後任として、マンチェスター大学の物理学教授となりました。29歳の若さでした。彼は47歳までマンチェスター大学教授として多くの研究をしました。

第2次世界大戦後、ローレンスは、引退したラザフォードの跡を継いでケンブリッジ大学キャベンディッシュ研究所の第3代所長となりました。ここでX線によるタンパク質構造の研究を育て、このグループの中から、ワトソンとクリックがDNAの二重らせん構造を発見するのです。これが1962年のノーベル生理学・医学賞へとつながり、分子生物学の時代が幕を開けるわけです。

このように、ローレンス・ブラッグは、マンチェスター大学教授やキャベンディッシュ研究所長というように、ラザフォードの地位を継いでエリートコースを走り続けた人です。新しい物理学を確立し、多くの弟子を育てました。

夭逝の天才物理学者モーズリー

マンチェスター大学のラザフォードの弟子のモーズリーは、ノーベル賞受賞が確実といわれながら夭逝した悲劇の天才です。モーズリーの物語は

『ケンブリッジの天才科学者たち』に詳しく書かれています。

　ヘンリー・モーズリー（1887～1915年）は、オクスフォード大学を出たあと、マンチェスター大学のラザフォードのもとで研究をしました。彼はケンブリッジ大学かマンチェスター大学かで迷い、結局ラザフォードのいるマンチェスター大学を選びました。それほど当時のマンチェスター大学の科学は輝いていたわけです。

　1913年には、モーズリーの法則を発見しました。この業績により、1915年のノーベル化学賞の候補となりました。もし受賞していたら、ローレンス・ブラッグに次ぐ27歳での受賞となるはずでした。しかし、ノーベル賞委員会は、モーズリーの研究がもう少し発展してからでも遅くないとして、受賞を見送りました。

　しかし、ときは第1次世界大戦の真っ只中であり、モーズリーは軍隊に志願します。イギリスの貴族階級には、戦争が起こると率先して参加するノブレス・オブリージュ（高貴なる者の義務）の伝統があります。トルコのガリポリの戦いにおいて、モーズリーはオスマントルコ軍の銃弾に頭を撃ち抜かれて戦死しました。ノーベル賞受賞の機会は失われてしまいました。

　この知らせを聞いた師のラザフォードは号泣したといいます。すぐにラザフォードは、『ネイチャー誌』にモーズリーの追悼文を発表しました。10年後の1925年にも、ラザフォードはモーズリーの追悼文を『ネイチャー誌』に載せています。モーズリーの研究生活は3年という短いものでしたが、ラザフォードは、そのひとつひとつの業績を紹介しています。

　ちなみに、モーズリーが戦死したときの作戦の責任者が、当時海軍大臣だったウィンストン・チャーチルであったことは有名です。そのチャーチルが40年後の1953年にノーベル文学賞を受賞したのは、歴史の皮肉としか言いようがありません。

マンチェスター大 → キャベンディッシュ研はエリートコース

　21世紀初頭に確立した原子物理学の中心は、マンチェスター大学とケンブリッジ大学キャベンディッシュ研究所でした。当時の物理学の発見はほ

とんどがこの2大学でなされていることに驚きます。当時の原子物理学の研究者のほとんどが、どちらかの大学とかかわりがあります。

2つの大学の交流も盛んでした。ラザフォードとブラッグはマンチェスター大学教授からキャベンディッシュ研究所の所長となりました。キャベンディッシュ研究所の第3代所長J・J・トムソンはマンチェスター大学（オウエン・カレッジ）の卒業です。マンチェスター大学からキャベンディッシュ研究所へというのが当時の物理学のエリートコースでした。シュスター、ブラケット、ボーア、ウィルソンといった研究者は両方の大学にかかわっています。その多くがノーベル賞を受賞しているのです。

コンピュータ科学の父チューリング

シュスタービルの北側にあるのが数学科のアラン・チューリング・ビルです。

ビルの名前は、数学者アラン・チューリング（1912～1954年）にちなんで命名されました。チューリングの人生については、藤原正彦が『天才の栄光と挫折　数学者列伝』（文春文庫）の中で紹介しています。彼はケンブリッジ大学で学び、「チューリング・マシン」というコンピュータの原理を提唱しました。

戦時中は軍の暗号解読にも携わりました。藤原によると、もしチューリングがいなかったら、ドイツ軍の暗号エニグマが解読できず、イギリスはドイツに降伏し、全ヨーロッパがヒットラーの支配下になっていただろうということです。1943年にはコロッサスというコンピュータを作りました。一般には、世界最初のコンピュータは1946年にアメリカのペンシルバニア大学で開発されたエニアックとされていますが、それよりも前のことでした。

チューリングは35歳でマンチェスター大学の准教授（リーダー）となり、コンピュータ科学の研究に従事し、コンピュータ科学の父と呼ばれます。

しかし、チューリングは波乱の生涯を送った人で、40歳のときに同性愛の罪で逮捕され、ホルモン療法を受けました。うつ病となり、42歳で毒入

リリンゴを食べて自殺してしまいました。

高層ビルアレルギーのイギリス人

アラン・チューリング・ビルは、2007年に建てられた新しいビルです。4階建ての建物が3つ横に並び、その上に四角の金網を乗せたような変わったデザインです。このビルにはおもしろい歴史があります。

以前は、数学科は数学タワーと呼ばれる高層ビルの中に入っていました。このビルは、1964年に作られた18階建ての尖ったビルで、まさにタワーと呼ぶにふさわしく、大学のランドマークとなっていました。現在のユニバーシティ・プレイス（p.155）のある場所にそびえていました。

ところが、この数学タワーは評判がよくありませんでした。各階を結ぶのがエレベーターだけであり、学科内の交流が悪くなるという弊害が生じたのです。そこで、この数学タワーは2005年には取り壊されました。そのかわりに、4階建てで横に広いこのビルが新たに建てられました。新しい建物のモデルとなったのは、ケンブリッジ大学のアイザック・ニュートン研究所やウォーリック大学の数学研究所でした。

イギリス人の高層ビル嫌いを象徴するエピソードです。

大学図書館と学生組合

再びホイットワース・ビルに戻り、オクスフォード通りを南に歩いてみましょう。

ホイットワース・ビルの南側にバーリントン通りがあります。ここを西に入って行くと、木が茂った広場があり、その突き当たりにあるのがジョン・ライランド大学図書館です。大きな建物であり、オクスフォードやケンブリッジに続いてイギリスで3番目に大きい大学図書館です。

オクスフォード通りに戻り、南に行くと、低層の長い建物があります。学生組合の建物です。この建物の中にはいろいろなショップやカフェが入っています。ショップには、マンチェスター大学のロゴ入りのTシャツ

やキーホルダーなどが売られています。

その南にあるのがアカデミーです。学問の殿堂のような名前ですが、実は学生組合のコンサート会場です。

アカデミーの南西にあるのコンタクト劇場です。2本の変わった形の塔が突き出ていて、昔の砦のような形をしています。1999年に完成しました。この塔が自然の空調設備となるので、室内はエアコンを使わなくてもよいそうです。

マンチェスター大学医学校とハクスレイ

アカデミーの向かい側にはストッパード・ビルがあります。これはマンチェスター大学医学校の建物です。その南側は多くの病院が並び、一帯は医学地区をなしています。

マンチェスター大学医学校の起源は1814年にさかのぼります。1752年にマンチェスター王立診療所（p.170）が作られましたが、その所長だったジョセフ・ジョーダンが、1814年に診療所の中に解剖学校を開きました。その後、民間の医学校がたくさん作られ、まとまって王立マンチェスター医学外科学校となりました。この学校が1874年、オーエンズ・カレッジ（後のマンチェスター大学）の一部となりました。この年がこの医学校の開校年とされています。開校に当たっては、進化生物学者トーマス・ハクスレイが中心となりました。

トーマス・ハクスレイ（1825～1895年）は、議論を好まなかったダーウィンに代わって進化論を学界に広め、「ダーウィンの番犬」とも呼ばれた生物学者です。研究者として有名ですが、ロンドン大学で医学教育を受けた医師でもあり、オーエンズ・カレッジの医学校設立に力を尽くしました。彼は、前述のように大学博物館の創設に力を入れるなど、オーエンズ・カレッジと強い関係を持っていました。ハクスレイは、労働者階級の教育に力を入れ、バーミンガム大学（当時のジョシア・メイソン・カレッジ）やアメリカのジョンズ・ホプキンズ大学の創設に協力したことで知られます。

医学部のストッパード・ビル

　医学校は、1883年にはマンチェスター大学から正式の学位が出されるようになりました。当時の医学校は、クープランド通りの現在の歯学校の場所にありました。マンチェスター王立診療所はマンチェスター中心部のピカデリーに作られていましたが、1908年に現在の場所に移転したので、診療所と医学校の連携が密になりました。

　1883年には薬学部、1884年には歯学部が作られました。1899年にはじめて女性の学生を受け入れました。女性初の卒業生であるキャサリン・チショルムは小児科医となり、マンチェスター乳児病院（後のヨーク公爵夫人病院）を設立しました。

　第2次世界大戦後に医学校は大きく拡張し、1973年に医学校専用のストッパード・ビルが建てられました。この大学の副学長をつとめた解剖学者ストッパード卿を称えて名づけられたものです。この大学で2番目に広い建物です。中には医学図書館や講義室があり、200名の医学生、60名の歯学生、20名の看護学生の教育がおこなわれています。

　ストッパード・ビルの中には、医学校博物館があり、一般公開されています。

　マンチェスター大学の医学校は1学年400名で、昔からイギリスで最も大きな医学校のひとつでした。医学生はストッパード・ビルで2年間の前臨床教育を受け、その後、教育病院で臨床教育を受けます。

4つの大病院が並ぶ医学地区

　ストッパード・ビルの南側には、4つの病院が並んでいます。①マンチェスター王立診療所、②聖メアリー病院、③王立マンチェスター小児病院、④マンチェスター王立眼科病院です。

　オクスフォード通りに古風な塔のある門があります（ 写真7-4 ）。古い小さな建物といった印象ですが、実はここは入口にすぎず、奥へと入っていくと巨大な新しい建物が顔を出します。ひとつの巨大な建物に、4つの病

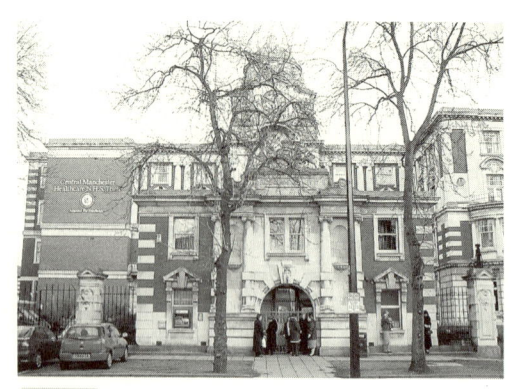

写真7-4　マンチェスター王立診療所
Manchester Royal Infirmary
所 Oxford Road, Manchester M13 9WL
http://www.cmft.nhs.uk

院の入口が並んでいます。4つの病院は建物内の廊下でつながっています。

マンチェスター王立診療所：大病院なのに「診療所」

　この地区の中心にあるのはマンチェスター王立診療所(インファーマリー)です。診療所という名前ですが、高層ビルの大病院であり、マンチェスター大学医学校の教育病院です。

　巨大病院なのになぜ診療所なのかというと、もともと修道院の診療所として出発したからです (p.124)。もともとは医務室のような小さなものでしたが、教会が医療の機能を強めて行くにつれて、診療所は病院として発達しはじめました。これが病院の起源です。

　マンチェスター王立診療所は12床の粗末な診療所として出発しました。1752年に、外科医のホワイトが地元の工業家バンクロフトの援助で建てたものです。

　1755年には、患者が多くなったために、マンチェスター市中心部のピカデリー・ガーデンズというところに、貴族の寄付による新しい病院が作られました。この病院はしだいに拡張されて、巨大な病院となっていきまし

た。なお1763～1849年、この病院の隣りには精神科病院があったといわれています。

創設者のホワイトは、1790年までこの病院の外科医を勤め、その年に新たに聖メアリ病院を作りました。

その後、王立診療所は発展し、マンチェスター大学医学校との連携を強め、1908年には今のオクスフォード通りの大学南側に移転しました。

マンチェスター・ミイラの医学ミステリー

王立診療所と聖メアリ病院の創立者であるホワイトは、医師としては有能でしたが、少し変わったところがあったようです。チャールズ・ホワイト（1728～1813年）は、マンチェスターの外科医の家に生まれ、エディンバラ大学で医学を学び、ロンドンで外科医ウィリアム・ハンターのもとで学びました。マンチェスターで外科医および産科医として活躍し、医学論文や著書も著しています。ホワイトは、人種によって起源が異なるという人類多元説の信奉者でした。

ホワイトの死後、ひとつの事件が起こって人々は驚きました。彼の自宅からミイラ化した死体が見つかったからです。彼が診療していた女性患者ハンナ・ベジックの死体でした。

調査によって、以下のことがわかりました。ハンナの兄は死亡して埋葬されたのですが、検死した医師ホワイトが疑問に思って数日後に棺を開けたところ、まだ生きていることが発見されました。それを見たハンナは、兄のように生きたまま埋葬されるのではないかと強く心配しました。当時は埋葬後に生き返ることも珍しくなく、ポーの小説『早すぎた埋葬』にも出てくるように、生きたまま埋葬されることへの恐怖は一般的なことだったようです。

1758年にハンナは病気で臨終を迎えましたが、彼女はホワイト医師に対して、確実に死んだとわかるまで埋葬しないようにと遺言したのです。ホワイトは、それに従ってハンナの遺体に防腐処理をし、埋葬せずにホワイトの自宅の時計箱に収め、定期的に生命の兆候を調べたということです。

1813年にホワイトが死んだ後に、彼の部屋からミイラ化したハンナの遺体が見つかりました。死後50年以上たっていたわけです。この遺体はマンチェスター自然史学会の博物館に飾られ、「マンチェスターのミイラ」として有名になりました。その隣りには古代エジプトのミイラが並んでいました。この博物館は、前述のように1867年に大学に移管されることになり（p.157）、法律に従って遺体は墓地に埋葬されました。1868年のことであり、死後100年以上たっていました。

奇妙な事件ですが、当時の外科学は解剖用の死体を違法に手に入れたりしていたので、死体に対する感覚が常識からズレていたのかもしれません。このように不思議な行動をとるホワイトのイメージと、診療所で貧しい病人の面倒をみる医師のイメージは、なかなか重なりません。

中央マンチェスター大学病院への経営統合

この地区の4病院のうち、聖メアリー病院は産婦人科と新生児ケアの専門病院です。1790年にホワイトによって作られ、1904年に現在の場所に病院が建てられました。

また、王立マンチェスター小児病院は、郊外にあった2つの小児病院が閉鎖されて、新たに2009年に作られた病院です。ひとつは、マンチェスター郊外のペンドルベリーにあった王立マンチェスター小児病院です。1829年創立で、小児専門病院としてはイギリス最初の病院でした。もうひとつは、マンチェスター北部にあったブース・ホール小児病院（1908年創立）です。

また、マンチェスター王立眼科病院は1814年に創設された病院です。

2009年からは、これら4病院と、前述のマンチェスター大学歯科病院（p.160）が経営統合され、中央マンチェスター大学病院として管理されています。財政難のイギリスの病院では、独立していた病院同士を経営的に統合する動きがさかんです。これについては拙著『ロンドン こころの臨床ツアー』を参照ください。

マンチェスター大学の精神科

　マンチェスター大学やバーミンガム大学、リーズ大学などのイングランド中部の大学では、伝統的に統合失調症についての精神病理学がさかんであり、マンチェスター学派と呼ばれます。マンチェスター学派は、ヤスパースやニッスル、グルーレといったドイツのハイデルベルグ学派の影響を強く受けています。

　この精神科では、ゴールドバーグが教授をつとめていました。ゴールドバーグは、GHQ（精神健康調査票）を開発したことで心理学の領域でも有名です。

　マンチェスター大学の精神科の施設はいろいろな病院にまたがっており、医学部の中でも最大級の学科です。

　臨床心理学においても、統合失調症の研究者が多いことで知られます。

メタ認知療法で世界を飛び回るウェルズ

　マンチェスター王立診療所のローンズリー・ピルには、臨床心理学科の教授ウェルズのオフィスがあります。エイドリアン・ウェルズ（1962年〜）は、リーズ大学で博士号と臨床心理士の資格をとった後、アメリカのベックのもとで認知療法を学び、帰国してオクスフォード大学のワーンフォード病院につとめました。ここでデイビッド・クラークとともに、不安障害の認知行動療法を開発しました。対人恐怖や全般性不安障害への認知行動療法を完成させたことで高く評価されます。1996年にマンチェスター大学に移り、2003年には弱冠40歳で教授となりました。

　ウェルズは不安障害の理論についての著書も多く、G・マシューズ（シンシナチ大学）と共著の『心理臨床の認知心理学』（箱田裕司・津田彰・丹野義彦監訳、培風館）は英国心理学会の出版賞を受けました。

　最近ウェルズは「メタ認知療法」という技法を開発し、2000年には『情緒障害とメタ認知：革新的認知療法』という著書を発表しました。メタ認知療法は世界的な関心を呼び、ウェルズは認知行動療法学会で引っ張りだ

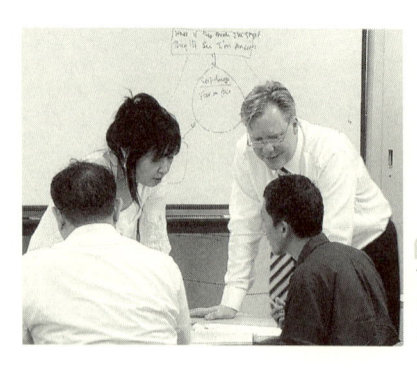

写真7-5
マンチェスター大学臨床心理学教授のウェルズ（来日時のメタ認知療法のワークショップで参加者を指導するウェルズ）

ことなり、毎年、世界中のあちこちの学会でワークショップを開いています。この本については私たちが邦訳をする予定になっています。

2007年には、東洋大学で開かれた日本心理学会（大会会長は安藤清志氏）において、ウェルズが招待され、メタ認知療法について講演とワークショップをおこないました。このときには、東京認知行動療法アカデミーにおいてもワークショップを開いてもらいました。50名のワークショップ参加者を募集したところ、受付開始から5日で定員に達してしまったため、慌てて来日中にもう1回ワークショップを追加してもらったほどです。日本でもメタ認知療法についての関心がとても高まっていることを知らされました。**写真7-5**は、東京でメタ認知療法のワークショップをおこなうウェルズです。

いっしょに来日した夫人も臨床心理士であり、マンチェスターの病院で認知行動療法の仕事をしています。

マルクス主義の原点となったマンチェスター

オクスフォード通りをはさんで、病院の西側には学生宿舎が並んでいます。この中のアバディーン・ハウスには、昔エンゲルスが住んでいたことを示す銘板が貼ってあります。

ドイツ人のフリードリッヒ・エンゲルス（1820〜1895年）は、22歳のときに、父親の経営する紡績業の会社で仕事を覚えるためにマンチェスター

にやってきました。マンチェスターで労働者の貧困を目の当たりにしたエンゲルスは、労働者の生活を聞き取り調査し、1844年に24歳で『イギリスにおける労働者階級の状態：19世紀のロンドンとマンチェスター』（一條和生・杉山忠平訳、岩波文庫）を書きました。

　産業革命の最先端であったマンチェスターは、19世紀に工業都市として急激な膨張を遂げましたが、それにより大きな歪みも生じました。貧富の差が広がり、都市の一部はスラム化しました。こうした地区の荒廃や不潔について、エンゲルスはマンチェスターの地図を示しながら、微に入り細にわたって述べています。

　「マンチェスターの労働者住宅では、清潔さも、快適さも、したがってまた家庭的ということもありえず、これらの住居では、人間性を失い、堕落し、知的にも道徳的にも獣になりさがり、肉体的にも病的な人種だけが、心地よさとくつろぎを感じることができるのである」とまで書いています。

　当時のマンチェスターの労働者について書かれた小説は、ギャスケル夫人の『メアリ・バートン：マンチェスター物語』（1848年）やディケンズの『ハード・タイムズ』（1854年）などたくさんあります。当時のマンチェスターは、誰の目にも異様に映ったようです。エンゲルスは、こうした実態について、それまでのように哀れみの対象として見るのではなく、労働者階級の実態を科学的に解明したうえで、労働者階級を革命の主体として位置づけました。この点で、本書はマルクス主義の原点のひとつといえます。

　この調査のためにマンチェスターの街を案内したのが、生涯の伴侶となるメアリ・バーンズでした。メアリはアイルランド移民の娘で、エンゲルスの父が経営する工場で働いていたようですが、エンゲルスはメアリについて秘密にしていたため、彼女について正確なことはわかっていません。メアリは、この本の中で「極度に悪い地域」とされている「リトル・アイルランド」地区やアイルランド人街の案内役をつとめました。エンゲルスが訴えた労働者階級の貧困には、もうひとつ、アイルランド人への人種差別という点も含まれていました。このような地区に、エンゲルスのような金持ちの外国人がひとりで入っていくことは危険なことでした。メアリの案内があってこそ、この本が書けたのです。この「リトル・アイルラン

ド」地区は、オクスフォード通りの北西側にありました。マンチェスター大学の長靴のちょうど踵の部分にあたります。

この本の前後に、エンゲルスはマルクスと知り合い、二人で1848年に『共産党宣言』を発表しました。エンゲルスはドイツに帰り、1848年の革命に参加しますが、革命は失敗しました。マルクスは1849年にロンドンに亡命し、それ以後、大英図書館で『資本論』の執筆にとりかかりました。エンゲルスは、マルクスを財政的に援助するためだけにマンチェスターに戻って、父の経営する会社で仕事をはじめました。これが30歳のときであり、以後49歳までの約20年間、この地で暮らしました。20年にわたって続けた財政的な援助によって、マルクスは『資本論』の完成に専念することができたのです。20年間にエンゲルスとマルクスが交わした手紙は1,300通以上にのぼります。

スパイ小説のようなエンゲルスの二重生活

この頃のエンゲルスについては、『マンチェスター時代のエンゲルス』（ウィトフィールド著、坂脇昭吉・岡田光正訳、ミネルヴァ書房）に描かれています。これを読むとエンゲルスの意外な人生が見えてきて、スパイ小説を読むようなおもしろさです。それによると、マンチェスター時代のエンゲルスは二重生活を送っていました。昼間は実業家として活躍し、ふつうの市民生活を装っていました。何回か転居しましたが、1856～1864年、現在大学の学生宿舎となっているソーンクリフ・グローブ6番地に住んだのです。彼は地元の文化人とも交流し、シラー協会の委員会の会長もつとめました。

一方、夜と週末には、偽名を使い、共産主義者としての執筆活動や軍事研究をおこなっていました。表向きの住居と裏生活の住居も完全に分けていました。

実業家としての仕事をエンゲルスは嫌がっていたようです。商売の仕事は苦労の連続であり、共同経営者はエンゲルスを会社からつねに追い出そうとしました。エンゲルスは、マルクスへの財政援助という使命感だけ

で、この地位を守ることに必死になりました。プロの革命家とは、これほど無私にならなければ使命は果たせないのかもしれません。とはいえ、二重生活のストレスは半端なものではなく、37歳では病気になり、半年間仕事を休んだほどです。

私的な住居では、ずっとメアリ・バーンズと暮らしていました。その彼女も1863年に40歳で亡くなってしまいました。その後はバーンズの妹リジと暮らし、1878年に彼女が亡くなる直前にふたりは結婚式をあげたといいます。当時のエンゲルスは、現在のマンチェスター大学のキャンパスになっている場所や、マンチェスター王立眼科病院になっている場所などを転々としました。

1883年にはマルクスが病死します。マルクスが『資本論』を完成させるためだけにエンゲルスは嫌々ながら商売をしていたわけで、そのマルクスが亡くなってしまえば、無理をする必要もなくなりました。エンゲルスはマンチェスターを引き払い、ロンドンに移り、『資本論』の刊行に全力を尽くしました。生前のマルクスは『資本論』第1巻だけしか出版していませんでした。エンゲルスは、マルクスの遺稿をもとに、『資本論』第2巻と第3巻を完成させました。この本が20世紀の世界を変えることになったわけです。この刊行の翌年にエンゲルスは亡くなりました。

マルクスの墓はロンドンのハイゲート墓地にあります。とても変わった形の墓で、一回見たら忘れられないということは、前著『ロンドン こころの臨床ツアー』で書いたとおりです。一方、エンゲルスの墓はありません。なぜなら、遺言により、彼の遺灰はイギリス南部のイーストボーン（p.105）の沖合にまかれたからです。

ホイットワース美術館の盗難ミステリー

学生宿舎の南側は大きなホイットワース公園になっており、その中にホイットワース美術館があります（写真7-6）。マンチェスター大学の施設で、入場無料です。

1889年、ジョセフ・ホイットワースの寄付にもとづいて、ロバート・

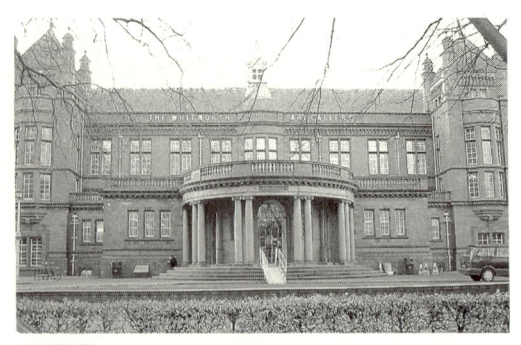

写真7-6　ホイットワース美術館
Whitworth Art Gallery
所 Oxford Road, Manchester M15 6ER
http://www.whitworth.manchester.ac.uk

　ダービシャーによって、ホイットワース研究所・庭園が作られました。70年後の1959年、美術館は正式にマンチェスター大学の所属となりました。現代画や歴史画など3万点以上の作品があります。常設展示とともに、その時々の展示もしています。建物の中はゆったりとしたスペースで、カフェやショップもあります。1995年に作られた中庭が、彫刻庭園になっています。

　2003年4月、この美術館からゴッホ、ゴーギャン、ピカソの絵3点（時価2億円）が盗まれるという事件が起きました。しかし、それらの絵は、翌日、美術館近くの公衆トイレで見つかりました。犯行の目的は盗むことではなく、美術館の警備がずさんであることを暴くことだという書き置きがあったそうです。この事件以降、美術館の警備は厳重になったのでしょうか。私が訪問した直後の事件だったので記憶に残っています。

メランコリーの本質を描くデューラーの版画

　ホイットワース美術館では、デューラーの版画『メレンコリアI』を見ることができます。ショップでは絵はがきも売っています（写真7-7）。
　北方ルネサンスを代表するドイツの画家アルブレヒト・デューラー（1471

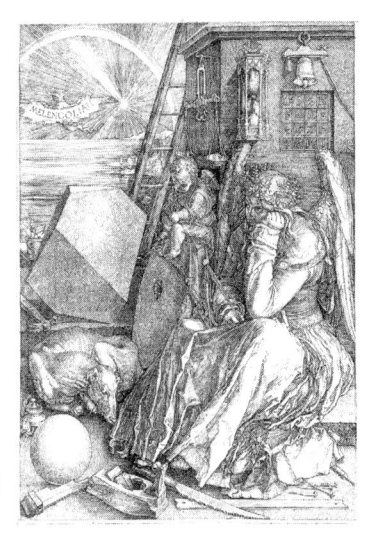

写真7-7 デューラーの版画『メレンコリアⅠ』
（ホイットワース美術館に展示）

〜1528年）が1514年に作ったこの版画は、精神医学とも関係があります。

メレンコリアとは「メランコリー（憂鬱）」を意味しており、高階秀爾の『名画を見る眼』（岩波新書）によると、この絵は中世から近世にかけてのメランコリーの解釈の変化をあらわしています。この絵に描かれた魔法陣や砂時計、天秤、球体などは学問や技芸の象徴であり、梯子や鉋などの大工道具やコンパスなどは創造活動の象徴です。中世までは、メランコリー質の人は単なる怠け者のグウタラと思われてきましたが、ルネサンス以降は、メランコリーの人こそが人間の学問や技芸や創造活動に向いていると思われるようになりました。この絵はそうした創造者や芸術家の像をあらわしています。確かに、翼を生やしている天使は、目を爛々と輝かせて、頬杖をつきながら何かを一生懸命に考えています。

この版画の複製を、私がイギリスで訪問した心理学や精神医学の研究者の書斎でも何回か目にしました。この絵のテーマに対して秘かな思い入れがあるのでしょうか。

もとのUMISTのキャンパスを歩いてみよう

次に旧UMISTのキャンパスを訪ねます。地図12（p.154）示すように、

キャンパスの北へ向かいます。

UMISTとは、マンチェスター科学技術大学の略で、「ユーミスト」と発音します。UMISTは、1824年にマンチェスター工科大学（メカニックス・インスティチュート・イン・マンチェスター）として設立されました。マンチェスター大学の前身であるオーエンズ・カレッジの創立が1851年ですから、それよりも長い歴史を持つ名門の工科大学です。1956年に大学として独立し、2004年にはマンチェスター大学の一部となりました。

旧UMISTの建物はサックビル通りに集中しています。サックビル通りを南から北へ歩いてみます。

科学者ファラデーにちなんだ建物

サックビル通りの南には科学者ファラデーの名前をとった建物が並んでいます。西側にファラデー・タワーがあり、東側にファラデー・ビルがあります。2つは3階の渡り廊下でつながっています。これらの建物には、UMISTの化学の研究室が入っていました。

建物の中には、『錬金術師の4元素』と題された壁画が飾ってあります。芸術家ティスダールの作品で、化学の起源である錬金術における4元素（水・空気・土・火）をあらわす4色が塗られています。しかし、マンチェスター大学との合併後、UMISTの化学の研究室は、前述の新科学クオドラングル（p.161）にある化学ビルに移動しました。

マンチェスターゆかりのドルトンとジュール

隣りにあるパリサー・ビルは1963年に建てられた大きなビルで、ドルトン原子力研究所とジュール・センターが入っています。前者はドルトン、後者はジュールというマンチェスターゆかりの有名な科学者の名前にちなんでいます。

ジョン・ドルトン（1766～1844年）は独学で成功した科学者で、マンチェスターで家庭教師をしながら生計を立てました。自宅で実験をおこな

い、論文を発表しました。原子論を確立したことで知られ、ドルトンの法則(気体の分圧の法則)に名前を残しています。彼は、一時を除いて大学の教員となることはありませんでしたが、1824年にマンチェスター工科大学が創設されたときはその創立メンバーでした。

ドルトンが家庭教師として教えた生徒がジュールでした。ジェームス・ジュール(1818～1889年)はマンチェスターの裕福な家庭に生まれ、大学ではなく家庭教師について勉強した科学者です。大学の教員になることもなく、自宅に実験室を作って研究し、論文を発表しました。ジュールの法則(エネルギー保存の法則)に名前を残しています。

航空工学科のヴィトゲンシュタイン

ジョージ・ベッグ・ビルには航空工学科があります。マンチェスター大学の航空工学科で、若き日の哲学者ヴィトゲンシュタインが学んだことは有名です。

ルードビッヒ・ヴィトゲンシュタイン(1889～1951年)は、ウィーンに生まれたユダヤ人で、エンジニアを志して渡英し、マンチェスター大学で航空工学を学びました。このときに数学に興味を持つようになり、その後、ケンブリッジ大学で、ムーアとラッセルについて論理学と数学基礎論を学ぶことになります。

第1次世界大戦がはじまり、兵役につくかたわら書きつけたノートが『論理哲学論考』でした。ここでは、概念実在論(言語の単位としての要素命題が、世界の構成要素に対して、一対一に対応するという考え方)をとりました。

その後、ヴィトゲンシュタインは、小学校の教師、修道院の庭師、建築家などの仕事を点々としました。40歳でケンブリッジ大学に復帰し、46歳から『哲学探究』を書きました。この本では、みずからの『論理哲学論考』の思想を徹底的に批判しました。前期では、言語は論理的構造からただ一種だけ存在するものと考えたのに対して、後期では、言語は使用される社会的脈絡の中で観察されるものとしました。こうした後期の言語ゲー

ムの思想が後のケンブリッジ大学の「日常言語派」の運動のきっかけとなりました。50歳でムーアの後任として教授となりましたが、58歳で職を辞し、以後は隠遁生活を送りました。

臨床心理学科とウィシングトン病院

　以上でマンチェスター大学の散歩を終えますが、ここで臨床心理学の研究室について触れておきます。

　マンチェスター大学には、臨床心理学の博士コースも設けられています。医学・薬学部の中の精神医学行動科学校の臨床心理学科でおこなわれています。臨床心理学のスタッフは、現場の病院の中に分散してオフィスを持っています。例えば、前述のように教授のウェルズはマンチェスター王立診療所にオフィスがありました。また、コースの責任者のタリアは、マンチェスター郊外のウィシングトン病院にオフィスを持っています。私は留学中、できるだけ臨床心理学者の仕事場を実際に訪ねてみるようにしていました。

　イギリスでは、臨床心理学の教員は、大学ではなく病院の中で研究・教育をおこなっています。日本では大学の教育学部や文学部の大学院に臨床心理

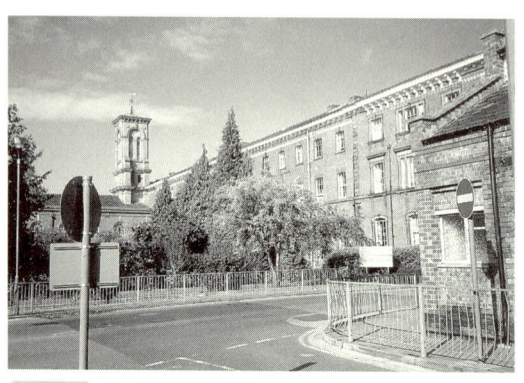

写真7-8　ウィシングトン病院
Withington Community Hospital
所 Nell Lane, West Didsbury, Manchester M20 2LR

士の指定校があることが多いのですが、これでは臨床研究が十分おこなえるはずはありません。イギリスのような方式を見習うべきだと思います。

タリアのいるウィシングトン病院は、マンチェスターの市街地より南の郊外にあります（写真7-8）。マンチェスター・ピカデリー駅からタクシーで20分ほどのところです。

統合失調症への認知行動療法の聖地

タリアは、統合失調症の認知行動療法や家族介入で世界的に有名です。ニコラス・タリア（1951年〜）は、ロンドン大学精神医学研究所で博士号をとり、マンチェスター大学の臨床心理学の教授となりました。初期には、統合失調症の家族の感情表出（EE）や家族介入を研究していました。その後、統合失調症の陽性症状への症状対処行動の研究にもとづいて、症状対処ストラテジー増強法（CSE）を開発しました。

また、統合失調症への認知行動療法を開発し、「ソクラテス」のプロジェクトを立ち上げたことでも有名です。ソクラテスとは「初期統合失調症の認知再編成療法の研究」の略語です。タリアは、こうした心理療法の効果について、無作為割付対照試験（RCT）を用いた効果研究をおこなっています。RCTは、多くの人員と予算を必要とするビッグプロジェクトであり、それをまとめているのがタリアです。タリアのグループがこれまでに獲得した研究費のリストを見せてもらったところ、日本円にして5億とか3億といった額の研究プロジェクトがいくつもありました。イギリス政府が統合失調症への認知行動療法にいかに期待しているかを示しています。

タリアのもとには多くの臨床心理学者や精神科医が集まり、マンチェスターは「統合失調症への認知行動療法の聖地」と認められるようになりました。

タリアは2004年に来日し、「精神病の陽性症状の認知行動療法」というワークショップをおこないました。そのときの記録は出版されています（『ワークショップから学ぶ認知行動療法の最前線　PTSD、強迫性障害、統合失調症、妄想への対応』丹野義彦・坂野雄二編、金子書房）。

日本通のタリア

　私は2000年にイギリスを訪問した際に、タリアの研究室をはじめて訪ねましたが、このときの記憶はとても鮮明に残っています。彼の部屋は、学者の部屋というよりはビジネスマンの会議室という感じで、清潔で居心地がよく、整然としていました（写真7-9）。

　部屋に入っていくなり、日本語で「おはようございます」と挨拶してきました。タリアは世界中を旅行しており、日本にも何回か来たことがあるということでした。若い頃は、仙台・青森・北海道とヒッチハイクで回ったとのことです。空手が初段で、剣道もやったことがあるといいますから、だいぶ日本通です。

　研究室を訪問したときは、新著をくれたり、臨床心理士の資料を山のように用意しておいてくれたり、秘書の車でマンチェスターの街まで送ってくれたり、とても親切にしてくれました。話の端々から「いつでも俺のところに来い」といった親分肌の性格が見えました。この人の周りに多くの有能な若手研究者が集まる理由がよく理解できました。本名はニコラスですが、イギリスの臨床心理学関係者はみんな、親しみをこめて、この人をニックと呼んでいます。オーガナイザーとして卓抜な組織力と事務能力を持っています。タリアの生き方に私は強く影響を受けました。

　タリア夫人のクリスティン・バロウクロウも、マンチェスター大学の臨床心理学の教授です。タリアとともに、ロンドン大学の精神医学研究所で

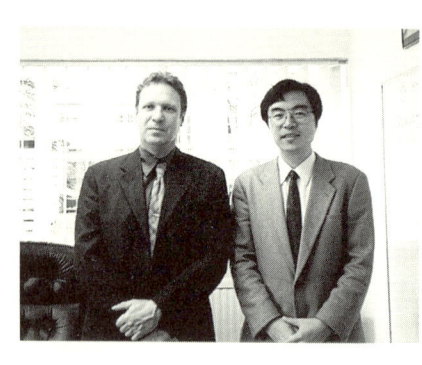

写真7-9
マンチェスター大学臨床心理学教授のタリアと

統合失調症の家族療法や認知行動療法の研究をしてきました。2003年にはイギリス行動認知療法学会の会長をつとめました。

タリアのもとには多くの研究者が集まり、新しい「マンチェスター学派」が形成され、若い研究者も育っています。ハドック、カラム、キンダーマン、ウェルズやモリソンなどが、タリアのもとで仕事をしています。

マルクスとエンゲルスが通った図書館

次に、市電メトロリンクで、ピカデリー駅からマンチェスター市内を回ってみましょう（p.151、地図11）。

ピカデリー・ガーデンズ駅には、同名の公園があります。ここは、前に王立診療所があったところです。

ビクトリア駅は、リバプール方面に向かう鉄道のターミナル駅です。ビクトリア駅のある場所は、昔、救貧院（ワークハウス）が建っていたところです。この救貧院の実態について、エンゲルスは、『イギリスにおける労働者階級の状態：19世紀のロンドンとマンチェスター』の中で、「救貧法監獄（バスティーユ）」という言葉を使って強烈に批判しました。

ビクトリア駅のすぐ南にチータム音楽学校があります。この建物は1420年代に、近くにあった修道院（現在のマンチェスター大聖堂）の僧侶たちの宿舎として作られました。しかし、1547年の修道院解体によって荒廃しました。1653年にハンフリー・チータムという裕福な商人がこの建物を買い取って、「チータム・ホスピタル学校」を作りました。ホスピタルといっても病院のことではなく、貧しい子どものための養護施設という意味です。この学校は1926年まで続きました。その後も高校や中学校として使われましたが、1969年から音楽学校となりました。現在では、イギリス最大の子どものための国立音楽専門学校であり、8～18歳までの約300名が音楽を学んでいます。近くのマンチェスター大聖堂の聖歌隊もこの学校の生徒です。

この学校の敷地内に、チータム図書館があります。イギリスで最も古い公共図書館で、マルクスとエンゲルスが通ったことで有名です。1844年に

ドイツに戻ったエンゲルスが、1845年に数週間マンチェスターに滞在しました。メアリ・バーンズと会いたかったのでしょう。このときは、マルクスもいっしょで、エンゲルスとマルクスはこの図書館に通って、イギリス古典経済学者の著作を研究しました。

マンチェスター市内を巡る

　メトロリンクのセント・ピーターズ・スクエア駅のあたりは、マンチェスター市の中心です。マンチェスター美術館、中央図書館、ジョン・ライランド図書館などがあります。

　ジョン・ライランド図書館は、エンリクエタ・ライランドが夫ジョン・ライランドの記念のために作ったビクトリア朝ゴシック様式の建物です。歴史的な書物・原稿・資料がたくさん保存されています。パピルスに書かれた資料もあります。このパピルスは、新約聖書の最も古い版です。「ライランド図書館パピルス P52」という名前で、一般には「聖ヨハネ・フラグメント」として知られています。こちらの図書館は改装され、2007年に開館しました。

　メトロリンクのディーンズゲート・キャッスルフィールド駅で降りると、キャッスルフィールド地区です。この名前は、ローマ時代の城の遺跡があるところから来ています。この地区は19世紀のマンチェスターの工業の中心だった場所であり、レンガ造りの工場や倉庫や桟橋などが今でも残っています。そこで、市はこの地区を遺産公園（ヘリテージ・パーク）に指定して、産業遺産を保存しながら、若者向けの商業地区として再開発しています。科学産業博物館やキャッスルフィールド美術館などが並んでいます。

　科学産業博物館は、鉄道の駅を利用した大きな博物館です。世界で最初の実用的な蒸気機関車を用いた鉄道が1830年にマンチェスターとリバプールの間で開通しましたが、その記念すべき駅がここです。現在でも、そのときの線路の一部が保存されています。ちなみに、この路線の開業式典の日に、リバプール選出の議員が最初の機関車に轢かれて死亡したこと

が知られています。あまりにスピードが速いので、避けきれなかったのです。初日から不幸な出来事が起こりましたが、この鉄道は大成功をおさめ、鉄道が世界に広まったのです。

なお、マンチェスターから電車で1時間ほどで行けるリバプールは、ビートルズ誕生の街として知られていますが、海洋商業都市として世界遺産にも指定されています。

マンチェスター・ユナイテッドは市民から人気があるか？

メトロリンクはアーウェル川沿いに進んでいきます。オールド・トラフォード駅で降りると、マンチェスター・ユナイテッドのホームスタジアムがあります。チームの博物館もあります。マンチェスター・ユナイテッドは、かつてベッカムが所属していて世界的に有名ですが、しかし、フーリガンが多いため、市民からはあまり好かれていません。

前述のタリアが来日して認知行動療法のワークショップをおこなったときに、以下のようなジョークを言っていました。セラピストは信頼関係を作るために、患者さんが関心を持ちそうなことについて話す必要があるが、タリアはよくマンチェスター・ユナイテッドの話からはじめるということです。人気があるからではなくて、逆にマンチェスターの住民はみんなマンチェスター・ユナイテッドをとても嫌っているので、悪口を言うと意気投合するからなのです（『ワークショップから学ぶ認知行動療法の最前線　PTSD、強迫性障害、統合失調症、妄想への対応』丹野義彦・坂野雄二編、金子書房）。確かに、私がマンチェスターに行ったときも、マンチェスター・ユナイテッドの試合があったらしく、夜に若者が酔って奇声をあげており、やや危険を感じました。

マンチェスターの北西には湖水地方があります。詩人のワーズワースが愛し、日本人にも人気の高い保養地です。ワーズワースの詩と聞くと、カビくさいイメージがありますが、湖水地方に行ってみると感覚的でリアルなものであるということがわかります。

8 カーディフ

Cardiff

世界でも珍しい「行政大学一体型」キャンパス

> 次にウェールズ地方の首都カーディフを訪ねます。ウェールズ地方は議会と行政府を持つ独立国です。カーディフがウェールズの首都として認められたのは1955年のことで、カーディフはヨーロッパで最も新しい首都と呼ばれます。立派な行政府もあり、その地域にカーディフ大学の校舎が並んでします。権力の中枢と一体化した大学というのは、世界でもここだけではないでしょうか。カーディフ大学の立派な白亜のキャンパスは、一見の価値があります。また、エビデンスにもとづく医学（EBM）の提唱者であるコクランはカーディフ大学の教授であり、この地はEBM発祥の地ともいえます。

ヨーロッパで最も新しい首都カーディフ

ロンドンのパディントン駅から2時間くらいでカーディフ中央駅に着きます。ロンドンの周りには高い山がありませんが、ウェールズ地方に近づくと、低いながらも山が見えてきます。

カーディフ中央駅に降りたってまず気がつくことは、英語とウェールズ語の2つが併記されていることです。街中の公共のすべてのものが併記されています。ウェールズ地方は日本の四国くらいの面積ですが、議会と行政府を持つ独立国です。ウェールズ語はこの国の公用語であり、公共のものにはウェールズ語と英語が併記されているのです。

カーディフの街は魅力的で、ミシュランの旅行ガイドブックは街全体を3つ星（★★★）で推奨しています。

8 カーディフ　189

　以下では、まず駅から歩いて官庁街（シビック・センター地区）を訪ね、行政と一体になったカーディフ大学キャセイズ公園キャンパスを堪能します。次いで、カーディフ大学ヒース公園キャンパスとウェールズ大学病院、カーディフ王立診療所を訪ね、最後にカーディフ城を見学します。

連合大学としてのウェールズ大学とその解体

　まずカーディフ大学を訪ねます。

　19世紀後半、ウェールズ地方に3つのカレッジができました。それらのカレッジは、1883年に「ウェールズ大学」として統合されました。各地のカレッジは、ウェールズ大学の下に地名をつけて呼ばれました。すなわち、ウェールズ大学アベリストゥウィス校（1872年創立）、ウェールズ大学カーディフ校（1883年創立）、ウェールズ大学バンゴウ校（1884年創立）で、後にウェールズ大学スワンジー校（1920年創立）が加わりました。このような形式は「連合大学」と呼ばれ、ロンドン大学と同じです。

　近年になり、各構成校がウェールズ大学から独立しました。カーディフ大学は正式に2004年に独立し、アベリストゥウィス大学、バンゴウ大学、スワンジー大学も相次いで独立しました。こうして連合大学としてのウェールズ大学は2007年に解体しました。

学位販売工場（ディプロマ・ミル）となったウェールズ大学本部？

　それと同時に、ウェールズ大学本部は海外に多くの認証機関を設け、ディプロマ・ミル（学位販売工場）のような事業をはじめたようです。ウェールズ大学本部のホームページを見ても、アカデミックな雰囲気はほとんどありません。学位という「商品」の宣伝や、消費者としての「学生の声」、大学ショップ、本の販売といったコーナーからなっています。とても大学のものとは思えません。

　日本でも、株式会社が経営するウェールズ大学認定と称する大学院が作られ、日本語で短期間に修士号がとれると売り込んでいます（学費は300

万円以上ということです)。最近も、あるテレビタレントがこうした学校に通っているとスキャンダルとなりました。大学や大学院の学位は金で買えるようなものではありません。一定の質保証が必要であり、そのために国の認証(例えば、文部科学省の大学設置審議会や大学評価機構の評価)がおこなわれているわけです。しかし、ウェールズ大学のような海外の大学が日本に進出する場合、日本国の認証の必要はないので、勝手に大学や大学院を名乗っても罪にはなりません。野放しの状態にあるのは残念です。

カーディフ大学の歴史

カーディフ大学は1883年、南ウェールズ&モンマウス州ユニバーシティ・カレッジとして、勅許状を得て設立されました。1972年にユニバーシティ・カレッジ・カーディフと改名し、1988年には、ウェールズ大学科学技術大学(UWISTと略、1866年創立)と合併して、ウェールズ大学カレッジ・カーディフと改名しました。その後、2004年にウェールズ大学医学カレッジと合併して、カーディフ大学と改名しました。

現在の学生数は、学部20,089名、大学院7,438名、計27,528名です(2010年)。常勤教員は2,124名です。

カーディフ大学の教育研究の組織は、27のスクール(学校)からなっています。27のスクールが並列しており、学部-学科のようなピラミッド型をしていません。

カーディフ大学には、キャセイズ公園キャンパスとヒース公園キャンパスという2つのキャンパスがあります。前者は都心にあるメインのキャンパスであり、後者は医学部と大学病院のキャンパスです。以下、この2つのキャンパスを訪ねます。

イギリスで最も立派な大学建築

まずキャセイズ公園キャンパスから回ってみましょう。 地図14 はその地図です。

地図14　カーディフ大学　キャセイズ公園キャンパス

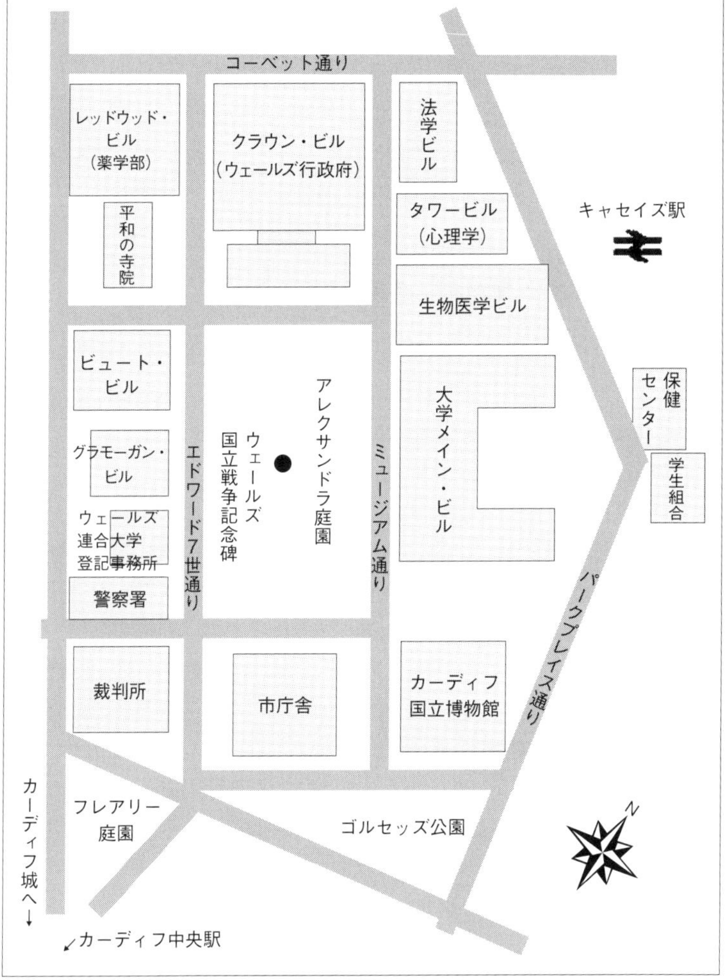

カーディフ大学は、世界でも有数の美しい国立大学といってよいでしょう。カーディフを訪ねる人はそれほど多くないので意外に知られていませんが、イギリスでも最も立派な大学建築といえるでしょう。オクスフォー

ド大学やケンブリッジ大学のような歴史的な重厚さはないものの、別の次元で、政治的な重厚さ、国としての威厳や権力といったものを感じさせます。世界的にも珍しいことであり、一見の価値があります。

カーディフを訪ねた旅行者で、旅行ガイドブックを読んで国立博物館や市庁舎を見学する人は多いでしょう。しかし、そのすぐ後ろにあるカーディフ大学についてはガイドブックに書いていないので、世界でも有数の美しい国立大学であるカーディフ大学を見逃してしまうのです。

ウェールズのナショナリズムの象徴としての大学

カーディフ大学の建物で驚くことは、市の行政の建物と様式が統一されていることです。ポルトランド石(イギリス南部のポートランド島から産出する石灰岩質の石材)を使ったバロック様式で統一されています。このため市の行政と大学が連動していることが一目瞭然です。

この地区はキャセイズ公園と呼ばれ、市の官庁街(シビック・センター地区)をなしています。以前この地域を所有していたのはビュート家でした。19世紀中半から20世紀初頭にかけて、カーディフは石炭の積み出し港として繁栄しましたが、積み出し施設を作って繁栄の基礎を築いたのが第2代ビュート公でした。1898年、彼は市にこの土地を売り、市はキャセイズ公園を作り、その周りに官庁街を作りました。石炭産業の経済力があったので、立派な建物群を作ることができたのでした。

建物群は、高価なポルトランド石を使い、優雅なバロック様式で統一されました。建築用語としては「エドワード朝バロック様式」と呼ばれます。この時代は、ビクトリア女王のあとを継いだエドワード7世(在位1901～1910年)の時代だったからです。公園の西側はエドワード7世通りと名づけられました。

1900年頃に、カーディフ大学の建物がこの地に作られました。まだ南ウェールズ&モンマウス州ユニバーシティ・カレッジと呼ばれていた時代です。

1955年、カーディフはウェールズ地方の首府となり、ウェールズが国と

しての機能を強めていきました。それにつれて、この官庁街（シビック・センター地区）の役割はますます大きくなっています。

ウェールズのワシントン D.C.

市の建物が立派なのは政治的な意図があるからです。ウェールズの歴史は、イングランドの支配と独立の歴史でもあります。ウェールズは13世紀末からイングランドに併合されました。有名な話ですが、英国の国旗ユニオンジャックは、イングランドとスコットランドとアイルランドの3つの国旗を合成したものですが、ウェールズの国旗だけが含まれていません。ウェールズは国として認められていなかったのです。

しかし、近年になって、スコットランドと同じく、ウェールズの独立運動が高まり、1997年に住民投票によってウェールズ国民議会の設置が決まり、1999年から国民議会が開かれています（議会の建物は、カーディフ市の南側のカーディフ湾岸にあります）。国民議会は、国防や徴税などの権限は持ちませんが、教育や保健などについての権限を持っています。ウェールズ語を公用語として英語と併記するようになり、ルーツとしてケルト文化を強調しています。サッカーのワールドカップでも、ウェールズはひとつの国としてチームを出しています。

市庁舎は、地方都市の市役所というよりは国の内閣府というべきでしょう。ウェールズの市庁舎や国立博物館が立派に作られているのは、ウェールズという国の威信がかかっているからです。英国の辺境の一地方なのではなくて、これだけ豊かな独立国なのだというプライドを演出しているわけです。アメリカのワシントン D.C. のナショナル・モールを思い出させます。ナショナル・モールは、アメリカの国会議事堂を臨み、ホワイトハウスに近接する公園です。

世界でも例を見ない行政大学一体型キャンパス

その意味で、カーディフ大学はウェールズ独立運動のひとつの象徴な

のです。この大学のキャンパスは、自然発生的にできたものではなくて、ウェールズ国が建国の象徴として計画的に壮麗に作ったわけです。ひとつひとつの建物はとりわけ巨大というわけではなく、2～3階建ての低層です。しかし、広大な敷地の中に、建物が十分な間隔をあけてゆったりと並んでいます。せせこましく密集せずに、ゆったりと空間を使うのも、いかにも政治的な権力を誇示しています。こうした壮麗感は、イタリアのファシズム時代の建築として知られるローマ大学のサピエンツァ・キャンパスでも感じたことがあります。

カーディフ大学は、大学として単独に設計されたのではなく、広く市の行政組織の一部として設計されています。トップダウン型で行政組織と合体する形で作られた大学というのは、世界でも例を見ないでしょう。ボトムアップ式に形成された欧米の大学とは全く違います。

ワシントンD.C.のナショナル・モールの中には大学はありませんし、ローマ大学には行政機関はありません。アジアでもこうした大学は見あたりません。珍しいケースです。

このように独立の象徴としてウェールズ大学を考えるならば、ウェールズ大学を解体しないほうがよかったのではないでしょうか。私の素朴な感想です。

市庁舎・裁判所・博物館

中央駅からカーディフ大学へ行く途中に、3つの大きな建物が並んでいます。市庁舎（シティ・ホール）を中央にして、西が裁判所、東がカーディフ国立博物館です。いずれもイギリスのエドワード朝バロック様式の優美な建物です。

市庁舎は、中央にドーム型の塔をもつ2階建ての大きな建物です（写真8-1）。後ろには、高い時計台（57メートル）が立っていて、この地区のランドマークとなっています。建物の正面の両翼に彫刻が飾られています。「音楽と詩」と「統一と愛国心」というテーマです。

裁判所の正面の両翼にも彫刻が飾られており、こちらは「科学と産業」

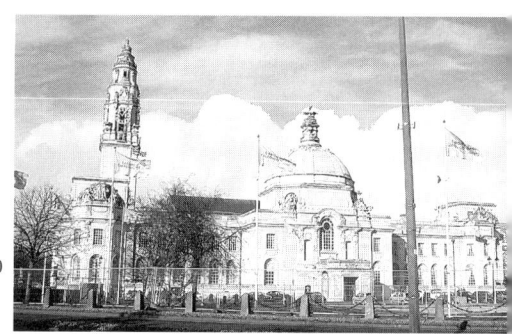

写真8-1 市庁舎（シティホール）
City Hall, Cardiff
所 Cathays Park, Cardiff CF10 3ND
http://www.cardiffcityhall.com

と「商業と産業」というテーマです。

　カーディフ国立博物館は1912年に建設がはじまりましたが、すぐに第1次世界大戦が起こったために建設が遅れ、完成したのは1927年でした。自然史博物館と美術館の両方の展示があります。ミシュランの旅行ガイドブックでは3つ星（★★★）として推奨されています。モネの作品など、印象派のコレクションがあります。お金をかけていることはわかるのですが、個人的には、展示の仕方がやや雑だと思いました。大好きなエル・グレコの作品があったのですが、高いところに置かれていて、下から見上げると表面のガラスに照明が当たり光ってしまうのです。光らないようにするには遠くから見るしかなく、細部をじっくり見られませんでした。

ケルト人の祭儀にまつわるゴルセッズ庭園

　市庁舎の前には噴水のある長方形の池があり、その周りは広い芝生の庭園になっています。これがゴルセッズ庭園です。三角形の敷地で、博物館の側は木立ちのある美しい庭園になっています。

　ゴルセッズ庭園には、ケルト民族の宗教的な意味があります。ゴルセッズというのは、ウェールズ地方のドルイド教（ケルト時代の宗教）の僧の集会をさします。1861年以来、毎年8月に「アイステズボッド」と呼ばれるお祭りがウェールズ地方の各所を回って開かれています。ウェールズ人によるウェールズ人のためのお祭りで、期間中に15万人の参加者がありま

す。この祭りの一端は『ウェールズ「ケルト」紀行』（武田好伸、彩流社）に描かれています。英国心理学会のウェールズ支部も毎年展示を出すということです。この祭りはすべてウェールズ語でおこなわれます。

　アイステズポッド祭の前夜祭をゴルセッズといいます。この前夜祭では、「ゴルセッズ・ストーン」という環状列石（ストーンサークル）を作り、その周りでドルイド教の儀式が行われます。

　1899年にアイステズポッドの祭りがカーディフで開かれました。これを記念して、この庭園がゴルセッズ庭園と名づけられました。このときの環状列石は庭園の中央に残っています。ストーンヘンジのミニチュアという感じで、パワースポット的な雰囲気を醸し出しています。

　庭園にはいろいろな銅像が立っていますが、ウェールズ出身の英国首相ロイド・ジョージが演説をしている像もあります。

　また、裁判所の前にはフレアリー庭園があります。駅のほうから歩いて行くと、ちょうどこの一帯の入口のような位置にあるので目立ちます。三角形のヨーロッパ式の整形庭園で、花壇が幾何学模様に作られています（写真8-2）。第3代ビュート伯爵を記念して作られた庭園で、奥に彼の像が立っています。

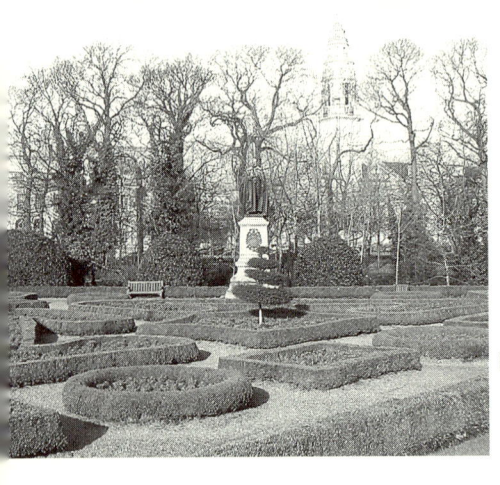

写真8-2　レアリー庭園（中央に立つ像は第3代ビュート伯爵。奥の塔は市庁舎）
Friary Gardens

カーディフ大学メイン・ビル

　市庁舎と博物館の間を通るのがミュージアム通りで、市庁舎と裁判所の間を通るのがエドワード7世通りです。この2本の通りに沿って、カーディフ大学の建物が並んでいます。キャンパスは塀に囲まれているわけではなく、市の建物に溶け込んでいるので、自由に見学できます。

　まずミュージアム通りに沿ってみていきましょう。アレクサンドラ庭園の東にあるのが、大学のメイン・ビルです（写真8-3）。これもエドワード朝バロック様式の優美な建物です。写真8-1の市庁舎（シティ・ホール）と同じ様式で作られています。

　メイン・ビルの中には、生物科学部、化学科、地球科学などの研究室と、科学図書館が入っています。

　その北に建つのが生物医学ビルです。この建物は現代のふつうの5階建てビルで、生物科学の研究室や生物医科学図書館が入っています。

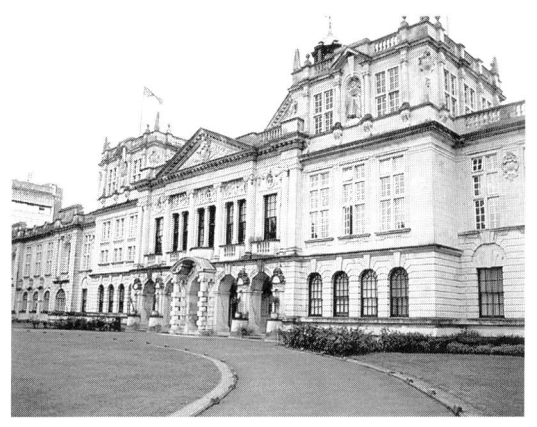

写真8-3　カーディフ大学のメイン・ビル
Cardiff University
所 Park Place, Cardiff CF10 3XQ
http://www.cardiff.ac.uk

アレクサンドラ庭園と戦争記念碑

　ミュージアム通りとエドワード7世通りにはさまれた広い公園がアレクサンドラ庭園です。エドワード7世は1905年にカーディフに「市」としての資格を与えた国王で、アレクサンドラはその王妃です。離婚まではいかなかったものの、この夫婦の中が冷えきったものであったことは有名です。

　アレクサンドラ庭園は、芝生が植えられ、よく整えられています。庭園の中央には、ウェールズ国立戦争記念碑があります。1928年に第1次世界大戦の犠牲者を追悼するために作られ、後に1949年には第2次世界大戦の犠牲者への追悼が加えられました。この記念碑はなかなか印象的です。コリント式の柱が十数本、丸い形に並び、その上に円形の輪が載っています（写真8-4）。輪の内側には、英語とウェールズ語で碑文が刻まれています。列柱の内側の部分は少し掘られて池になっており、池の真ん中から柱が立っているのです。その上には、羽の生えた男が剣を掲げている像が立っており、これは勝利のシンボルだということです。柱の下の部分の周りには3人の兵士がいて、花輪を高く掲げています。3人はそれぞれ陸

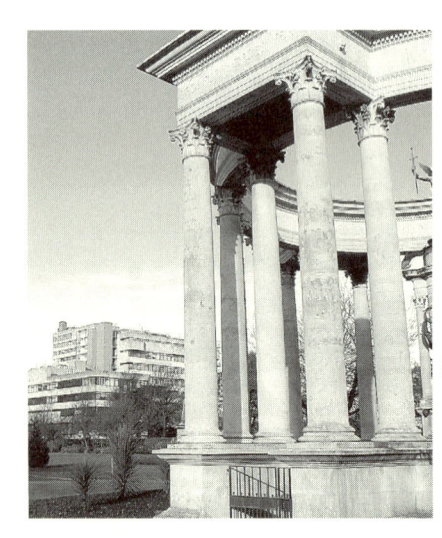

写真8-4　アレクサンドラ庭園にあるウェールズ国立戦争記念碑（後ろに見えるのは心理学科のビル）
Welsh National War Memorial

軍・海軍・空軍の兵士をあらわします。

アレクサンドラ庭園には、他にも、スウェーデンのシンドラーと呼ばれた外交官ワレンバーグの記念碑や、フォークランド紛争の犠牲者への慰霊碑なども建っています。

イギリスで最も大きなビルを持つ心理学科

その北がタワー・ビルという13階建ての高層ビルです（写真8-5）。キャンパスで最も高いビルで、周りのバロック様式の建物の中でこうした高層ビルは目立っています。

このビルはカーディフ大学の心理学科が使っています。私が見る限り、心理学科単独のビルとしては、イギリスの大学で最も大きいものです。学生数で見ても、イギリスで最も大きい心理学科のひとつです。学部学生600名、大学院生120名、教員スタッフが約100名です。学部学生の数でいうと、マンチェスター大学心理学科（980名）には及びませんが、規模が大きいといわれるロンドン大学ユニバーシティ・カレッジ心理学科（240

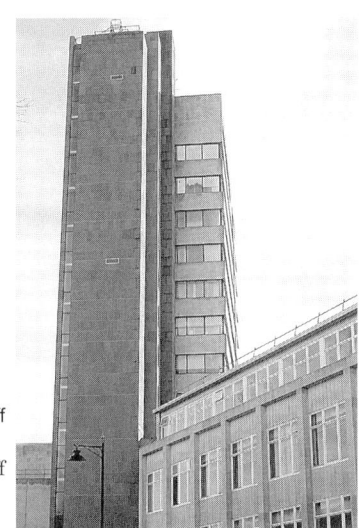

写真8-5　心理学科のビル
School of Psychology, Cardiff University
所 Tower Building, 70 Park Place, Cardiff CF10 3AT
http://psych.cf.ac.uk

名）などよりもはるかに多くなっています。

　研究グループは大きく3つに分かれ、さらに小さく10の小グループに分かれています。第1は神経科学グループであり、これはさらに①行動神経科学、②認知神経科学、③イメージング科学の小グループに分かれています。第2は認知科学グループであり、さらに①学習・発達、②思考・推論、③知覚・行為、④注意・記憶の小グループに分かれています。第3は社会・健康・発達心理学グループであり、①社会心理学、②ウェルビーイング・健康・メンタルヘルス、③発達科学の小グループに分かれています。教員数が多いので、基礎的な心理学のほとんどの分野をカバーしています。

　また、ここには英国心理学会認定の臨床心理士養成の博士コースが設けられています。この本部はカーディフ市内北部のアーチウェイ・ハウスという場所に置かれています。2名の教授をはじめとして多くの教育研究スタッフがいます。基本となるのは認知行動療法とシステミック療法です。

　英国心理学会のウェールズ支部がカーディフにあります。ウェールズ地方には、大学の心理学科が7つあり、英国心理学会の会員が1,600名住んでいて、毎年ウェールズ支部の学術大会も開かれます。

ミュージアム通りからコーベット通りへ

　心理学科のタワー・ビルの北には、変わった形をした法学ビルがあります。1963年に教養学部ビルとして建てられたもので、現在は法科大学院が入っています。

　その西側の向かいにある巨大な建物はクラウン・ビルで、ウェールズ政府の行政府です。2つの建物からなっていて、南側の小さい4階建てが旧クラウン・ビルであり、北側の大きい5階建てが1979年に作られた新クラウン・ビルです。建物の2階同士が渡り廊下でつながっています。

　ミュージアム通りの突き当たりがコーベット通りです。通りの北側にはカーディフ大学の音楽科の建物が並んでいます。

　その西には、クイーン・アン広場という細長い公園があります。その西

の小さな建物は大学のキャリア・サービスです。

エドワード7世通りの校舎

コーベット通りからエドワード7世通りを南へ戻ってみましょう。

西側の大きなビルはレッドウッド・ビルです。英国薬学会の創設者のひとりであるウェールズ生まれの薬学者レッドウッドの名前をとって、1960年に建てられました。薬学部が入っています。この建物の東側の壁には、奇妙なレリーフが飾られています。古代の服装をした老人が、地球儀と書物の上に載っています。その両脇には天秤や調剤の機械があります。老人は3人の人間を守るように手を広げています。右手の下には若い科学者がおり、左手の下には看護師に抱えられた赤ん坊がいます。彫刻家エドワード・コブノールの作品です。

その南には「平和の寺院」（テンプル・オブ・ピース）があります。第1次世界大戦の犠牲者の慰霊のために1938年に建てられました。寺院といっても宗教施設ではなく、集会のためのホールです。

次にあるのがビュート・ビルです。1916年に大学のために建てられたもので、現在は、建築学科やジャーナリズム学科が使っています。

その南はグラモーガン・ビルです。1912年にグラモーガン郡の役所として建てられましたが、1997年にカーディフ大学が手に入れ、現在は社会科学部や都市地域計画学科が使っています。カーディフ大学でとくに繊細で美しい建物です。正面にはグラモーガン郡の主要産業をあらわす2つのオブジェが飾られています。左側は石炭採掘をあらわすミネルヴァの像であり、右側は航海術をあらわすネプチューンの像です。

その南の平屋の建物は、ウェールズ連合大学の登記事務所です。ウェールズ大学は、前述のように、ウェールズ地方のいくつかの大学の連合体であり、その本部がこの建物にあります。しかし、2007年には主要大学が独立して、今や抜け殻のようになってしまいました。この建物は、現在ではカーディフ大学とは直接の関係はありません。

その南に警察署があります。

パークプレイス通りの校舎

さて、カーディフ国立博物館に戻ります。その東側のパークプレイス通りには、2階建ての小さな建物が並んでいます。民家に混じって、大学の社会科学部が使っている建物があります。

少し北へ行くと、カーディフ大学の学生組合と保健センターがあります。西側に目をやると、門の後ろに優雅な建物が見えますが、これは前述の大学のメイン・ビルの裏側です。

さらに北へ行くと、キャセイズ駅の小さな駅舎があります。また、大学のフィットネス・スカッシュ・センターや学生スポーツ・センターがあります。このあたりの西側は生物医学ビルや心理学科のタワー・ビルとなっています。

その先も民家が続きますが、中に社会科学の図書室や人文学の研究室があります。

なお、キャセイズ公園キャンパスから南に500メートルほどのところに、トレビシック・ビルがあります。ここはカーディフ大学の工学部、物理学・天文学の研究室があります。この名前は蒸気機関車を発明した技術者リチャード・トレビシックを讃えたものです。

ヒース公園キャンパスの医学校

キャセイズ公園キャンパスから北に2キロ離れたヒース公園キャンパスには、カーディフ大学の医学校と大学病院があります。

医学校は、1893年に南ウェールズ&モンマウス州ユニバーシティ・カレッジの医学部として設立されました。創立当時の医学部のキャンパスは、現在のカーディフ王立診療所（p.205）の敷地内に作られました。設立資金として10万ポンドをポンと寄付したのが設立者のウィリアム・エドワードでした。当時はウェールズ地方に医学部がなかったため、医師になるためにはロンドンに出て行かなくてはならず、医学部の設立が望まれていました。エドワードはウェールズ生まれの医師で、英国医学会の会長を

つとめ、1885年にカーディフで英国医学会の大会を開きました。これをきっかけとして、ウェールズ初の医学部を作ったのでした。その後、エドワードは長い間副学長をつとめました。

1931年、ウェールズ国立医学校として医学校に昇格しました。第2次世界大戦中は、ロンドンの医学校がここに疎開していました。その後、医学校は大きく発展し、1961年に歯学校が作られました。キャンパスが狭くなったため、新しくヒース公園キャンパスが計画され、1971年に完成しました。開館式にはエリザベス女王も参加しました。

1984年にウェールズ大学医学カレッジと改名し、2004年にウェールズ大学カーディフ校と対等合併して、カーディフ大学医学校となりました。現在のカーディフ大学医学校は、学生数1,000名、大学院生1,100名、教員500名、研究サポートスタッフ300名を抱え、イギリスでも最も大きい医学校のひとつとなっています。

ウェールズ大学病院：英国で3番目に大きい大学病院

ヒース公園キャンパスの北側には、巨大なヒース公園が横たわっています。このあたりは昔はヒース（雑草）の生える荒れ地であり、林があったところを開墾して病院を建てました。

キャンパスの中央にそびえるのがウェールズ大学病院です。1,000床あり、ウェールズ地方で最も大きな病院で、英国全体でも3番目に大きい大学病院です。

病院の地下には、ラジオ・グラモーガンの本部があります。このラジオは入院患者の娯楽のために作られたもので、運営はすべて無給のボランティアによっておこなわれています。前身のカーディフ王立診療所時代の1967年から活動しており、病院がヒース公園キャンパスに移ったときにいっしょに移り、1999年には専用のスタジオも完成しました。

カーディフ大学の精神科は、心理学的医学・神経学科という名称です。9名の教授をはじめとして多数のスタッフがいます。

病院の周りに、医学校や歯学校、看護学校が並んでいます。医学校の学

生は、キャセイズ公園キャンパスの生物医学ビルにおいて前臨床課程を終えてから、ヒース公園キャンパスで臨床訓練を受けます。

エビデンスにもとづく医学（EBM）はウェールズにはじまる

「エビデンスにもとづく医学（EBM）」は現代の医療に大きな影響を与えていますが、そのはじまりは疫学のコクラン共同計画にあります。意外に知られていないことですが、コクランはこのカーディフの医学校の教授として活躍し、最初の「無作為割付対照試験（RCT）」はウェールズ地方でおこなわれました。

アーチボルト・コクラン（1909～1988年）はスコットランド生まれで、父親は第1次世界大戦のガザの戦いで戦死しました。ケンブリッジ大学で学び、ロンドンのユニバーシティ・カレッジ病院で医学を修めました。この間にベルリンのオットー・ランクのもとで精神分析を受けたりしています。コクランのEBMがもとになって、後に精神分析療法が下火になってしまうことは歴史の皮肉でしょう。また、1936年にはスペイン内戦に外国人義勇兵の軍医として参加しました。第1次世界大戦では軍医として参加し、クレタ島で捕虜となりました。その後、医療将校としてヨーロッパ各地の捕虜収容所を回って仕事をしました。このようにコクランの前半生は波乱に満ちたものでした。こうした過酷な環境での医療の体験から、これまでの医学が十分な証拠（エビデンス）を持たないことを痛感したといいます。

39歳のとき、コクランは、ウェールズ地方のロンダ炭坑の坑夫の塵肺について研究しました。このときに、コクランはRCTの手法を開発し、そのパイオニアとなりました。その後、ロンダの坑夫の病気については20～30年にわたってフォローアップ研究をおこないました。

51歳でウェールズ国立医学校（後のカーディフ大学医学校）の教授となりました。大学の疫学研究ユニットを率いて研究し、医学教育の中に疫学と医学統計を含めることを主張しました。1972年に著書『効果と効率：保健サービスに関する　随　想 ランダム・リフレクション 』を発表しました。この本の中で、EBM

の考え方を述べ、RCTの手法で科学的な疫学研究をおこなうが必要であると主張しました。この本のタイトルのランダム・リフレクション（随想）は、ランダマイズド・コントロール・トライアル（無作為割付対照試験）に掛けたシャレになっています。

　この本は世界的な反響を呼び、後にオクスフォード大学にコクラン・ライブラリーが作られて、世界中のRCTや系統的レビューが集められるようになりました。この動きは世界中に広まり、コクラン共同計画（コラボレーション）へと発展しました。こうした動きは医学だけでなく、臨床心理学や心理療法の分野にも浸透し、さらに社会科学の分野にも普及して「キャンベル共同計画（コラボレーション）」に結実したことは、前著『アメリカ こころの臨床ツアー』で紹介したとおりです。

施薬院から出発したカーディフ王立診療所

　カーディフで歴史的に重要な病院はカーディフ王立診療所（インファーマリー）です。大学のキャセイズ公園キャンパスから東に1キロほどのところにあります。

　最初はカーディフ施薬院（ディスペンサリー）として1822年に篤志家の寄付で作られた小さな診療所でした。1837年には、グラモーガン＆モンマウス州診療所・施薬院となりました。1893年には、カーディフ大学医学校の前身である南ウェールズ＆モンマウス州ユニバーシティ・カレッジの医学部が敷地内に置かれ、1923年にカーディフ王立診療所と改名されました。医学部の教育病院として発展し、また、カーディフ市の人口増加に伴って、一時は500床の大学院となりました。しかし、ヒース公園キャンパスに巨大な大学病院ができたため、病院の機能はそちらに移動しました。このため、1999年には王立診療所は閉鎖されました。ただし、診療所の西病棟だけは、まだ泌尿器科の病棟として使われています。また、この病棟は、地域医療チームや、ドラッグ・アルコール問題に対応する精神科のユニットが使っています。

歴史が重層するカーディフ城

 最後に、キャセイズ公園キャンパスの近くにあるカーディフ城を訪ねましょう。キャンパスの南西の方角で、中央駅に戻る途中にあります（p.191、地図14）。

 カーディフ城は、四方を高い城壁で囲まれています。この城壁は1世紀にローマ軍が築いた砦です。

 入口を入ると、中は広々とした芝生の庭が広がっています。外から見た城壁が無愛想なのに対して、城壁の中の緑があまりにきれいなので、その落差に驚きます。敷地の真ん中に土盛りがあり、その上に大きなノーマン・キープが建っています（写真8-6）。12世紀のノルマン時代に建てられたキープ（天守）で、上から見ると、12角形をしています。土盛りの周りには壕が掘ってあります。

 中央の階段をのぼって天守の中に入ることができます。中の階段をのぼると、天守の上に達します。かなりの高さで、見晴らしがきくので、カーディフ大学の心理学科のビルも見えました。

 敷地の西側には美しい館が建っていますが、これは所有者だったビュート家の邸宅です（写真8-7）。

 何代もかけて増改築されたのでゴタゴタした外観となりましたが、最も

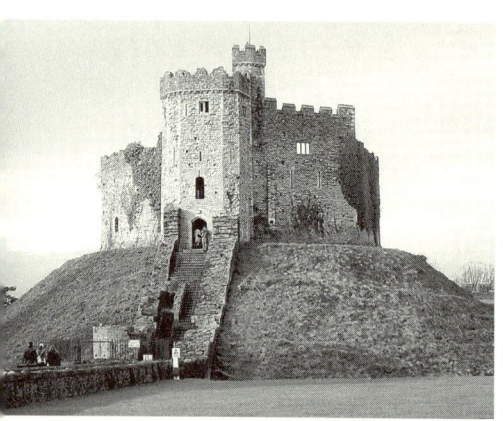

写真8-6 カーディフ城のノーマン・キープ
（ノルマン時代の天守）
Cardiff Castle
所 Castle Street, Cardiff CF10 3RB
http://www.cardiffcastle.com

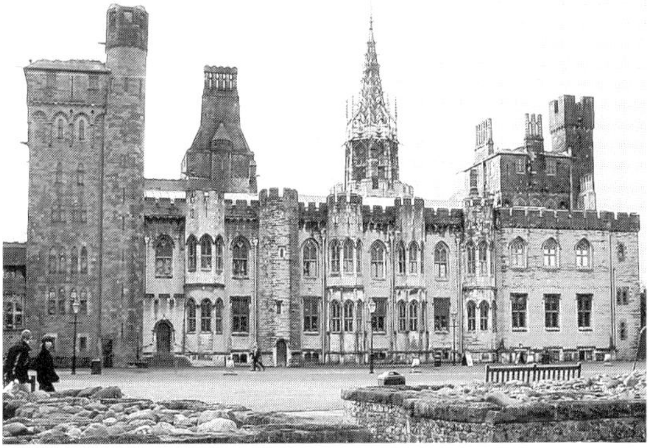

写真8-7 カーディフ城のビュート家の邸宅
Bute House

大規模な改築は、19世紀のビクトリア時代に第3代ビュート伯爵ジョンによっておこなわれたものです。彼は、建築家ウィリアム・バージェスに設計を依頼して、華麗な塔をたくさん建てました。邸宅の内部は一般公開されていますが、信じられないほど凝った装飾です。

このように、ローマ時代、ノルマン時代、ビクトリア時代という3つの時代がひとつの敷地に重なっています。それぞれが興味深く、一日見ていても飽きません。さらに、敷地内には、王室ウェールズ博物館や女王ドラゴンガード博物館も併設されています。

第3代ビュート伯爵ジョンとウィリアム・バージェスは、カーディフ郊外にコッホ城を作りました。こちらの内部も、カーディフ城と同じように凝ったものです。

9 グラスゴー

Glasgow

地下鉄で回る文化都市
こころの臨床ツアー

> スコットランド地方の最大の都市グラスゴーを訪ねます。スコットランドは、昔からヨーロッパの文化の最先端の地であり、エディンバラとともにグラスゴーはその中心でした。日本の明治維新では、多くの日本人がグラスゴーで学びました。グラスゴーには、グラスゴー大学、ストラスクライド大学、カレドニア大学などたくさんの大学があります。グラスゴー大学は、18世紀には啓蒙主義の中心となり、19世紀には産業革命を支えるなど、世界をリードした大学です。便利な地下鉄を利用して、グラスゴーのおもな大学や病院を回ってみましょう。文化都市グラスゴーの旅は、歴史に分け入る心の旅となります。

地下鉄で回るグラスゴーこころの臨床ツアー

　グラスゴー国際空港は、グラスゴーの中心から西15キロのところにあります。グラスゴーは鉄道の路線も充実しており、移動には便利です。グラスゴー中央駅とクイーン・ストリート駅の2つのターミナル駅があり、行き先によって駅が異なります。グラスゴー国際空港やロンドンへの列車は中央駅から出ますが、エディンバラへの列車はクイーン・ストリート駅から出ます。

　グラスゴーには、スコットランドで唯一の地下鉄が走っています。はじめて訪ねた人も容易にいろいろな施設へ行くことができます。この地下鉄は1896年の開業で、ロンドン、イスタンブール、ブダペストに次いで、

地図15 地下鉄で回るグラスゴーこころの臨床ツアー

ヒルヘッド駅（地図16）
☆グラスゴー大学
☆ウェスタン診療所
☆ガートナベル医学地区

カウカッデンズ駅
☆カレドニア大学
☆グラスゴー美術学校

ブキャナン通り駅（地図17）
☆グラスゴー大聖堂（旧グラスゴー大学）
☆グラスゴー王立診療所
☆ストラスクライド大学

クライド川

グラスゴー地下鉄線

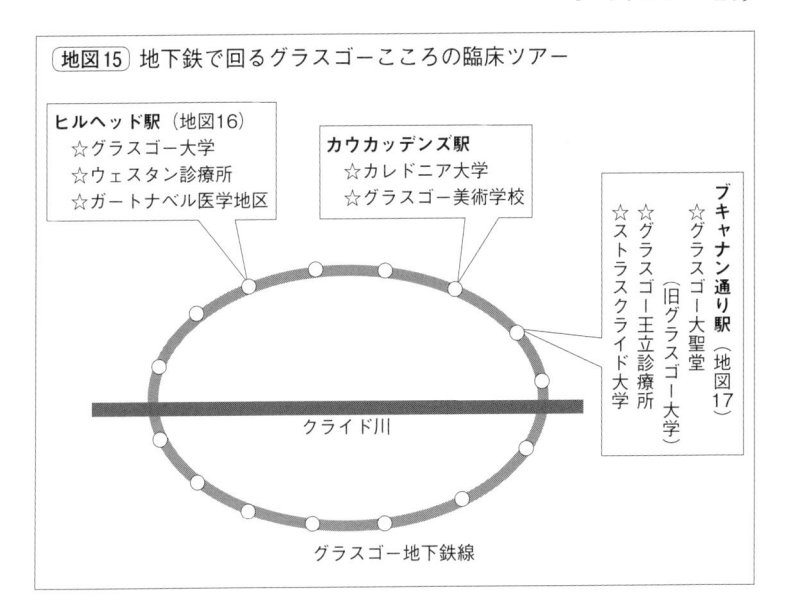

世界で4番目に古いものです。

　グラスゴーの地下鉄は、地図15に示すように環状線です。ケルビン川をはさんで、北側に8駅、南側に7駅があります。東京の山手線と同じで、外回りが時計回り、内回りが反時計回りです。3両編成の短い車輛です。グラスゴーのおもな見どころは地下鉄で回ることができます。

　以下では、まずヒルヘッド駅で降りてグラスゴー大学のキャンパスを歩き、グラスゴー大学医学校とウェスタン診療所を訪ねます。また、少し離れたガートナベル医学地区を見学します。次に、ブキャナン通り駅で降りて、グラスゴー大聖堂（旧グラスゴー大学）、グラスゴー王立診療所、ストラスクライド大学を見ます。次に、カウカッデンズ駅のカレドニアン大学とグラスゴー美術学校を見学します。最後に、オーエンによる労働者のための実験村ニューラナーク（世界遺産）を訪ねます。

2回引っ越したグラスゴー大学

　クイーン・ストリート駅から、地下鉄に乗って4つ目のヒルヘッド駅で降ります。5分ほど歩くと、グラスゴー大学のキャンパスがあります。地図16はグラスゴー大学のキャンパスです。

　スコットランドには、オクスフォード大学やケンブリッジ大学に匹敵する古典大学が4つもあります。できた順に、セント・アンドリューズ大学（1411年創立）、グラスゴー大学（1451年創立）、アバディーン大学（1495年創立）、エディンバラ大学（1582年創立）です。

　グラスゴー大学は1451年にローマ教皇ニコラス5世の勅許状を得て、ターンブル司教によって設立されました。ニコラス5世は、世界最古の大学であるイタリアのボローニャ大学のような最高の施設をスコットランドに作ることを望んでいました。僧を養成する宗教施設として作られた点は、セント・アンドリューズ大学やアバディーン大学と同じです。

　グラスゴー大学のキャンパスは、これまで大きな引っ越しを2回してい

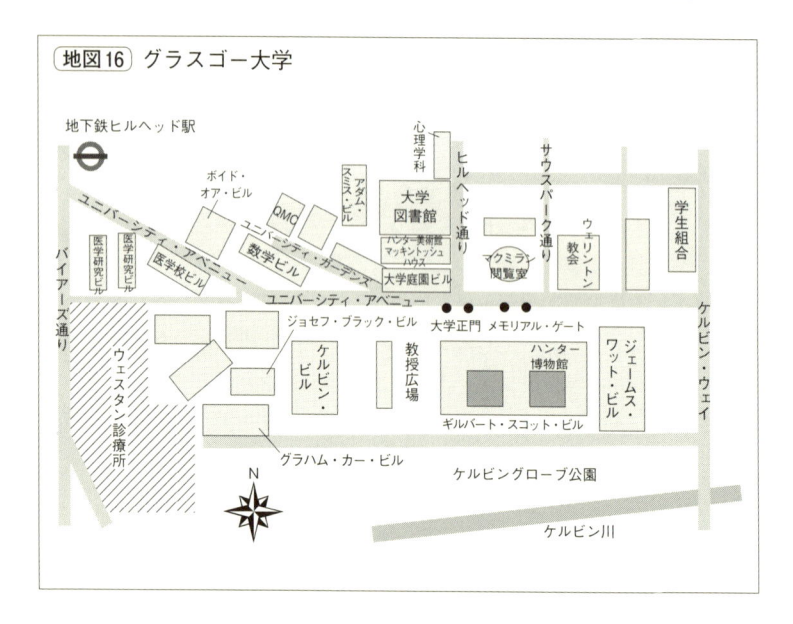

地図16　グラスゴー大学

ます。グラスゴー大聖堂の附属施設として作られ、教育も大聖堂で行われました（1451～1563年）。第1回目の引っ越しは1563年で、大聖堂から少し南にあるハイ・ストリート・キャンパスに引っ越しました（1563～1780年）。19世紀に入るとこの地区が工業地帯となりスモッグに覆われてしまったため、1870年にギルモアヒルにある現在のキャンパスに引っ越しました（1780年～現在）。

学長メルヴィルの波乱の生涯

　グラスゴー大学は16世紀に宗教改革の嵐に巻き込まれました。1579年から長老主義者メルヴィルがグラスゴー大学の学長となりました。アンドリュー・メルヴィル（1545～1622年）は、中世のスコットランドの大学で最も有名な学者です。セント・アンドリューズ大学で学び、ジュネーブでカルビン派の教えを受け、29歳でグラスゴー大学の学長となり、教育制度を確立しました。カリキュラムを拡張し、言語学、科学、哲学、神学などの講座を作りました。彼のもとにはスコットランド中から学生が集まりました。

　ここまでは学者・教育者としての人生でしたが、ここから彼は宗教家・政治家として活躍し、波乱の人生を送ることになります。メルヴィルは、ジョン・ノックスに続いて、プロテスタントをスコットランドに普及することに力を尽くしました。カトリックと対立し、そのトラブルがもとで、39歳のときにイングランドに逃亡することになりました。

　メルヴィルは、国王ジェームズ6世を批判し、国王のことを「神の愚かな臣下」にすぎないと呼んだりしました。これによって国王の怒りにふれ、メルヴィルはロンドンに呼び出され、ロンドン塔に4年間幽閉されてしまいました。

　65歳で釈放されましたが、スコットランドには戻らず、フランスのセダン大学の教授となり、死ぬまでそこで暮らしました。

啓蒙主義と産業革命の中心

グラスゴー大学の発展は、グラスゴーという都市の発展そのものといえます。

17世紀後半から、グラスゴーでは商業活動がさかんになり、地方の町だったグラスゴーは、1670年頃にはエディンバラに次ぐスコットランド2位の大都市となりました。その後、グラスゴーは、商業都市から工業都市へと変わります。19世紀前半には綿工業が発展し、19世紀後半には石炭、鉄道、造船などの重工業が発展しました。19世紀後半の産業革命が盛んな時期には、グラスゴーのあるクライド湾の周辺だけで、世界の船舶の5分の1を生産したといいます。産業革命とともに、グラスゴー大学は文化・産業の世界的な中心へと躍り出たのでした。

はじめは教会の付属物として作られた大学でしたが、近代になると、神学の地位は低くなり、かわって経済学や医学や工学などの実学が大学の中心となりました。

18世紀になると、グラスゴー大学は、エディンバラ大学のサロンとともに、スコットランド啓蒙主義の中心となりました。アダム・スミスやハチスンがグラスゴー大学教授をつとめ、自然科学においても化学者ジョセフ・ブラック、蒸気機関の発明者ワットもグラスゴー大学につとめていました。

20世紀に入ると世界恐慌が起こり、重工業は不振となりました。現在のグラスゴーは、「脱工業化」、そして「文化都市」をめざしています。マッキントッシュの建築などの建築やデザインでも有名です。

日本の明治維新とグラスゴー大学

日本の明治維新の時代には、多くの日本人がグラスゴーで学び、またグラスゴーの学者がお雇い外国人として来日して活躍しました。

長崎のグラバー邸に今も名前を残すトーマス・グラバーは、スコットランドのアバディーン出身で、明治維新の志士たちを陰で支えました。明治

維新前の1863年に、伊藤博文ら長州藩の武士5名が密航しロンドン大学で学びました。この史実はロンドン大学のホームページでも紹介され、日本では『長州ファイブ』として映画化され、前著『ロンドン こころの臨床ツアー』でも紹介しました。この密航の手引きをしたのがグラバーでした。

長州ファイブのうち、山尾庸三はロンドンからグラスゴーに来て、造船技術を学びました。昼はグラスゴーの造船所で働き、夜はアンダーソン・カレッジ（現在のストラスクライド大学）（p.239）で物理学を学びました。帰国した山尾は、明治政府の工学についての要職につき、東京大学工学部の前身となる工部大学校を創設するなど、「工業の父」と呼ばれました。

山尾がアンダーソン・カレッジで勉強したときに同級生だったのがダイアーで、彼は工部大学校の初代都検（教頭）となりました。ヘンリー・ダイアー（1848～1918年）は、アンダーソン・カレッジとグラスゴー大学で学び、エンジニアとなりました。25歳のとき、明治政府の招きで来日し、工部大学校で多くの人材を育てました。日本のエンジニア教育の確立に尽くし、35歳でスコットランドに戻りました。

医学でも、東京大学医学部の前身である東京医学校の初代校長となったイギリス人のウィリアム・ウィリス（1837～1894年）は、グラスゴー大学やエディンバラ大学で医学を学びました。彼は、鹿児島大学医学部の前身である鹿児島医学校でも教育にあたりました。ちなみに、鹿児島時代のウィリスに認められて教授に抜擢されたのが高木兼寛でした。高木はその後イギリスに留学してイギリス医学を学び、東京慈恵医科大学の前身である成医会講習所を作り、ドイツ医学の考え方と対立したことはよく知られています。

明治時代のお雇い外国人はその50％、2,000人がイギリス人で、その相当な部分がスコットランド人でした（高橋哲雄『スコットランド 歴史を歩く』岩波新書）。明治維新から第1次世界大戦までの間に、グラスゴー大学やアンダーソン・カレッジに留学した日本人は80名に達します（『スコットランド・ルネッサンスと大英帝国の繁栄』北政巳著、藤原書店）。スコットランドが科学技術の先進国だったことがわかります。

グラスゴー大学を歩いてみよう

現在のグラスゴー大学は、学生数は学部16,588名、大学院5,366名、計21,054名の大規模校です（2009年）。教員数は約2,000名です。

グラスゴー大学の教育研究の組織は、大きく4つのカレッジに分かれ、その下でたくさんのスクール（学校）に分かれています。

大学の建物は中世的で荘厳で、歴史の重みを感じさせます。キャンパス内の建物には、この大学の有名な学者の名前がつけられています。建物の名前の由来をたどるだけで、この大学の歴史を語ることができます。それはそのまま英国の学問の歴史を語ることになります。それほど偉大な学者をこの大学は輩出しているのです。これまでノーベル賞受賞者を6名出しています。

大学を代表するギルバート・スコット・ビル

大学正門から出発しましょう。キャンパスの中央を東西に横切るのがユニバーシティ・アベニューで、この通りに面して、キャンパスのちょうど真ん中に大学正門（メインゲート）があります。3メートルくらいの小さな石造りの門です。門をくぐって中に入ります。

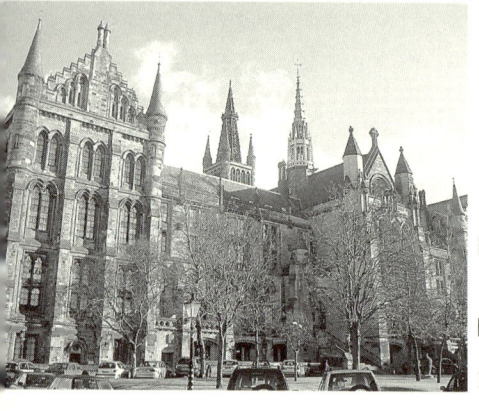

写真9-1 グラスゴー大学のギルバート・スコット・ビル
University of Glasgow
所 University Avenue, Glasgow, G12 8QQ
http://www.gla.ac.uk

正門から入って、正面のレンガ造りの巨大な建物は、ギルバート・スコット・ビルです（写真9-1）。設計者ジョージ・ギルバート・スコットの名前をとったものです。19世紀に建てられたネオ・ゴシック様式の建物で、三角尾根の塔が立っています。グラスゴー大学を代表する建物で、今でも大学のメイン・ビルとして使われています。

ビルの中は自由に入ることができ、入口は少し東側に回ったところにあります。三角屋根の真下にも入口があります。ビルの1階にはビジターセンターとショップがあり、おみやげや大学のロゴ入りグッズを売っています。キャンパスの地図もここでもらえます。

美しい2つの中庭

ギルバート・スコット・ビルの中には、2つのクオドラングル（中庭）があります（写真9-2）。

西クオドラングルと東クオドラングルです。このクオドラングルの周りの一部は、回廊になっています。回廊の天井はアーチが組み合わさった美しいもので、よく映画やテレビのロケが行われます。グラスゴー大学は、他の大学より文化財に指定された建物が多いのですが、中でもギルバート・スコット・ビルは珠玉の作品です。

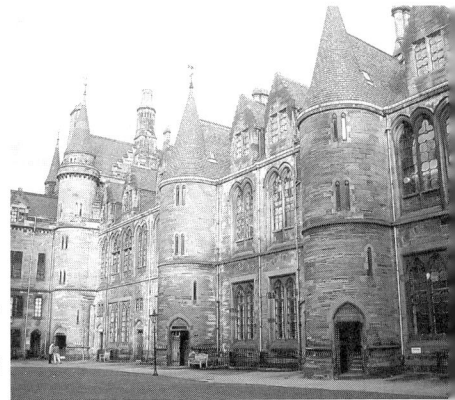

写真9-2 ギルバート・スコット・ビルの中庭
Quadrangle of Gilbert Scott Building

クオドラングルの周りには、講義室や、会計財政学科、ビジネス管理学科、地理学・地球科学科などの研究室が入っています。

ビルの北側にはビュート・ホールがあります。富豪のビュート伯爵3世（p.207）とチャールズ・ランドルフによる寄付で作られました。このホールで、毎年、卒業式がおこなわれ、式の後にはクオドラングルでパーティが行われます。

ハンター博物館：ウィリアム・ハンターのコレクション

エレベーターでギルバート・スコット・ビルの4階に上がると、ハンター博物館があります。この大学を卒業した医学者ハンターが集めた品を公開しています。

ウィリアム・ハンター（1718～1783年）は、グラスゴーの近くのコールダーウッドで生まれ、グラスゴー大学で神学を学び、後にこの大学の有名な医学者・化学者であるウィリアム・カレンのもとで医学を修めました。その後、ロンドンに行き、解剖学・産科学で名をあげました。1764年には、国王ジョージ3世の王妃シャーロットの主治医となり、医師としての名声をあげました。

1768年にはロンドンの王立アカデミーで解剖学の教授となりました。自宅に解剖学の学校を作り、円形の階段教室（解剖シアター）で解剖の実習をして学生に見せました。ここから多くの解剖学者や外科医が育ったのです。ハンターは、オランダの有名な医学画家ヤン・ファン・リムダイク（1730～1790年）と協力して、解剖図版集を出版しました。X線がなかった当時は、リムダイクの解剖図は非常に重要であり、これにより解剖学は格段に進歩しました。この図のモデルとなったのは、レオナルド・ダ・ビンチの解剖図です。この点で、ハンターはイギリスでのダ・ビンチの再発見者とされています。

なお、ロンドンのハンターのもとで解剖学を学んだアメリカの医師シッペンは、1762年にフィラデルフィアに戻り、リムダイクの解剖図を使って講義をしました。これがアメリカで最初に行われた解剖学の講義であり、

ここからアメリカの外科学が出発するのです。アメリカが独立する直前のことでした。使ったリムダイクの解剖図は、今でもペンシルバニア病院に保存されています。これについては、拙著『アメリカ こころの臨床ツアー』を参照ください。

また、ハンターが作った人間の病理標本は、外科医の教育に大きく貢献しました。ホルマリン漬けのおびただしい人体標本は、今でもこの博物館で見ることができます。

他にも、ハンターは美術品やコインなどいろいろなものを収集しました。王室の主治医をつとめたハンターは、多くの協力者を得て、膨大なコレクションを作りました。

彼はたゆまず働き、1783年にロンドンで亡くなりましたが、その間際まで講義をしていたといいます。彼は生涯結婚せず、子孫がなかったので、彼が残した膨大な収集物はグラスゴー大学にすべて寄贈されたのです。

ジキル博士のモデルとなった弟ジョン・ハンター

ウィリアムの10歳年下の弟ジョン・ハンター（1728〜1793年）も、解剖学者として有名です。弟ジョンは兄を頼ってロンドンに出て、兄の学校のために解剖のための遺体を集めました。犯罪組織と如才なくつきあえたジョンは、死体泥棒から遺体を買い付けたりしました。これによって兄の解剖学校は成功し、解剖の研究も大いに進んだのです。ジョンについては、評伝『解剖医ジョン・ハンターの数奇な生涯』（ウェンディ・ムーア著、河出書房新社）に生き生きと描かれています。

ジョンは、人体の標本を作ることにも才能を発揮しました。ジョンが残した解剖学の標本は、ロンドンの王立外科医師会の中にあるハンター博物館で見ることができます。これについては、拙著『ロンドン こころの臨床ツアー』を参照ください。

ジョンは晩年、業績をめぐって兄と対立しました。ジョンは1793年に亡くなりましたが、兄と違って、残したのは膨大な借金でした。ジョン・ハンターはこうした明と暗の二面性を持っており、作家スティーヴンソン

による二重人格の小説『ジキル博士とハイド氏』のモデルにもなったといわれています。

ハンター兄弟が生まれたスコットランドのニューラナーク郡コールダーウッドの村には、兄弟の小さな生家が残されており、「ハンター家博物館」として保存されています。

スコットランド初の博物館

大学に寄贈されたウィリアム・ハンターの収集品を展示するため、1807年にハンター博物館が作られました。この博物館はスコットランドで最初にできた公立博物館です。今から200年以上前のことです。博物館を作るための費用もハンターの遺産が使われました。

はじめはこのギルバート・スコット・ビルにすべて展示されていましたが、その後、大学が集めた品々も増えたので、大学内の以下の5つに分けて展示されることになりました。すなわち、①ハンター博物館、②ハンター美術館、③マッキントッシュ・ハウス、④動物学博物館（グラハム・カー・ビル）、⑤解剖学博物館（トンプソン・ビル）です。

⑤解剖学博物館は、ギルバート・スコット・ビルの東翼に位置するトンプソン・ビルにあります。ふだんは開放しておらず、見学するには事前に予約が必要です。②〜④については後述します。

ハンター博物館には、さまざまなものが展示されています（入場無料）。解剖学的標本や医学的収集品はもとより、ハンターやケルビン卿といった科学者についての展示、鉱物や恐竜の化石など博物学的資料、絵画などの美術品、書籍や原稿などの図書類、コインやメダルなどの蒐集品、考古学や民俗学などの資料などもあります。ミニ大英博物館の趣です。

私撰 世界の医学博物館ベスト5

ハンター博物館は、医学の面だけから見ても大規模な医学博物館です。こころの臨床ツアー私撰「世界の医学博物館ベスト5」に入れておきま

しょう。
1　グラスゴーとロンドンのハンター博物館
2　イタリアのボローニャ大学博物館
3　ドイツのベルリン大学シャリテの医学史博物館
4　中国の香港医学博物館
5　イタリアのローマ大学医学史博物館

キャンパスで最高の眺望

　ギルバート・スコット・ビルを通り抜けて南側の扉から出てみましょう。実は、こちらの南側がビルの正面です。ビルの上には高い塔が建っています。ビルのすぐ前は広場になっていて、その真ん中に国旗の旗竿が立っています。この旗竿の下が、キャンパスで最高の眺望といわれます。

　このあたりは高台になっているので、南西を見ると、3キロ先のグラスゴー中心部がよく見えます。すぐ下には、ケルビングローブ公園が広がっています。ゲール語で「緑の谷間」を表すグラスゴーは緑の多い都市であり、市内に90もの公園や庭園がありますが、その中でもケルビングロー

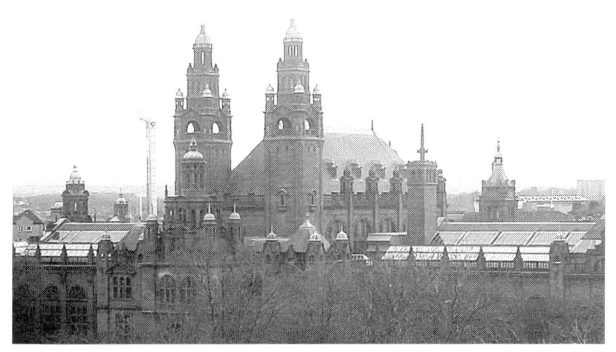

写真9-3　ケルビングローブ美術館・博物館
　　　　　Kelvingrove Art Gallery and Museum
所　Argyle Street, Glasgow G3 8AG
http://www.glasgowlife.org.uk/museums

プ公園はとくに美しいといわれます。公園の中を流れるのがケルビン川です。

この川の向こうには、ケルビングローブ美術館・博物館の建物が見えます（ 写真9-3 ）。この建物の巨大さには圧倒されます。その隣には、グラスゴー交通博物館もあります。さらに、ここからクライド川の造船所のクレーンなども見えます。

ワットを記念したビル

ギルバート・スコット・ビルの東側にある建物はジェームス・ワット・ビルで、機械工学や航空工学の研究室が入っています。

ビルの名前は、かつてこの大学で働いていたワットの名前をとったものです。ジェームス・ワット（1736〜1819年）はスコットランド生まれで、大学教育は受けられませんでしたが、グラスゴー大学の化学者ブラックの計らいで、1756〜1764年まで、大学の実験器具を作る技師として働きました。

この大学でワットはニューコメンが開発した蒸気機関を知り、その改良と実用化に努めました。化学者ブラックの財政的な援助もあって、研究を続け、ついに実用化に成功しました。ワットの蒸気機関は多くの工場で使われ、イギリスの産業革命の原動力となりました。ワット自身も事業家として成功し、巨万の富を得ました。

ワットの名前は仕事率の単位として日常的に使われています。また、イギリスでは、50ポンド紙幣に肖像が使われるほど有名人です。とくに出身地のスコットランドでは、各地に銅像が建てられています。グラスゴーでもジョージ・スクエアにワットの坐像が建っています。エディンバラのヘリオット・ワット大学など、ワットの名前をとった大学もいくつがあります。

戦没者慰霊の礼拝堂とメモリアル・ゲート

ギルバート・スコット・ビルの西側は、大学の礼拝堂になっています。第1次世界大戦で亡くなった学生・教員733名の追悼のために1929年に建てられました。ひとりひとりの名前が銘板に刻まれています。後に、第2次世界大戦で亡くなった学生・教員432名を追悼する銘板も設置されました。

礼拝堂の南には、「獅子と一角獣の階段」があります。この階段は、もともと1460年頃にハイ・ストリートの古い大学ビルの一部でした。1870年の移転時に、レンガをひとつひとつ運んで、この新しいビルに移築したのです。

礼拝堂の西側は芝生の広場になっています。1860年代に高齢の教授たちの住居として建てられたもので、教授広場（プロフェッサーズ・スクエア）と呼ばれます。例えば、後述のケルビン卿は、1870〜1899年にこの広場の11番地に住んでいました。この家は、世界で最初に電気照明のついた家ということです。教授広場の南側には学長宿舎があります。教授広場の西側のステアー・ビルは法学部として使われています。教授広場の北東に行くと、大学正門に戻ります。

大学正門を出て、ユニバーシティ・アベニューを東に歩きます。南側にメモリアル・ゲートがあります。黒い小さな鉄の門扉であまり目立ちませんが、1952年に同窓会から大学に贈られたものです。この門をよく見てみると、グラスゴー大学550年の歴史において重要な人物31名の名前が金色の透かし彫りになっているのです。

学生組合と教会

ユニバーシティ・アベニューを東に歩くと、ケルビン・ウェイという通りに突き当たります。すぐ北側に立っているのが、学生組合（GUU）の建物です。グラスゴー大学には、GUUとQMU（p.227）という2つの学生組合があります。GUUは1885年に創設されました。ずっと男子学生だ

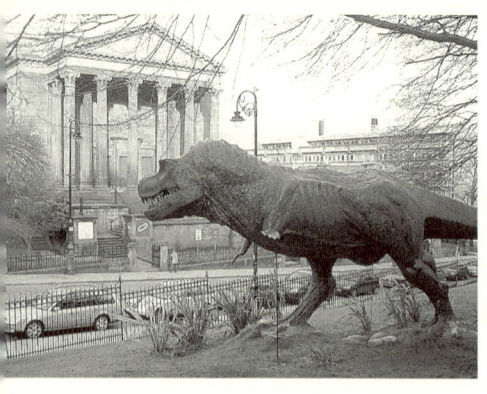

写真9-4　ウェリントン教会（恐竜の
　　　　　オブジェはハンター博物館
　　　　　の前に立っていたもの）
　　　　　Wellington Church
　所 Southpark Avenue, Glasgow
　　 G12 8LE
　http://wc.thischurch.org

けの組合であり、女子は別の組合QMUを作っていましたが、1980年からGUUは女子学生も加盟するようになりました。GUUは、世界ディベート選手権で5回チャンピオンになっているとのことです。

　ユニバーシティ・アベニューを西に戻ると、ウェリントン教会があります。古代ギリシアのコリント式の柱がある建物で、とても目立ちます（写真9-4）。この写真に写っている恐竜のオブジェは2001年にハンター博物館の前に立てられたもので、大学の名物となっていたのですが、現在は撤去されたようです。

　この教会の西側の狭い通りが、サウスパーク通りです。この通りに、昔、建築家マッキントッシュ夫妻が住んでおり、その部屋を再現したのが、次のマッキントッシュ・ハウスです。

　教会の西側に、マクミラン閲覧室と呼ばれる大きな円形の建物があります。学生の学習スペースです。

不遇の建築家マッキントッシュ

　大学の正門から北側に延びるのはヒルヘッド通りです。この両側に見どころが集まっていますので、歩いてみましょう。

　ヒルヘッド通りを北に少し入ると、マッキントッシュ・ハウスがあります。これは建築家マッキントッシュの美術館です。

　チャールズ・マッキントッシュ（1868〜1928年）は、グラスゴー生まれの建築家・デザイナーで、グラスゴー美術学校（スクール・オブ・アー

ツ)で学びました。当時のモリスのアーツ・アンド・クラフツ運動の影響を受けて、在学中から頭角をあらわし、彼のグループは「グラスゴー派」と呼ばれました。この動きは、ウィーン分離派にも影響を与え、彼は一躍アールヌーボーの旗手としてもてはやされました。

28歳の若さで、母校であるグラスゴー美術学校の校舎の設計コンペティションに優勝しました。このデビュー作は、現在もグラスゴー市内に残っています(p.243)。その後、グラスゴーのクイーンズ・クロス教会やヒルハウス、教育博物館、ウィロー・ティールームなどの設計を手がけました。これらの建物の多くは、今でもグラスゴー市内で見ることができます。ガウディの建築を見るためにバルセロナを訪ねる人が多いように、マッキントッシュの建物を見るためにグラスゴーを訪れる愛好者も多いのです。

しかし、モダンすぎたために当時の社会から受け入れられず、マッキントッシュの後半生は不幸なものとなりました。建築の仕事がなくなり、グラスゴーを離れてヨーロッパ各地を転々としました。ついには建築の仕事を捨てて、水彩画家に転向するに至りました。最後には癌にかかり、ロンドンで59歳の生涯を閉じました。マッキントッシュの仕事が注目されたのは、死後20年もたってからのことでした。

マッキントッシュの生前の家を復元

マッキントッシュの遺産は、彼の甥によって、1947年にグラスゴー大学に寄付されました。それらを展示するために、ハンター美術館の一角にマッキントッシュ・ハウスが作られました。ここには、マッキントッシュの作品や絵画などが展示されています。

有名なのは、マッキントッシュ夫妻の部屋を再現した部屋です。マッキントッシュと妻のマーガレットは、1906～1914年に、前述のサウスパーク通り78番地に住んでいました。この場所から100メートルと離れていない場所です。この家は、1960年代にグラスゴー大学の建物が拡張されるときに取り壊されてしまいましたが、家具などは保存されていたので、1981

年に、部屋の内部が復元されました。玄関、ダイニングルーム、スタジオ製図室、寝室などからなっています。家具などは、マッキントッシュが設計したオリジナルです。背もたれの長い椅子は有名です。

ハンター美術館と大学図書館

　マッキントッシュ・ハウスの奥にある大きなモダンな建物がハンター美術館です。図書館の巨大なビル群の一角として作られています。ウィリアム・ハンターが集めたレンブラントなどの作品が見られます（入場無料）。ハンターの死後も、博物館は収集品を増やしていきました。とくに、ロンドンで活躍したアメリカ人の画家ホイッスラー（1834～1903年）については世界一の収集量です。ホイッスラーは日本美術に深い影響を受け、それがあらわれた作品も多く所蔵されています。

　この美術館は、コンサートやいろいろな催し物の会場としても利用されています。戸外には彫刻庭園があります。

　美術館の後ろにある巨大な高層ビルは、1968年に建てられた大学図書館です。周りに、高さの違う柱のような細長いビルをたくさん従え、全体でひとつの複合体をなしています（写真9-5）。図書スペースは12階分あり、

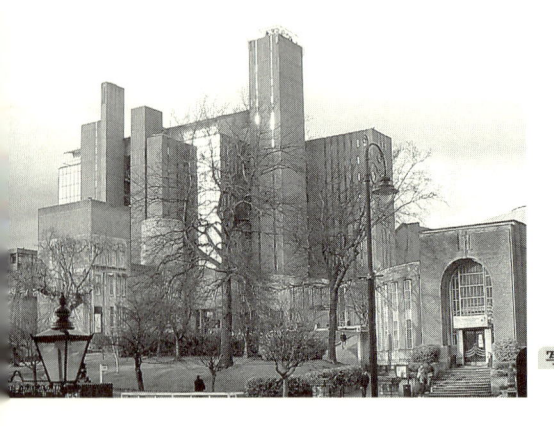

写真9-5　グラスゴー大学図書館
University Library

蔵書数はヨーロッパ全体でもトップクラスに入ります。

経済学の父アダム・スミス

　その裏にアダム・スミス・ビルがあります。1967年に建てられ、現在は社会科学部のビルで、政治学、経済学、社会学、人類学などの研究室やアダム・スミス図書館が入っています。

　グラスゴー大学の学者で最も有名なのはアダム・スミスでしょう。彼は20ポンド紙幣に肖像が使われるほど、イギリスでは有名人です。アダム・スミス（1723～1790年）はスコットランド生まれで、グラスゴー大学で哲学を学びました。このとき、スコットランド啓蒙主義を代表するハッチソンの道徳哲学の講義に深い影響を受けました。

　その後、奨学金をもらってオクスフォード大学のベイリオル・カレッジへ行きますが、当時のオクスフォード大学はきわめて停滞していた時期でした。スミスがオクスフォード大学の学問に失望したことは有名であり、オクスフォード大学を批判する際に引用されるのが常です（p.23）。スミスはグラスゴー大学のほうがはるかに学問のレベルが高いと知り、スコットランドに戻りました。確かに、当時のオクスフォード大学は最低の時期であり、当時のスコットランドの大学は最高の時期でしたので、スミスの感想はもっともなことだったでしょう。

　1751年、スミスはグラスゴー大学の教授となり、母親といとこ3人で、当時ハイ・ストリートにあった教授住宅に住みました。後に学長となったスミスは、この頃の生活を振り返って、「人生で最も幸せで名誉に充ちた時期だった」と述べています。大学で彼は道徳哲学を講義しました。この講義をまとめたのが『道徳感情論』です。人間には他者の心を共感する力があり、それが道徳感情の基礎であるというものです。これについて解説したのが『アダム・スミス「道徳感情論」と「国富論」の世界』（堂目卓生、中公新書）です。

　しかし、1763年、40歳でスミスは大学を辞めて、フランスに渡り、貴族の家庭教師となりました。3年後にスコットランドに戻りますが、教職

にはつかず、エディンバラで関税委員の仕事をしました。この間に『国富論』を執筆し、1776年に発表しました。ちょうどアメリカ独立の年であり、市場の機能を重視し、市場での自由競争を主張したこの著書は世界に大きな影響を与え、後にスミスは「近代経済学の父」と称されるようになったのです。スミスは哲学者ヒュームと長年の親交を持ち、二人はスコットランド啓蒙主義を代表する学者とされています。1787年、スミスはグラスゴー大学の学長（名誉職）につきましたが、その3年後に病死しました。

グラスゴー大学心理学科

ヒルヘッド通りをさらに北に行くと、ヒルヘッド通りテラスという美しい建物があります。この中に心理学科があります。この建物は、大学の建物というよりは、ふつうの民家に近いものです（写真9-6）。

大きなドアを開けると、心理学科のスタッフの写真が貼ってありました。

グラスゴー大学の心理学科はヘンリー・ワットが1907年に開設したも

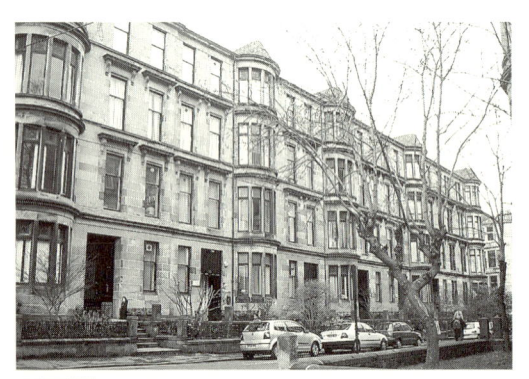

写真9-6　心理学科のあるヒルヘッド通りテラス
School of Psychology
所 58 Hillhead Street, University Avenue, Glasgow G12 8QB
http://www.gla.ac.uk/schools/psychology

ので、長い歴史を持っています。ピックフォード、コーコラン、ファー、オートリーといった心理学者が学科長をつとめました。現在は7名の教授をはじめ多くのスタッフがいます。なお、臨床心理士養成の博士コースは、ガートナバル王立病院の精神科に設置されています (p.234)。

ユニバーシティ・アベニューを西に行くと、通りに対して斜めに出ている細長い公園があります。ユニバーシティ・ガーデンズと呼ばれます。この公園の周りを道路が囲んでいます。この入口の細長い建物がユニバーシティ・ガーデン・ビルと呼ばれます。このビルには、歴史学科、英文学 (ケルト文学、イングランド文学、スコットランド文学)、芸術史学科、英語学科、音楽科、現代語学科などが入っています。

ユニバーシティ・ガーデンズの通りには、クイーン・マーガレット・ユニオン (QMU) の建物があります。QMUは、グラスゴー大学の第2の学生組合です。1906年に女子学生だけの学生組合として創設され、1979年からは男子学生も加入するようになりました。音楽のバンドを呼んで、この建物の中でライブをおこなっているそうです。

ノーベル平和賞のボイド・オアにちなんだビル

QMUビルの前の階段を下りると、ベンチが並んでいるスペースがあります。その前に建っているのが数学ビルです。

その隣りの高いビルがボイド・オア・ビルです。建物の名前は、この大学の卒業生でノーベル平和賞を受賞した医学者オアを讃えたものです。ジョン・ボイド・オア (1880～1971年) は、グラスゴー大学で医学を学び、第1次世界大戦ではソンヌの戦いに参加しました。後にアバディーン大学の動物栄養学研究所の所長として、人口と家畜の栄養の関係について研究しました。これにもとづいて、第2次世界大戦中、政府の食料栄養政策に携わりました。戦後には、国際連合が作った食料農業機関 (FAO) の初代長官となりました。こうした栄養学の行政についての功績が認められ、1949年ノーベル平和賞を受賞しました。オアはグラスゴー大学の学長 (名誉職) もつとめました。

このボイド・オア・ビルは1972年に建てられた大学で、2番目に大きい建物です。科学・工学カレッジの本部があり、自然科学系の研究室や講義室やセミナー室があります。

熱力学を確立したケルビン卿

少し東に戻り、ボタニー・ゲートという門から再びキャンパスの中に入ります。ここから南側には、自然科学のビルが並んでいます。

まず、南に歩いていくと、ケルビン・ビルがあります。1906年に建てられ、自然哲学ビルと呼ばれていました。現在は物理学と天文学の研究室が入っています。

このビルの名前は、ケルビン卿と呼ばれた物理学者にちなんでいます。ウィリアム・トムソン（1824～1907年）は北アイルランド生まれで、10歳にしてグラスゴー大学に入学し、22歳で自然哲学（物理学）の教授となりました。彼は、絶対零度を基準とする絶対温度の概念を提唱したり、熱力学第2法則を発見したり、ジュール・トムソン効果を発見するなど、古典的な熱力学を確立しました。この他にも物理学のいろいろな分野で研究をおこない、18世紀を代表する世界的な科学者となりました。彼の名前は絶対温度の単位ケルビン（°K）として歴史に残っています。ハンター博物館には、ケルビン卿の業績を説明する「ケルビン・ギャラリー」という常設展示が設けられています。

ケルビン卿は、22歳から75歳まで50年以上教授職をつとめました。半世紀以上も同じ大学の教授をつとめるというのは世界記録ではないでしょうか。ケンブリッジ大学キャベンディッシュ研究所など、もっと有名な大学からたくさん誘いがあったようですが、すべて断ってこの大学につとめました。80歳のときにこの大学の学長（名誉職）をつとめ、83歳で亡くなりました。

ケルビン vs. ラザフォード：新旧物理学の対決

ケルビン卿は「19世紀のニュートン」と称された大科学者でした。ケルビン卿の亡骸は、ロンドンのウェストミンスター寺院で、ニュートンと並んで葬られているのです。

19世紀末は、ニュートン力学とマクスウェルの電磁気学ですべての自然現象が解明できると考えられており、こうした古典物理学の万能性を信じたのがケルビン卿でした。

しかし、20世紀初頭から、ラザフォード（p.163）らの放射性物質の研究があらわれ、ミクロな世界を理解するためには古典物理学では不十分で、全く新しい物理学が必要であることがわかってきました。量子力学などの新しい物理学のはじまりです。ケルビンとラザフォードは、それぞれ古典物理学と新物理学を代表する科学者でした。

例えば、ケルビンは地球の年齢を1億年と推測しました。溶解した火の玉が徐々に冷えて固まったのが現在の地球だとすると、このような年齢となるそうです。この計算によって困ったのが、ダーウィンでした。これだけ短いと、生命が進化する時間が足りないからです。ケルビンの批判により、進化論は危機に陥りました。

しかし、これに対して、ラザフォードは放射性物質の研究から、地球には放射性物質という自前の熱源があるので地球の年齢はもっと長いと推測しました（現在では46億年と推定されています）。これによって、生物が進化する時間的な余裕があることになり、ダーウィンの進化論は救われたのでした（『ケンブリッジの天才科学者たち』小山慶太、新潮選書）。

日本政府から勲章をもらったケルビン卿

彼は、本名のトムソンではなく、ケルビン卿という通称で呼ばれました。この名は、近くを流れるケルビン川からとったものです。卿と呼ばれるのは、大西洋電信計画の功績で、ビクトリア女王から男爵に叙せられたからです。

実は、ケルビン卿は日本政府からも勲章をもらっているのです。

明治政府の工学関係のお抱え外国人の多くは、ケルビン卿のもとで学んだエンジニアや科学者でした。東京大学工学部の前身となる工部大学校の初代教頭となったダイアー（p.213）もそのひとりです。

また、工部大学校を卒業した志田林三郎は1880年にグラスゴー大学に留学し、ケルビン卿のもとで物理学や数学などを学びました。帰国後は工部大学校の教授として電気工学の教育研究に当たりました。また、日本の物理学の祖とされ日本式ローマ字の発明者の田中館愛橘は、グラスゴー大学に留学し、ケルビン卿のもとで学びました。

ケルビン卿は、弟子を積極的に日本に送るなど、日本に対して好意的で、彼が日本の科学技術の発展に及ぼした影響は大きいものがありました。このため、1901年、日本政府は彼に勲一等旭日賞を授与しました。

化学者ブラックを讃えるビル

その西にあるのがジョセフ・ブラック・ビルで、化学科が入っています。

このビルの名前は、化学者ジョセフ・ブラック（1728～1799年）にちなんでいます。彼は、グラスゴー大学ではじめに芸術を次に医学を学び、エディンバラ大学で医学を学びました。1756年にグラスゴー大学の解剖学・植物学の欽定教授となり、1757～1766年までは医学の欽定教授をつとめました。化学の講師もつとめました。この間に、潜熱の発見など多くの科学的業績をあげました。また、前述のように、ワットと知り合い、機械技師としてグラスゴー大学で働けるようにしたり、蒸気機関の研究の財政援助をして、ワットの成功を支えたことでも知られています。

1766年には、エディンバラ大学の化学の主任教授となりました。エディンバラでは、ヒュームやアダム・スミスとポーカーのクラブで知り合いになり、スコットランド啓蒙主義を支える一員ともなりました。

その南がグラハム・カー・ビルです。1902～1935年に動物学の欽定教授をつとめたジョン・グラハム・カー卿にちなんでいます。動物学の研究室が入っています。

この建物には動物学博物館があり、一般公開されています（入場無料）。もともとハンター博物館の展示品でしたが、場所が足りなくなって、こちらに移管されたものです。ウィリアム・ハンターの集めた動物の解剖学標本をはじめとして、昆虫の標本が有名です。

グラスゴー大学医学校と医学地区

ユニバーシティ・アベニューに戻ります。向かい側の建物がウォルフソン医学校ビルです（写真9-7）。2002年に建てられた新しいビルです。グラスゴー大学の医学校は、ヨーロッパでも最も大きい医学校のひとつです。

ウォルフソン医学校ビルの西側には、2つの医学研究ビルがあります。心血管疾患医科学研究ビルと生物医学研究センターのビルです。後者には、分子細胞システム生物学研究所と感染・免疫・炎症研究所が入っています。

大学の西側は、病院の建物が多く集まる医学地区となっています。

ユニバーシティ・アベニューを東に抜けたところがバイアーズ通りです。ここは飲食店が並ぶ繁華街です。ここを北へ行くと、地下鉄ヒルヘッド駅があります。

写真9-7　ウォルフソン医学校ビル
School of Medicine, University of Glasgow
所 Wolfson Medical School Building, University Avenue, Glasgow G12 8QQ
http://www.gla.ac.uk/schools/medicine

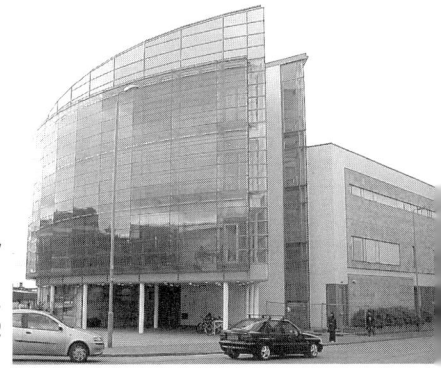

ウェスタン診療所：大病院なのに「診療所」

2つの医学研究所ビルの南側は、ウェスタン診療所(インファーマリー)の敷地です。診療所という名前ですが、高層ビルの大病院であり、グラスゴー大学医学校の教育病院です。

こうした巨大病院がなぜ診療所と呼ばれるのかというと、もともと教会の診療所として出発したからです（p.124）。しかし、このウェスタン診療所のあった場所に、とくに教会があったわけではありません。それなのに、なぜ診療所と呼ばれるのでしょうか。

歴史をたどると、グラスゴー大学がハイ・ストリートにあった時代は、医学校の臨床教育がグラスゴー王立診療所でおこなわれていました（p.239）。しかし、1870年に大学が移転すると、医学校と教育病院があまりに離れてしまいました。そこで、1874年に王立診療所の「西の分院」という形で、ウェスタン診療所が作られ、ここで臨床教育がおこなわれることになりました。だから教会の近くでもないのに診療所と名前がついているのです。

最初は150床の小さな病院でしたが、一時は600床の大病院となりました。しかし、1972年に近くにガートナベル総合病院ができて、地域医療はそちらが中心となっていきました。また、サッチャー政権のもとで医療システムの見直しがおこなわれ、グラスゴー市はウェスタン診療所を2013年で閉鎖し、病院の機能をガートナベル総合病院に統合することを決めました。医学校の教育もそちらで行われることになりました。ウェスタン診療所の跡地は、グラスゴー大学が使用するそうです。

キャンパスの南側には、王立小児病院（ヨークヒル病院）もあります。グラスゴー大学の教育病院のひとつです。

植物園とガートナベル医学地区

バイアーズ通りを北に向かうと、グレート・ウェスタン通りと交わります。この角には、グラスゴー植物園があります。1817年に、グラスゴー

大学のフーカーが市民の協力のもとに作ったものです。ウィリアム・フーカー（1785〜1865年）は、グラスゴー大学の植物学の欽定教授であり、この植物園を作り、世界中の植物を集めました。フーカーは、1841年にロンドンに作られた王立植物園（キュー・ガーデン）の初代園長として招かれ、このことで有名になりました。グラスゴー植物園には、キップル・パレスという巨大な温室があり、多くの市民が訪れます。

グレート・ウェスタン通りの東側の周辺には、グラスゴー大学に関連した施設が点在します。通りの南側には、ガートナベル総合病院、ガートナベル王立病院、北側には獣医学校、ケルビン会議センター、ビーストン研究所、天文台などがあります。

ガートナベル総合病院のある地区は、他にもナッフィールド病院などがあり、医学地区をなしています。ガートナベルとは、ゲール語で「リンゴの木の原」という意味です。

グレート・ウェスタン通りに面して、ガートナベル総合病院があります。地下鉄ヒルヘッド駅から2キロほど西になります。病院のすぐ南側に電車のハインドランド駅があります。

この病院は、1972年、グラスゴー市の西部の医療の中心として作られました。グラスゴー大学医学校の教育病院であり、前述のように、大学の隣りにあるウェスタン診療所が将来閉鎖されて、その機能はこちらに移さ

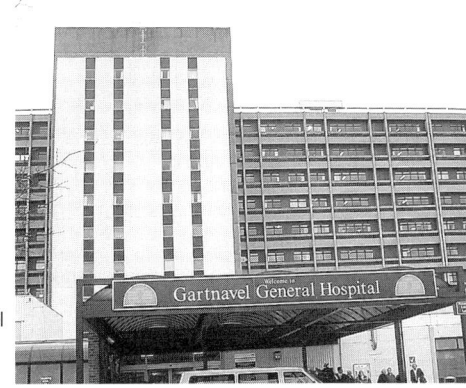

写真9-8 ガートナベル総合病院
　　　　　Gartnavel General Hospital
所 Great Western Road, Glasgow
　G12 0YN

れる計画です。広い敷地の中に、巨大なビルが建っています（写真9-8）。今後、この病院の機能は強化され、いろいろなビルが建てられる予定です。

ガートナベル王立病院（精神科病院）

　総合病院から西の少し奥まった丘の上に、ガートナベル王立病院が建っています。精神科の病院です。1814年に別の地に作られたグラスゴー精神病院（ルナティック・アサイラム）が1843年にこの地に移転し、1943年に現在の呼び方になりました。総合病院よりも、こちらの精神病院のほうが先に建っていたわけです。

　塀などもなく、自由に敷地に入れます。広大な敷地のほとんどが牧草地になっています。郊外の静かな丘の上に、木々に囲まれて、赤レンガの建物が建っています（写真9-9）。環境はよいのですが、建物は古く陰気で、こんな建物の中で本当にメンタルヘルスが向上するのか、疑問に感じたことを思い出します。新しく建てられたビルもいくつかあり、病院のリニューアルが進んでいるようでした。

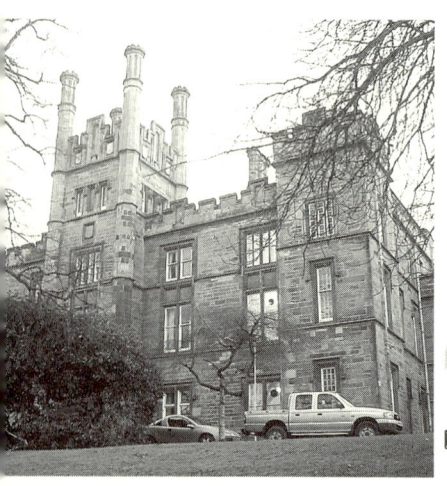

写真9-9　ガートナベル王立病院
　　　　　（精神科病院）
Gartnavel Royal Hospital
所 Great Western Road, Glasgow
G12 0XH

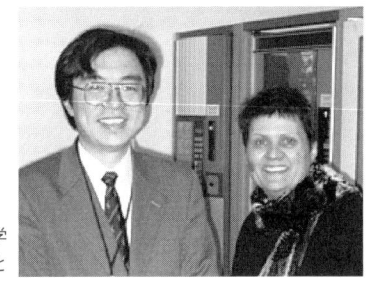

写真9-10
グラスゴー大学精神科教授（現ロンドン大学精神医学研究所教授）のジャン・スコットと

　この病院には、グラスゴー大学の精神科（心理医学科）と臨床心理学科があります。英国心理学会認定の臨床心理士養成の博士コースも置かれています。4名の教授をはじめとして、23名のスタッフがいて、毎年16名の学生を受け入れています。神経心理学を専門とする教授が多くいます。

　グラスゴー大学の精神科の教授をつとめていたのがジャン・スコットです。うつ病の認知行動療法で有名です。彼女はニューカースル大学で精神科医となり、アメリカのベックのもとで認知療法を学びました。その後、グラスゴー大学の精神科の主任教授となり、2000年にはイギリス行動認知療法学会の会長をつとめました。私は、2001年の世界行動療法認知療法会議でスコットと面識を得ました。翌2002年には、彼女はロンドン大学精神医学研究所に教授として移りました。私が2002年に精神医学研究所に留学したときに、当時転任したばかりのスコットに会うことができました。写真9-10 はそのときのものです。

　スコットの邦訳された論文としては、ドライデンとレントゥル編『認知臨床心理学入門』（丹野義彦監訳、東京大学出版会）に「抑うつ」があります。

反精神医学のレインが働いた病院

　ガートナベル王立病院では、精神医学者のレインが働いていました。ロナルド・レイン（1927～1989年）はグラスゴー大学で精神医学を学び、1956～1962年まで、この病院で働いていました。グラスゴー大学のホームページには、有名な卒業生としてレインが大きくとりあげられています。

レインはその後、ロンドンに移り、1962年までタビストック・クリニックにつとめました。タビストックにおいてレインは、統合失調症や統合失調質における自己と対人関係について、イギリスでは珍しく、ヨーロッパの実存分析の立場から考えました。その成果は、『引き裂かれた自己』（阪本健二・志貴春彦・笠原嘉訳、みすず書房）や、『自己と他者』（志貴春彦・笠原嘉訳、みすず書房）、『狂気と家族』（笠原嘉・辻和子訳、みすず書房）などの著作にあらわれています。タビストックをやめてから、1965年に、フィラデルフィア協会の援助をえて、ロンドンのキングスレイ・ホールに医師と患者の境界を排した治療共同体を開きました。こうした反精神医学的なレインの治療実践は、1960〜70年代に世界的な影響を与えました。

グラスゴー大聖堂：グラスゴー発祥の地

次に、地下鉄に乗り、ブキャナン通り駅に行きます。この駅で降りると、グラスゴー大聖堂やストラスクライド大学があります。地図17をご

地図17 グラスゴー大聖堂とストラスクライド大学

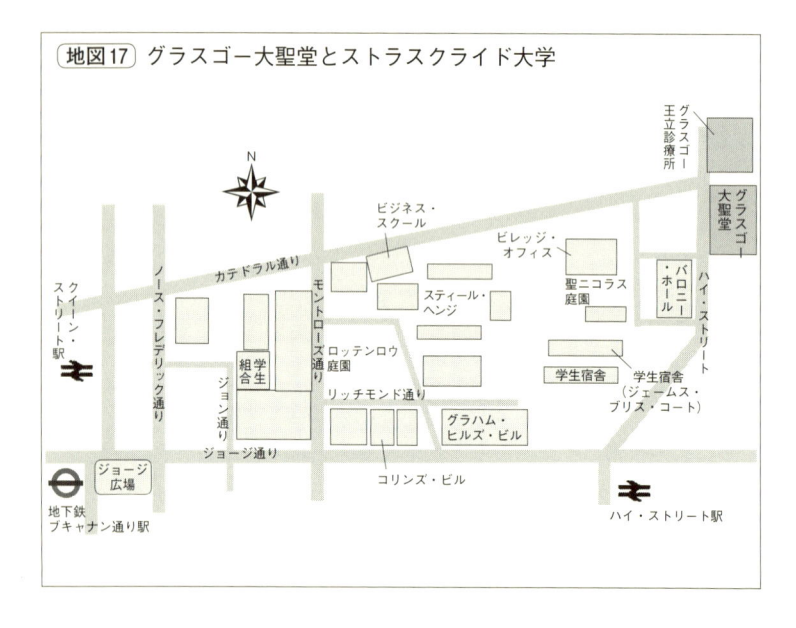

覧ください。まずグラスゴー大聖堂まで歩き、そこからブキャナン通り駅に戻ってくることにしましょう。

グラスゴー大聖堂はグラスゴー発祥の地です。6世紀に聖マンゴーがこの場所に教会を建てたのがグラスゴーのはじまりといわれます。12世紀には、この地は司教座となり、大聖堂が建てられ、多くの巡礼者が訪れました。しかし16世紀になると、カトリックに対抗する宗教改革が起こり、カルビンによるプロテスタント長老会派がスコットランドに入ってきます。ノックスやメルヴィル（p.211）の指導によって民衆に広まりました。こうしてプロテスタント長老会派の民衆とカトリックの国王が対立しました。メルヴィルはこのグラスゴー大聖堂をプロテスタント長老会派の牙城とし、1560年にはカトリックの僧正はフランスに去ってしまいました。

その後、スコットランドはイングランドに併合され、国王や貴族たちはカトリックからプロテスタント国教会派に宗旨替えをしました。カトリックは少数派となり、何回かカトリックの反乱（ボニー・チャールズの反乱など）を起こしますが、鎮圧され、スコットランドのカトリックは表

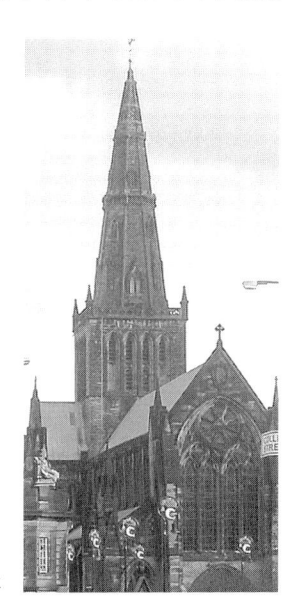

写真9-11 グラスゴー大聖堂
Glasgow Cathedral
所 Castle Street, Glasgow G4 0QZ
http://www.glasgowcathedral.org.uk

舞台から姿を消します。カトリックの司教座である大聖堂の多くは民衆によって破壊されてしまいますが、グラスゴー大聖堂だけは奇跡的に残りました。グラスゴー大聖堂はプロテスタント長老会派（スコットランド国教会）の教会なので、正確にいえばカトリックの「大聖堂」ではなくなったのですが、伝統的にそう呼ばれています。スコットランドの歴史は三つ巴の宗教戦争なので複雑です。

現在の建物は、15世紀に作られたゴシック様式の立派なものです（写真9-11）。

大聖堂には聖マンゴー宗教博物館が併設されています。また、近くにはプロバンド領主館があり、15世紀の生活が展示されています。

グラスゴー大学は大聖堂に作られた

グラスゴー大聖堂は、グラスゴー大学が最初に作られたところでもあります。1451年に、教皇ニコラス5世の勅許状を得たターンブル司教によって、グラスゴー大学が設立されました。僧を養成するために、グラスゴー大聖堂の会議室（チャプターハウス）と、大学の向かい側の建物を借りて、そこを教室として教育がおこなわれました。この教室は、後に教授場（オールド・ペダゴジー）と呼ばれました。

1460年には、ドミニコ修道院であった土地がメアリ女王から贈られ、大学はそこへ移転しました。これがハイ・ストリート・キャンパスです。大聖堂の前から南にのびる通りがハイ・ストリートで、その先500メートルには、鉄道のハイ・ストリート駅があります。

ハイ・ストリートといえば、多くの都市では繁華街であることが多いのですが、グラスゴーのハイ・ストリートは少し寂しい通りです。しかし、1460～1870年の400年間は、このハイ・ストリートの東側にグラスゴー大学の旧キャンパスがあり、大きな大学ビルや礼拝堂が建ち並び、グラスゴー市の中心地だったのです。当時の巨大な大学ビルの模型が、ハンター博物館に展示されています。アダム・スミスやハチソンなどのスコットランド啓蒙主義が花開き、ワットなどの活躍で産業革命のきっかけを作った

のはこのキャンパスです。

　しかし19世紀に入ると、このハイ・ストリート・キャンパスは工業地帯の真ん中になってしまい、スモッグに覆われてしまいました。そこで、敷地と建物をグラスゴー市のユニオン鉄道に売って、1870年、グラスゴー大学は現在のギルモアヒル・キャンパスに移転しました。

グラスゴー王立診療所：グラスゴー大学の教育病院

　大聖堂の北隣りにグラスゴー王立診療所(インファーマリー)があります。診療所といっても本格的な大病院です。中央に塔があり、横幅が150メートルに及ぶ長大な6階建ての建物であり、見る者を圧倒します。

　グラスゴー王立診療所は、1794年に建てられました。この土地は、13世紀頃に司教の城が建てられ、その後荒れ地になっていました。そこで、国王の勅許状を得て、病院が建てられました。建物は有名な建築家ロバート・アダムによって設計され、5階建てで病室が8つありましたが、1914年に建てかえられ、そのビルが今でも使われています。周りに新しい病棟が建て増しされています。

　1870年までは、この病院でグラスゴー大学医学校の教育がおこなわれていましたが、キャンパス移転後は、分院としてウェスタン診療所が作られ、そちらでも教育がおこなわれるようになりました。

ストラスクライド大学：英国で最初の工科大学

　大聖堂と地下鉄ブキャナン通り駅の間には、ストラスクライド大学のジョン・アンダーソン・キャンパスが広がっています。

　ストラスクライド大学は、1964年にグラスゴーで2番目に作られた大学です。その起源は1794年にさかのぼります。当時グラスゴー大学の自然哲学（物理学）の教授だったジョン・アンダーソンが、新大学創設のために遺産を残したのです。アンダーソンは、「実用的な学問」を教える大学をグラスゴーに作ることを遺言しました。当時の大学はまだ聖職者の養

成という目的が強く、科学技術や工学などの実用的な学問は育っていませんでした。しかし、グラスゴー大学では、ワットが蒸気機関を実用化するなど、工学が芽生えつつありました。そこで、アンダーソンの遺産をもとに、アンダーソン・カレッジが作られました。このカレッジが大きく発展し、1964年に大学に昇格したのです。この年はロビンス報告にもとづいて、サセックス大学やケント大学などのいわゆる「新構想大学」が多く生まれた年です。スコットランドでは1960年代に、ストラスクライド大学をはじめとして、ヘリオット・ワット大学、ダンディー大学、スターリング大学の4大学が作られました。

ストラスクライド大学はイギリスで最初の工科大学ですが、現在は文科系を含む4学部からなる総合大学となりました。

キャンパスは、①ジョン・アンダーソン・キャンパスと②ジョーダンヒル・キャンパスの2つからなりますが、主な学部は前者に集まっています。

ストラスクライド大学を歩いてみよう

ジョン・アンダーソン・キャンパスはほぼ長方形です。南はジョージ通り、北はカテドラル通り、東はハイ・ストリート、西はノース・フレデリック通りに囲まれています。

キャンパス全体が斜面になっていて、中には自由に入れます。建物は新しく、グラスゴー大学とは対照的です。

グラスゴー大聖堂のある東側から散歩してみましょう。キャンパスの東のはずれ、大聖堂の向かいには、バロニー・ホールがあります（写真9-12）。中世教会風の建物で、中央に細くて高い塔が立っています。中は講堂になっていて、いろいろなイベントがおこなわれます。

その西側には、聖ニコラス庭園というきれいな庭があります。キャンパスの東側のこのあたりには、学生宿舎が並んでいます。学生宿舎群の中心にあるのがビレッジ・オフィスで、学生宿舎の管理をおこなっています。ここの1階はビジターセンターの受付になっていて、地図などをもらうことができます。2階は食堂になっています。

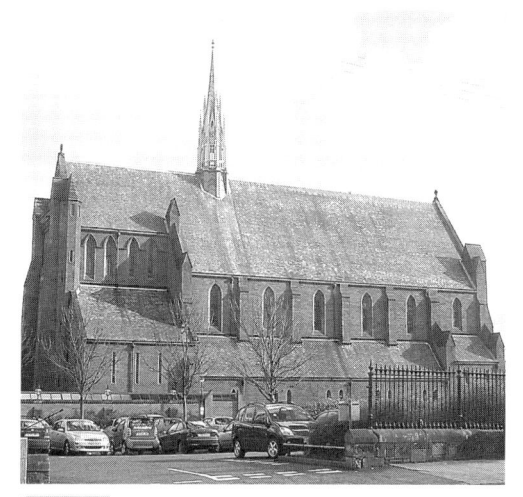

写真9-12 ストラスクライド大学のバロニー・ホール
University of Strathclyde
所 Richmond Street, Glasgow G1 1XQ
http://www.strath.ac.uk

　北側のカテドラル通りに出ると、ビジネス・スクールの建物があり、中には大学が経営するホテルがあります。学生寮のような感じで、安く泊まることができます。

　カテドラル通りの向かい側に大学のブックショップがあります。ホテルの東南側は、スティール・ヘンジと呼ばれる公園になっています。周りが木で囲まれ、真ん中の芝生の公園には、たくさんの鉄のオブジェが立っています。

　キャンパスの中心には、ロッテンロウ庭園という広場があります。周りは高いビルが林立しますが、広場はゆるやかな勾配をなし、芝生が敷かれ、ベンチにはたくさんの学生が休んでいます。

　ロッテンロウ庭園の南側はリッチモンド通りといいます。この通りのコリンズ・ビルには、大学が経営するコリンズ・ギャラリーという美術館があります。常設の展示品はなく、その時々の展覧会が開かれます。一般公開されており、年間4万人の入場者があります。

ロッテンロウ庭園の西側のモントローズ通りは急な坂道になっていて、ジョージ通りに南下しています。
　1本西側のジョン通りを北へのぼっていくと、学生組合のビルがあります。2階以上には食堂やショップがあって、ここではストラスクライド大学のグッズが買えます。

ストラスクライド大学の心理学科

　ジョージ通りにも大学ビルが並んでいます。その中のグラハム・ヒルズ・ビルの6階に心理学科があります。

　心理学科は人文・社会科学部に属しており、研究グループは、①脳と認知、②健康心理学と行動変化、③交通移動心理学、④応用社会心理学、⑤発達教育心理学に分かれています。臨床心理学関係の教員は②のグループで仕事をしています。

　私が最初にスコットランドを訪れたのは、2000年にこの大学で開かれた英国認知行動療法学会に参加するためでした。本場の認知行動療法に触れ、目からうろこが落ちる思いがして、とても感慨深い場所です。2005年には英国学校心理士研修でこの学科を訪れ、スコットランドの教育心理士の仕事について話を聞く機会もありました。

ジョージ広場：エディンバラへの玄関口

　ジョージ通りを西に向かうと、ジョージ広場があります。この広場はグラスゴー市の中心であり、市議会の議事堂などビクトリア様式の建物が周りを囲んでいます。

　広場にはたくさんの像が建っています。ワット、ウォルター・スコット、バーンズ、グラッドストーン、ビクトリア女王などの像です（写真9-13）。

　広場の北には、鉄道のクイーン・ストリート駅があります。ちなみに、1時間ほど電車に乗ると、スコットランドの首都エディンバラに着きます。エディンバラ城を中心とする市街地は「北のアテネ」と称され、イギリス

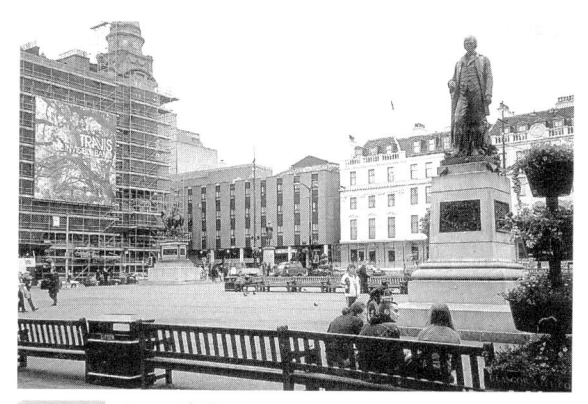

写真9-13 ジョージ広場
George Square, Glasgow

で最も美しい町並みとされ、世界遺産に指定されています。エディンバラ大学をかかえ、ヒュームを生んだスコットランド文化の中心地です。

カレドニアン大学とグラスゴー美術学校

次に、地下鉄でカウカウデンズ駅に行きます（地図15）。この駅で降りると、グラスゴー・カレドニアン大学があります。地下鉄の駅の南を通るカウカッデン・ロードを東に向かうと、道路に面してキャンパスがあります。

グラスゴー・カレドニアン大学は、グラスゴー・ポリテクニックが1993年に昇格した「93年後大学」で、グラスゴーで3番目にできた大学です。カレドニアとは、スコットランドの古い呼び方です。学生数は約17,000名で、3学部からなっています。

また、地下鉄カウカッデン駅の南西には、グラスゴー美術学校（グラスゴー・スクール・オブ・アート）があります。この学校の建物は、前述のマッキントッシュ（p.222）が設計したことで有名です。

この学校は、1845年に国営デザイン学校として創設され、1853年に今の学校名となりました。その後、ニューベリー学長のもとで、校舎が今の

レンフルー通りに移転することになり、設計コンクールが行われて、1896年にマッキントッシュの設計図が採用されたのです。建物がすべて完成したのは1909年のことでした。この建物は、現在でも使われています。100年以上たつ建物なので、外観の色は黒ずんで古ぼけていますが、日本家屋の障子のようにガラス窓を多用し、鉄の細工のデザインはモダンです。

地下鉄のシールズ・ロード駅には、マッキントッシュが設計したスコットランド・ストリート学校の建物があります。今は、この学校は博物館として一般公開されています。

オーエンのユートピア：ニューラナークの実験村

グラスゴーから電車で1時間ほどのところに、ニューラナークという世界遺産の村があります。近代社会主義の創始者オーエンが工場労働者のために作った実験的な村です。

この村の紡績工場の経営者となったロバート・オーエン（1771～1858年）は、労働者の住宅を建て、生活環境をトータルに考えて、子弟のための学校やいろいろな施設を作りました。この試みは成功し、生産性も上がり、その非営利主義と厚生施設は「社会改良の聖地」として世界的な名声を得ました。

こうした実践は、オーエン独特の性格形成論にもとづくものでした。彼は、ジョン・ロックの白紙説を受け継ぎ、「人間は環境の産物である。環境の改善が性格の改良をもたらす」と考えたのでした。1816年にはニューラナークの中に、人格形成学院（インスティテュート・フォー・ザ・フォーメーション・オブ・キャラクター）という学校を建て、生産と密着した教育や直感教育などの進歩的方式を採用しました。これは世界最初の幼稚園と呼ばれ、教育の歴史から見ても画期的なことでした。

その後、オーエンは工場の経営から手を引き、アメリカに渡り、ニュー・ハーモニー平等村を作りました。これがアメリカの社会主義の出発点となりました。その後イギリスに戻り、労働組合運動の指導者となりました。このような運動により、オーエンはイギリスの近代社会主義の創始者、共

同組合の精神的父と称されましたが、エンゲルスからは「空想的〔ユートピア〕」社会主義と批判されるところとなりました。
　現在、ニューラナークの村は世界遺産として指定され、住宅や学校が保存され、当時の労働者の生活を学ぶためのテーマパークとなっています。
　なお、グラスゴーから北のハイランド地方では、Ｕ字谷の間に荒野や湖が広がり、この世のものとは思えない雄大な風景を見ることができます。

10 ベルファスト　Belfast

タイタニック号が象徴する
北アイルランドの二面性を見る

> 最後に、アイリッシュ海を渡って、北アイルランドの中心地ベルファストを訪ねます。ベルファストは、豪華客船タイタニック号が建造された重工業の拠点でした。タイタニック号は今からちょうど100年前に沈没しましたが、犠牲者の多くは貧困と飢餓によって移民を余儀なくされたアイルランド人でした。タイタニック号は、北アイルランドの科学技術力と貧困という二面性を象徴するものでした。その背後には複雑な宗教問題があります。アイルランドの大学や病院は宗教的対立と無関係ではいられませんでした。少し前まで北アイルランド紛争の舞台となったベルファストでしたが、今は平和な街となりました。鉄道を利用して、ベルファストのおもな大学や病院を回ってみましょう。

鉄道で回るベルファスト　こころの臨床ツアー

　北アイルランドは福島県くらいの大きさの地方で、ベルファストはこの地方最大の都市です。ラーガン川がベルファスト湾に注ぐところにベルファストの街があります。

　ベルファストには2つの空港があります。ベルファスト国際空港は市内から北へ30キロ離れたところにあり、ベルファスト・シティ空港は北東6キロのところにあります。

　アイルランド共和国の首都ダブリンからは列車で2時間ほどで着きます。

　ベルファスト市内は、鉄道を利用すると便利です（地図18）。

10 ベルファスト 247

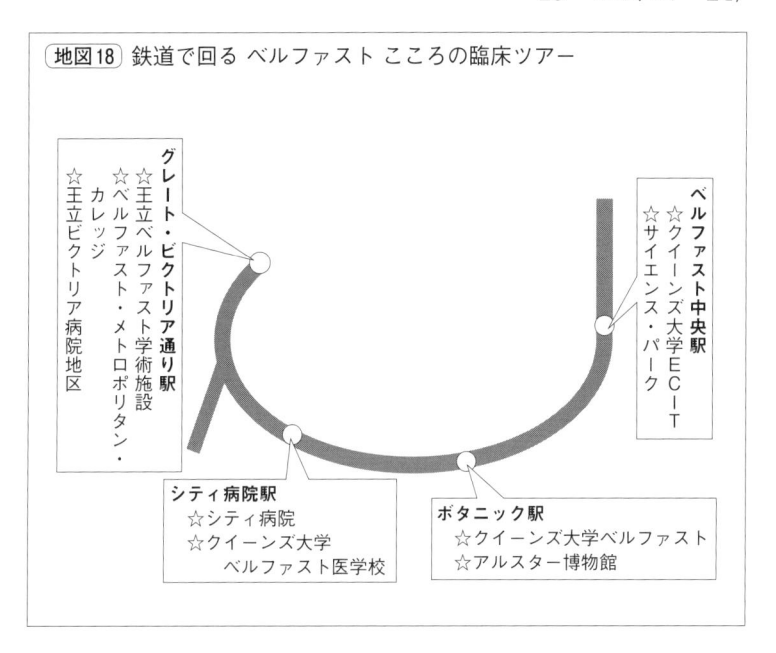

地図18 鉄道で回る ベルファスト こころの臨床ツアー

グレート・ビクトリア通り駅
☆王立ベルファスト学術施設
☆ベルファスト・メトロポリタン・カレッジ
☆王立ビクトリア病院地区

ベルファスト中央駅
☆クイーンズ大学ECIT
☆サイエンス・パーク

シティ病院駅
☆シティ病院
☆クイーンズ大学
　ベルファスト医学校

ボタニック駅
☆クイーンズ大学ベルファスト
☆アルスター博物館

　以下では、まずボタニック駅で降りて、クイーンズ大学ベルファストを訪ねます。アルスター博物館や植物園もこの近くです。次に、シティ病院駅で降りて、シティ病院とクイーンズ大学ベルファスト医学校を訪ねます。続いて、グレート・ビクトリア通り駅に回り、王立ベルファスト学術施設、ベルファスト・メトロポリタン・カレッジ（BMC）、王立ビクトリア病院地区を訪ねます。続いて、ベルファスト中央駅に戻り、タイタニック号ゆかりのクイーンズ島に渡り、クイーンズ大学の電子通信情報技術研究所（ECIT）やサイエンス・パークを訪ねます。最後に世界遺産のジャイアンツ・コーズウェイを訪ねて、イギリスの旅を終えます。

クイーンズ大学ベルファスト：宗教に翻弄された歴史

　まずボタニック駅からツアーをはじめることにしましょう。ボタニック駅で降りると、クイーンズ大学ベルファストのメイン・キャンパスがあり

ます。ボタニック駅は小さな駅で、切符売場があるくらいです。電車は平日は15分に1本の頻度ですが、休日には30〜60分に1本くらいに減ってしまいます。駅前にタクシーが並んでいます。駅前のボタニック・アベニューを南へ歩くと、5分くらいで大学が見えてきます。

クイーンズ大学ベルファストの歴史は、宗教上の対立によって翻弄されたものでした。

アイルランドにはもともとトリニティ・カレッジ・ダブリン（ダブリン大学）がありましたが、この大学はもっぱらプロテスタント国教会派のための大学でした。そこで、カトリックとプロテスタント長老会派の人々のための大学が求められるようになりました。また、18世紀には北アイルランドにも産業革命の波が訪れ、高等教育の需要が高まっていました。こうした背景から、1810年、ベルファストに王立ベルファスト学術施設（RBAI）ができました。後に、この施設の中に、神学と医学の学校が併設されました。

1845年には、新たにアイルランド・クイーンズ大学を作ることになりました。アイルランド・クイーンズ大学は、①クイーンズ・カレッジ・ベルファスト、②クイーンズ・カレッジ・ゴールウェイ、③クイーンズ・カレッジ・コークという3つのカレッジからなっていました。ゴールウェイはアイルランドの西海岸、コークは南海岸の都市です。「クイーンズ」の名を冠しているのは、当時のアイルランドは英国領であったため、英国王のビクトリア女王の勅許状によって作られたからです。この①クイーンズ・カレッジ・ベルファストは、RBAI併設の神学校と医学校をもとにして作られました。

北アイルランド最初の大学

クイーンズ・カレッジ・ベルファストは、北アイルランドに作られた最初の大学となりました。1848年には大学最初のラニヨン・ビルが建てられました。

1879年、アイルランド・クイーンズ大学はアイルランド王立大学と改

名されました。1900年頃から、アイルランドでは英国からの独立運動が盛んになり、このため「王立」という名前のこの大学に対して反感が強くなりました。こうして1908年には、アイルランド大学法が成立し、アイルランド王立大学をいったん解体して、新たにアイルランド国立大学を作ることになりました。ゴールウェイ校は新たにユニバーシティ・カレッジ・ゴールウェイとして、コーク校はユニバーシティ・カレッジ・コークとして、アイルランド国立大学の一部となりました。大学の本部はダブリンに置かれることになりました。

そのダブリンでは、ユニバーシティ・カレッジ・ダブリンが新大学に加わりました。ユニバーシティ・カレッジ・ダブリンは、1854年に作られたカトリック・ユニバーシティがもとになってできた大学です。ここからもわかるように、アイルランド国立大学は、カトリック的でアイルランド・ナショナリズムの強い大学となりました。

アイルランドでの独自の道

しかし、ベルファスト校はこの新大学には加わりませんでした。アイルランドの独立運動は、ダブリンを中心とする中部・南部で強く、ベルファストのある北アイルランドはそれほど強くありませんでした。というのは、アイルランドの独立運動はカトリック信者が中心でしたが、北アイルランドはカトリックよりもプロテスタントの比率が高いため、イギリスから独立する気運が低かったのです。こうした地域差が反映して、ベルファスト校は新しい大学には加わらず、独立して、「クイーンズ大学ベルファスト」としての道を歩むことになりました。「ベルファスト大学」のような名前にしないで、あくまで英国の「女王（クイーン）」にこだわったところに、親英国の立場があらわれています。

その後、1922年にはアイルランド共和国が英国から独立しましたが、北アイルランドは英国領として残りました。1908年のアイルランド大学法による大学の分割は、1922年のアイルランド分割を先取りする動きだったのです。

このような地域分割と北アイルランドにおけるカトリックとプロテスタントの逆転が、後に1970年代になって深刻な北アイルランド紛争を生み出すのです。

クイーンズ大学ベルファストはプロテスタント系の入学者が多かったのですが、最近は、北アイルランドのプロテスタントの中流家庭は経済力をつけ子どもを英国の大学に入れるようになったため、北アイルランドの大学ではカトリックの学生の入学者が増えているということです。

法学の教員からノーベル平和賞の政治家へ

クイーンズ大学ベルファストの卒業生でノーベル賞を受賞したのは2名です。

ひとりは1998年にノーベル平和賞を受賞したデビッド・トリンブル（1944年〜）です。彼はクイーンズ大学ベルファストで法学を学び、この大学で法学の講師をしていました。はじめは政治には傍観的でしたが、1883年に彼が大学で仕事をしているときに、アイルランド共和軍（IRA）の発砲で同僚が撃たれるという事件をきっかけとして、政治に関心を深めていきました。アイルランドでは、ユニオニスト（イギリスとの連合維持を主張する党派）とナショナリスト（イギリスからの独立を主張する党派）の対立が深刻です。トリンブルはユニオニストとして政治の世界に入り、1990年には大学をやめて政治活動に専念し、1995年にはユニオニスト最大の団体であるアルスター統一党の党首となりました。一時は暗殺のターゲットになったこともあったようです。

1998年には、ブレア首相がアルスター統一党と社会民主労働党（ナショナリスト）の間をとりもち、和平にこぎつけました。そのときのトリンブルと社会民主労働党の党首ヒュームがノーベル平和賞を受賞したのです。

新しく北アイルランド自治政府ができ、トリンブルが初代の首相として選ばれ、2002年までつとめました。2005年にはIRAが武装を解除し、武力闘争の終結を宣言しました。1969年からの30年で3,600名の死者を出した北アイルランド紛争はやっと終結を迎えました。

もうひとりは1995年にノーベル文学賞を受賞したシェイマス・ヒーニー（1939年〜）ですが、彼については後で述べます（p.260）。

お札に印刷されるラニヨン・ビル

現在のクイーンズ大学ベルファストは、学部学生17,000名、大学院生7,000名、計24,000名の大規模校です（2010年）。教職員数は約3,000名です。

クイーンズ大学ベルファストの教育研究の組織は、20のスクール（学校）からなっています。これらのスクールが並列しており、学部－学科のようなピラミッド型をしていません。

クイーンズ大学ベルファストのキャンパスは、①メイン・キャンパス、②シティ病院キャンパス、③王立ビクトリア病院キャンパス、④タイタニック・クオーターの研究所ECITなどがあります。今回、これら4つを順に歩いてみましょう。

地図19 はクイーンズ大学ベルファストのメイン・キャンパスです。

ボタニック駅前の通りを南に5分ほど歩くと、美しいラニヨン・ビルが見えてきます（ 写真10-1 ）。大学の顔ともいえる建物で、クイーンズ大学を紹介する場合には、必ずこの写真が使われています。このビルは紙幣に描かれるほど有名です。2008年まで北アイルランドのポンド紙幣の裏側にラニヨン・ビルの絵が使われていたのです。

大学の建物が紙幣に使われるというのは、トルコのイスタンブール大学などの少数の例外を除けば、世界的にも珍しいことです。このことは、クイーンズ大学が北アイルランド人から慕われていることを示しているでしょう。例えば、東京大学の赤門は、1万円札に描かれるほど日本人から慕われているでしょうか。

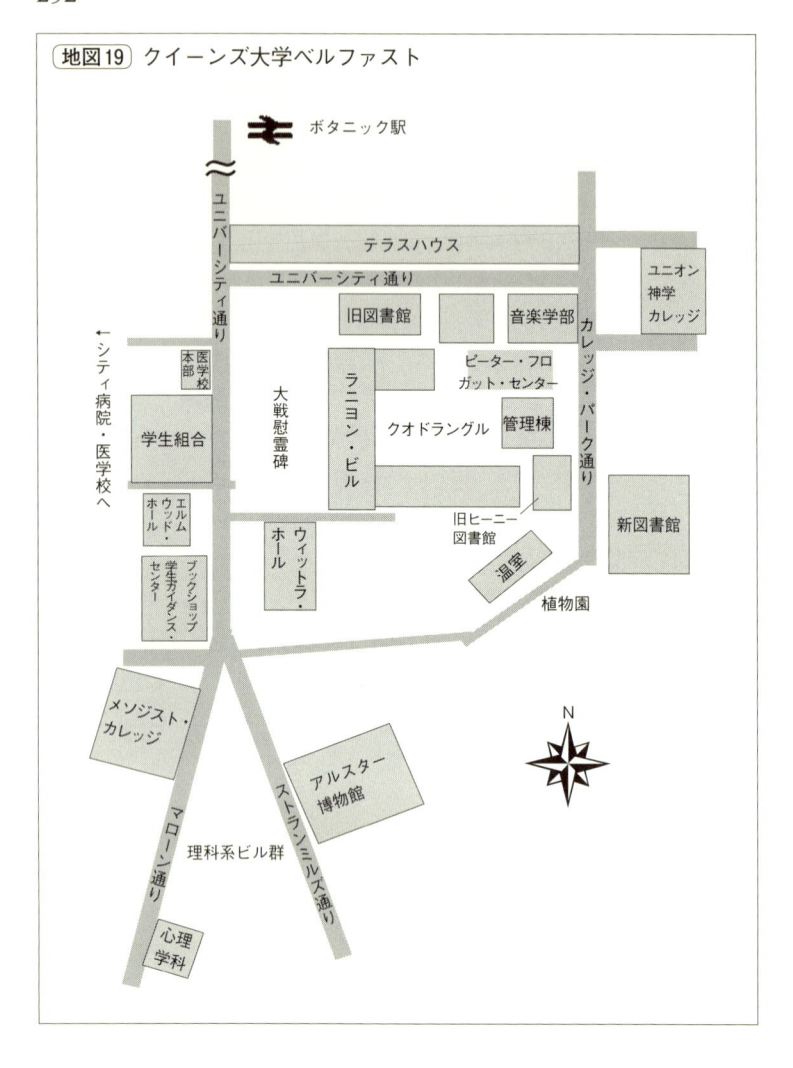

地図19　クイーンズ大学ベルファスト

- ボタニック駅
- ユニバーシティ通り
- テラスハウス
- ユニバーシティ通り
- 旧図書館
- 音楽学部
- ユニオン神学カレッジ
- ←シティ病院・医学校へ
- 医学校本部
- ピーター・フロガット・センター
- カレッジ・パーク通り
- 学生組合
- 大戦慰霊碑
- ラニヨン・ビル
- クオドラングル
- 管理棟
- エルムウッド・ホール
- ウィットラ・ホール
- 旧ヒーニー図書館
- 新図書館
- ブックショップ／学生ガイダンス・センター
- 温室
- 植物園
- N
- メソジスト・カレッジ
- アルスター博物館
- マロー通り
- ストランミルズ通り
- 理科系ビル群
- 心理学科

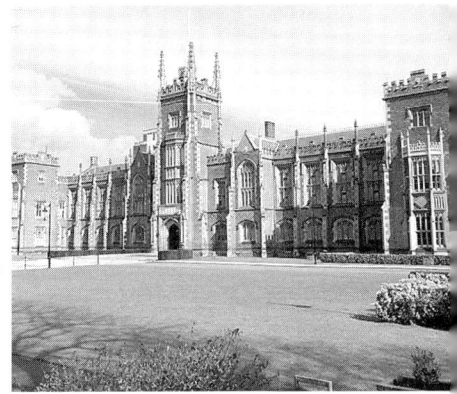

写真10-1 クイーンズ大学ベルファストの
ラニヨン・ビル
Queen's University Belfast
所 University Road, Belfast BT7 1NN
http://www.qub.ac.uk

ラニヨン卿が建てたビル

　ラニヨン・ビルは、チャールズ・ラニヨン卿によって設計され、1849年に完成した大学最初の建物です。

　チャールズ・ラニヨン卿（1813～1889年）はベルファストが生んだ大建築家で、市長もつとめました。彼が設計した数々の建物のうちでも、このラニヨン・ビルが最高傑作とされています。チューダー・ゴシック様式の赤レンガの建物で、尖塔がたくさん立っています。チューダー・ゴシック様式とは、19世紀中頃に建築家のバリーとその弟子ピュージンによって作られたロンドンの国会議事堂（ウェストミンスター宮殿）に代表されるものです。

　ラニヨン・ビルの真ん中には高い塔が立っていますが、そのモデルとなったのは、オクスフォード大学モードリン・カレッジの「創立者の塔」です。モードリン・カレッジには、有名な「グレートタワー」と、中庭に立つ「創立者の塔」という2本の塔がありますが（p.32）、後者をモデルとしました。モードリンの「創立者の塔」は四角形の太い主塔が立ち、その左側に細い副塔が立っていますが、ラニヨン・ビルも同じです。

　当時は、この塔の中に学長室があり、塔の北側には教室が並んでいました。塔より南側にはグレート・ホール（大広間）があり、塔の東側には副

学長室がありました。

ラニヨン・ビルの中に入ってみよう

　クイーン大学のキャンパスは観光地化されており、見学者もたくさん歩いています。

　ラニヨン・ビルの前の広場は、芝生が植えられ、きれいに整えられていますが、1845年まではただの草原でした。

　広場の真ん中には、世界大戦の犠牲となった大学関係者を追悼する像が建っています。第1次世界大戦では254名、第2次世界大戦では155名が犠牲となり、その霊が祭られています。将校として参加して犠牲になった者がほとんどだということです。この像は、羽の生えた勝利の女神が死にゆく兵士を抱えているところをあらわしています。女神は右手に桂冠を持って高く掲げています。

　ラニヨン・ビルの中には自由に入って見学することができます。入口のドアを入ると、床にこの大学の紋章のモザイクがあります。この紋章は意外にわかりやすいので、紹介しておきましょう。写真10-2 に示すように、赤い線で4分割され、中央にエリザベス女王を示す王冠が描かれています。その周りに、①アイルランドを示す竪琴、②アルスター郡を示す「赤い手」、③ベルファストを示すタツノオトシゴ、④大学を示す書物という

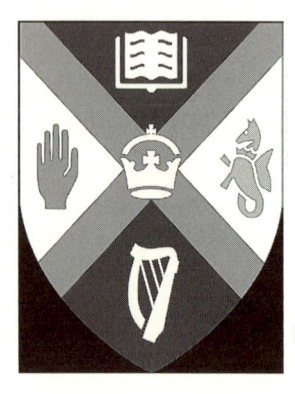

写真10-2
クインーズ大学ベルファストの紋章

4つが描かれています。こうした紋章は、大学のステンドグラスやホールの中など、いろいろなところに見られます。

ガリレオの像にまつわる都市伝説

ドアを通り、ブラック・アンド・ホワイト・ホールに入ってみましょう。床は白黒のチェッカー・ボードのような市松模様になっています。すぐ前にガリレオの大理石像があります（ 写真10-3 ）。ガリレオは物理学者であるとともに、思索者・哲学者でもあり、一心不乱に考えるこの像はガリレオの思索者としての面をあらわしています。

このガリレオ像の横には、「ピオ・フェディ作」と彫ってあります。フェディはイタリアの彫刻家です。この像は、副学長をつとめたウィットラ卿（p.262）がイタリアで買ってきて大学に寄贈したものです。ガリレオ像の上には時計がかかっており、その上には美しいステンドグラスが入った窓があります。

学生の間では、ガリレオ像の右足に触ると幸運が訪れるという伝説があるそうです。また、上の時計が11時11分をさすとガリレオ像がウィンクをするという都市伝説があるそうです。視覚の錯覚でそのように見えるようです。

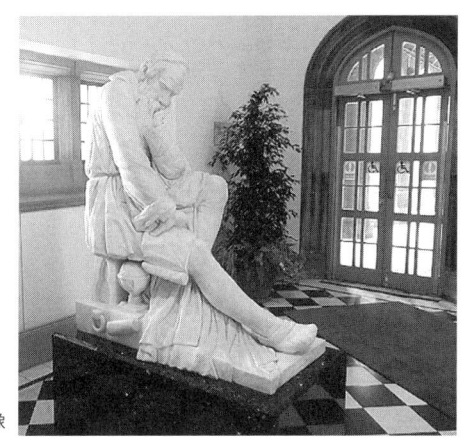

写真 10-3
思索するガリレオの像

大学グッズが買えるウェルカム・センター：臨床ツアーの出発点

　ガリレオ像の横に、ウェルカム・センターの入口があります。センターでは、大学のロゴ入りグッズやおみやげ、この大学出身者の肖像や本を売っています。大学の地図ももらえます。入学志望者や学生のための情報センターでもあり、ベルファスト市の観光案内所にもなっており、毎年何千人もの人が訪れます。

　ウェルカム・センターには、百年祭を記念する石が飾られています。この大学は、1908年に大学に昇格し、2008年で100周年を迎えました。この石には、ノーベル文学賞受賞者シェイマス・ヒーニーが作った詩が彫ってあります。百年祭を記念して、この石が置かれ、エリザベス女王が来て除幕をしました。

　センターの入口には、この大学出身のジャーナリストであるゴドキンの記念プレートがあります。エドウィン・ゴドキン（1831～1902年）は、アイルランド生まれで、クイーンズ大学で学び、クリミア戦争の従軍記者として活躍しました。その後、アメリカに移住し、政治誌『ザ・ネイション』を創刊し、35年にわたって編集をしました。『ザ・ネイション』は現在でも刊行され、アメリカを代表する雑誌となっています。

ノートン・ギャラリーとグレート・ホール

　ウェルカム・センターの横の階段をのぼると、2階にはノートン・ギャラリーがあり、一般公開されています（入場無料）。いろいろな絵や大学の模型などを展示しています。金細工がたくさん飾ってありますが、なぜ大学にこんな金細工があるかはわかりません。

　2階にはカナダ・ルームがあります。かつては動物学博物館として使われていましたが、今は会議室です。カナダに住む同窓生たちが多額の寄付をしたのを記念して、この名がつけられました。

　下にはグレート・ホール（大広間）があります。1868年までは図書館でしたが、それ以後は食堂や会議場、試験会場などして使われています。グ

レート・ホールは肖像画美術館でもあり、壁には50点近くの肖像画が掛けられています。その中には、創設者のビクトリア女王やノーベル賞詩人シェイマス・ヒーニーの肖像などもあります。

正面の壁には、『聖ペテロの殉教』という絵が掛けられています。ルネッサンス期の画家ティティアーノの傑作ですが、19世紀に戦争で消失してしまいました。ここに飾ってあるのは、イギリス人画家アトキンスによる模写です。

クオドラングルに出てみよう

ガリレオ像の後ろにあるドアを抜けると、クオドラングル（中庭）に出られます。回廊を出て振り返ると、正面の壁には小さな時計がついています。中庭の北側と西側は回廊になっていて、屋根がついています。これもオクスフォード大学モードリン・カレッジの中庭と同じです。

ラニヨン・ビルの中庭の側には、表側ほど優雅な装飾がありません。予算が足りなかったため、裏側まできれいに作ることができなかったのです。

中庭には、副学長をつとめたアンドリューズがドラフトチャンバー（排気装置）として利用した窓があります。トーマス・アンドリューズ（1813〜1885年）はアイルランド生まれで、気体と液体の相変化の研究で有名な化学者です。

クオドラングルでは、毎年、卒業式の記念パーティが開かれます。芝生がきれいに整えられた中庭ですが、第2次世界大戦中は畑となり食物を育てていたそうです。

クオドラングルの東側の巨大な建物は大学の管理棟です。クオドラングルの南側には、もうひとつの小さな美しい塔が立っています。この塔は、ラニヨンの弟子であるウィリアム・リンが1911年に建てた数学・物理学科です。塔の下にはアーチ型の入口があり、その上には、この大学の前身のアイルランド王立大学時代の紋章が埋め込んであります。この紋章の下には、左側に物理学者ケルビン卿（p.228）の紋章があり、右側にはこの地の貴族の紋章があります。アーチの反対側には、アイザック・ニュートン

の紋章が飾ってあります。ケルビン卿もニュートンもこの大学と直接の関係がありませんが、当時の物理学の偉人として選ばれたようです。

数学・物理学科の塔の反対側にも細長い塔が立っていますが、これは1952年に作られたライブラリー塔です。その隣りはピーター・フロガット・センターで、1966年に建てられた教育棟です。この1階はカフェになっていて、中庭に面しています。

教会と間違えるゴシック様式の旧図書館

ピーター・フロガット・センターとライブラリー塔の間を北に抜けると、細長い駐車場になっています。その西側に旧図書館の建物があります。前述のリンによって設計され、1868年に完成しました。この建物はまるで教会のような外観をしています。ラスキン・ゴシック様式で建てられており、同じ赤レンガではありますが、隣りのラニヨン・ビルのチューダー・ゴシック様式とは違っています。ラスキン・ゴシック様式は、イギリスの美術思想家ジョン・ラスキンのゴシック思想にもとづいて、英国式と大陸式を折衷した建築様式のことです。

新図書館に移動したため、この旧図書館は現在は使われていません。

ベルファストで最も美しい長屋

旧図書館の北側を東西に走る通りがユニバーシティ・スクエアです。この通りの北側は、200メートルにわたって、3階建ての茶色のレンガの家が30軒ほど一続きに並んでいます。こうした長屋はテラスハウスと呼ばれます。長屋といえば粗末なものを思い浮かべますが、全く逆です。これらの家々は、1849〜1872年にジョージア朝様式で建てられた優雅なもので、ベルファストで最も美しいテラスハウスと呼ばれます。昔はこの通りが市の境界で、ここまでがベルファスト市でした。

かつてこのテラスハウスでは多くの医師が開業しており、「ベルファストのハーレー通り」と呼ばれました。ハーレー通りとは、開業医が集まっ

ているロンドンの通りの名前です。このテラスハウスに張り出し窓が並んでいるのは、その名残です。大学が貧乏だった時代はこのテラスハウスに入ることはできませんでしたが、現在では大学のものになっていて、芸術・人文科学・社会科学部と学科の事務室が入っています。

長屋の真ん中あたりに、音楽芸術学部のクイーンズ映画劇場があります。ここは、次に述べる女子だけの学生組合 WISH があった場所です。

学生組合はかつて男女別だった

ユニバーシティ・スクエア東端の南側にある赤レンガの建物は、音楽学部です。

この建物はかつての男子学生組合でした。1895年まで、この大学は「医学部に大学が付属している」といわれるほど医学部が中心であり、その医学部学生が作ったのが学生組合です。音楽学部の建物に入ると、かつての学生組合の名残リを見ることができます。2階には、昔の弁論室だったマクモーディ・ホールがあります。また、組合の食堂だったハーティ・ルームも、頼めば見学できます。

この学生組合には女子学生は入れなかったために、後に女子だけの組合 WISH ができました。

しかし、男女別の学生組合は不適切となったため2つは統合されることになり、1966年には学生組合のビル（p.261）が新たに建てられました。

議会としても使われたユニオン神学カレッジ

音楽学部の東側には、ユニオン神学カレッジがあります。ドーリア式円柱を正面にもつ立派な古い建物です（ 写真10-4 ）。正面の庭も立派です。

このカレッジは、プロテスタント長老会派の聖職者の教育をおこなうために、1853年にアッセンブリーズ・カレッジとして創設されました。このビルは、ラニオン・ビルと同じく、ラニヨン卿によって設計されました。

1912～1932年には、新しく作られた北アイルランド議会がこのカレッジの建物で開かれました。また、第2次世界大戦中にベルファスト市の警

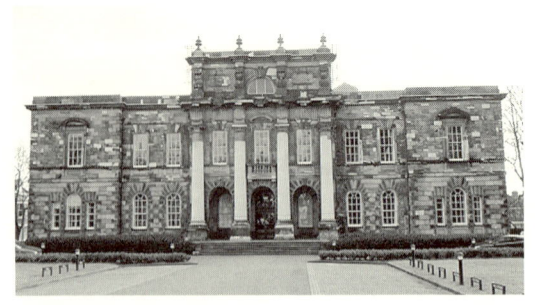

写真10-4 ユニオン神学カレッジ
Union Theological College
所 Botanic Avenue, Belfast BT7 1JT
http://www.union.ac.uk

察本部がドイツ軍の爆撃を受けたため、1941～1948年にはこのカレッジが臨時の警察本部として使われました。

1978年にマギー・カレッジと統合し、現在のユニオン神学カレッジとなりました。

ノーベル賞詩人シェイマス・ヒーニーにちなんだ図書館

音楽学部とユニオン神学カレッジの間を南北に走るのがカレッジ・パーク通りです。ここを南に行くと、新図書館があります。2009年に開館した新しいビルです。大学側は「世界で最も美しい大学図書館のひとつ」と称しています。150万冊の本を所蔵し、2,000人分の席があります。新図書館の中には自由に入れます。入るとラウンジがあって、自動販売機やトイレなどが利用できるようになっています。前の広場には、緑の顔のオブジェがあります。

新図書館の西側にある建物は、国際・大学院学生センターの建物です。以前は、シェイマス・ヒーニー図書館と呼ばれていました。この図書館は、かつて軍事教練のための施設があった場所に、1996年に建てられたものです。この名前は、ノーベル文学賞受賞者ヒーニーにちなんでいます。

シェイマス・ヒーニー（1939年～）は北アイルランド出身で、クイーン

ズ大学で学び、この大学の講師をつとめました。1985～1997年にはハーバード大学の客員教授をつとめました。「イエイツ以来の最大の詩人」といわれ、1995年にノーベル文学賞を受賞しました。アイルランドでは4人目のノーベル文学賞です。この大学のグレート・ホールには、彼の肖像画が飾ってあります。

2009年に新図書館ができてからは、この建物は国際・大学院学生センターとして使われるようになりました。

学生組合とエルムウッド・ホール

ここでもう一度、ラニヨン・ビルの正門に戻り、ユニバーシティ通りを南へと歩いてみましょう。

ユニバーシティ通りの西側に、医学校の本部ビルがあります。2階建てのこぢんまりした建物で、事務室があるだけです。医学校の講義室や病院は、ここから400メートルほど西側へ行ったシティ病院のそばにあります。ここから歩いても行けるのですが、これについては後述します（p.264）。

その南には、学生組合のモダンなビルがあります（写真10-5）。前述のように、1966年に男女別の学生組合が統合されてできました（p.259）。

その南には、エルムウッド・ホールが建っています。もとはエルムウッド長老会派教会でしたが、1862年に大学の宗教的建物（折衷的教会）になりました。

写真10-5 クイーンズ大学学生組合
Queen's University Belfast Students' Union
所 University Road, Belfast BT7 1NF
http://www.qubsu.org

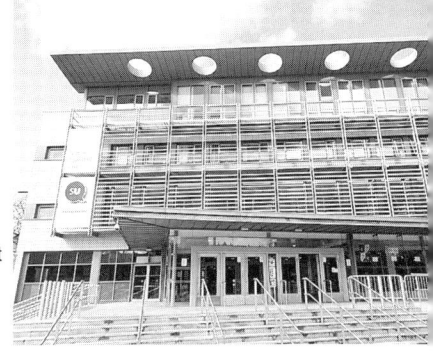

その南に大学のブック・ショップがあります。アイルランドの文学・歴史・政治についての本が揃っていることで知られます。

その横に、学生ガイダンス・センターという建物があり、この中にカウンセリング・サービスがあります。

ユニバーシティ通りをはさんで、ラニヨン・ビルの側には、ウィットラ・ホールがあります。この大学の薬物学の教授であり副学長をつとめたウィットラ卿にちなんでいます。ウィットラ卿（1851〜1933年）はアイルランド生まれの医学者で、英国医学会の会長もつとめました。

アルスター博物館と植物園

地図19（p.252）に示すように、ユニバーシティ通りを南に行くと、ストランミルズ通りとマーロン通りに枝分かれします。ストランミルズ通りに面して建つのがアルスター博物館です（写真10-6）。美術ゾーン、自然ゾーン、歴史ゾーンの3つからなっています。つまり、美術館、自然史博物館、歴史博物館の3つが合わさった総合博物館です（入場無料）。子ども連れの家族が多く来ています。カフェやトイレも利用できます。

博物館の周りはベルファスト植物園です。広い敷地であり、東側はラガン川に接しています。北側にはパームハウスという巨大な温室が建ってい

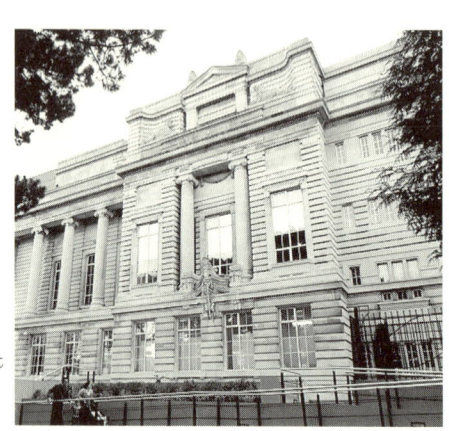

写真10-6 アルスター博物館
Ulster Museum
所 Botanic Gardens, Belfast
BT9 5AB
http://nmni.com/um

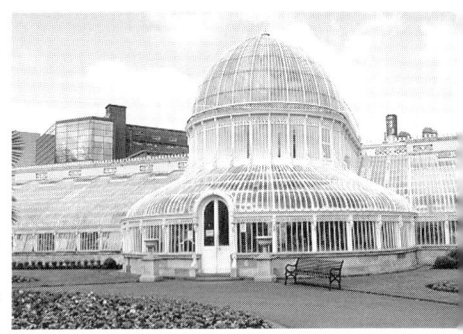

写真10-7 ベルファスト植物園の温室
（パームハウス）
Belfast Botanic Gardens
所 College Park, Botanic Avenue, Belfast BT7 1LP

ます（写真10-7）。

ストランミルズ通りには、クイーンズ大学の理科系のビルが並んでいます。

デイビッド・キア・ビルは、4階建ての広い建物です。このビルには、化学・化学工学科と設計・建築・土木工学科の本部があります。

その南側には高層のアシュビー・ビルが建っており、ここは電気工学・電子工学・コンピュータ科学科と、数学・宇宙工学科の本部が入っています。

マローン通りのクイーンズ大学の建物群

もう一度分岐点に戻り、マローン通りを南へと歩いてみましょう。

西側にはメソジスト・カレッジのキャンパスがあります。1868年創立のグラマー・スクール（高校）で、約2,000名の生徒がいます。建物はゴシック・リバイバルの美しい建物で、とても高校の校舎とは思えません。

マローン通りを少し南へ行くと、心理学科のビルがあります。大きい5階建てのレンガ造りのビルです。奥のほうは、前述のデイビッド・キア・ビルにつながっています。

マローン通りを南下し、レノックスベイル通りの小径に入ります。両側にクイーンズ大学の小さな建物が並んでいます。科学図書館、学生カウンセリング・センター、保健センターの建物です。小径の突き当たりがエッ

ジ・ヒル神学カレッジです。小さな敷地に静かにひっそりと建っています。

マローン通りには、北アイルランド国立自閉症協会の建物があります。3階建ての新しいビルです。

協会の通りを西に入っていくと、アルスター音楽カレッジの小さな建物があります。このあたりは、小学校やテニスクラブが並ぶ静かな文教地区です。王立看護学会の小さな建物もあります。

マローン通りのずっと南には、ストランミリス・カレッジがあります。このカレッジは、クイーンズ大学の教員養成の学部です。

シティ病院の中に入ってみよう

次に、シティ病院駅で降りてみましょう。ここにはベルファストのシティ病院とクイーンズ大学ベルファスト医学校があります。

シティ病院駅は小さな無人駅です。道なりに歩いていくと、病院の敷地に入ります。キャンパス内には、何ヵ所か地図が立っています。中心となるのは、タワーと呼ばれる15階建て高層ビルです（写真10-8）。黄色く塗られていて、この地域のランドマークとなっています。シティ病院は900

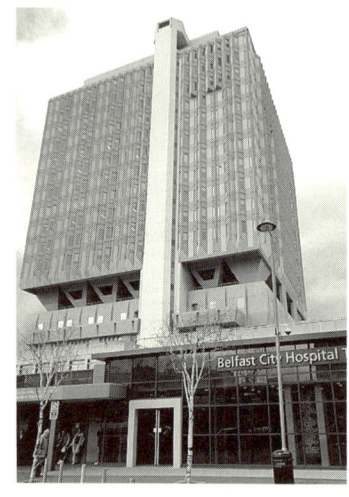

写真10-8 シティ病院
Belfast City Hospital
所 Lisburn Road, Belfast BT9 7AB

床の大病院であり、英国で最も大きい総合病院のひとつです。

　タワーの南側に回り込むと、病院の正面玄関があります。ふつうの病院なので、誰でも自由に入れます。入口のロビーに、ショップやカフェや銀行のATMやトイレやベンチなどがあります。

シティ病院：英国で最も大きな総合病院

　この病院のはじまりは、1841年に建てられた救貧院です。貧しくて医療を受けられない人のために病床が設けられ、救貧院診療所となりました。当時でも最大で4,000名の患者を診療したということです。この診療所の建物を設計したのは、前述のラニヨン卿（p.253）です。

　当時のベルファスト市は、人口35万人にふくれあがり、コレラが流行したりしました。当時は、マラリア、チフス、肺炎、猩紅熱などの高熱の出る病気が流行し、その治療のためにベルファストに熱病病院（フィーバー・ホスピタル）が作られました（p.275）。しかし、ベッドが足りなくなったため、1846年にはこちらの診療所の中に熱病病院が作られました。そして、以前の熱病病院からすべての熱病患者がこちらに移されたのでした。ただし、この病院は、熱病だけでなく、コレラ、天然痘、結核、はしか、ジフテリア、チフスなど、あらゆる病気を扱いました。その後、シティ病院と改名されて、1986年には高層ビルの病棟が完成しました。

最初の主任看護師ピリーの像

　正面玄関を出ると、南側には癌センターの大きなビルがあります。ビルの前にエリー・ピリーの像が立っています。「ベルファスト病院の最初の主任ナース（1883）」と書いてあります。

　エリー・ピリーは、1883年にこの病院の監督者・主任看護師という地位につきました。彼女はナイチンゲール看護学校を出たわけではありませんでしたが、ナイチンゲールと個人的に親しかったようです。その証拠に、この年のクリスマスにナイチンゲールがピリーに宛てた「診療所の子ども

たちへのプレゼントを贈った」という手紙が残っています。

　ピリーは、正規の看護師の制服を定め、ボランティアの看護師にはエプロンを着用させることにしました。当時のこの病院では、給料をもらって働く正規の看護師が15名で、あとは無給のボランティアでした。

　ピリーの指導により、ベルファストでの看護師の教育が始まりました。それが現在の大学の看護学校となっています。

クイーンズ大学医学校の歴史

　シティ病院の癌センターの南には、ジュビリー通りが東西に走っています。この通りから南側はクイーンズ大学の健康科学キャンパスと呼ばれ、医学校や生物学系のビルが並んでいます。

　クイーンズ大学医学校の歴史は1821年にさかのぼります。この年に、ベルファストで医学教育がおこなわれた記録があります。その後、1835年に、前述の王立ベルファスト学術施設（BRAI）（p.248）の中に医学校ができました。

　1949年には、前述のように、クイーンズ・カレッジ・ベルファストが正式に発足しました（p.248）。医学の学位も正式に出せるようになりました。それまでは、この大学の医学生はグラスゴー大学かエディンバラ大学に行って卒業試験を受けて学位をもらっていました。

　解剖の実習は施設で行われていましたが、1863年に大学キャンパスの医学地区が完成しました。現在の管理棟が建っている場所です。

　1908年には、クイーンズ大学ベルファストとして、大学に昇格しました。キャンパスの医学地区は拡張されました。

　教育病院も増え、現在では、市内のすべての病院と郡内の多くの病院が、医学校の教育を担っています。学生数は、医学校が1,200名、歯学校が200名、生物医学科が400名です。

クイーンズ大学健康科学キャンパス

　クイーンズ大学の健康科学キャンパスの中心となるのは、リスバーン通りに面している医学生物学センター（メディカル・バイオロジー・センター：MBC）です（写真10-9）。たくさんの棟が複合した巨大なビルで、周りを圧倒しています。この中には、講義室や臨床スキル教育センターや生物医学図書館などが入っています。また、生物科学部、薬学部、看護・助産学部の本部も、このビルの中にあります。

　その西側にあるのがウィットラ医学ビルです。前述のように、クイーン大学の薬物学の教授であり副学長をつとめたウィットラ卿（p.262）にちなんでいます。このビルには、医学教育センターや教員の研究室、セミナー室などが入っていて、医学教育の中心となっています。

　また、その近くには、大学の癌研究・細胞生物学センター（CCRCB）やマックレイ研究センターといった高層ビルが並んでいます。その周りには、シティ病院の低層の病棟が点在しています。

　医学校には、このシティ病院の健康キャンパスと、後述の王立病院キャンパスという2つのキャンパスがあります。

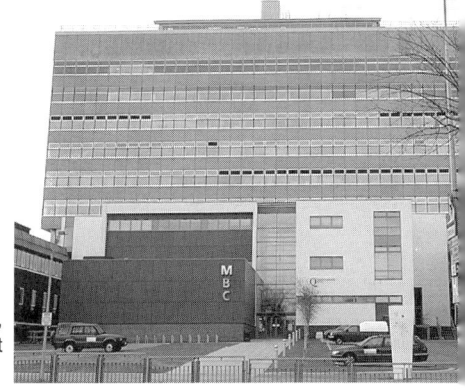

写真10-9　医学生物学センター　MBC
Medical Biology Centre, Queen's University Belfast
所 Lisburn Road, Belfast BT9 7BL

王立ベルファスト学術施設：クイーンズ大学の前身

次に、グレート・ビクトリア通り駅で降りてみます。駅の建物にバスターミナルもあり、待合室やショップやトイレが利用できます。

駅の隣りにグランド・オペラ・ハウスがあります。正面に丸い窓が3つ並ぶ独特の形の建物です。

南北に走るグレート・ビクトリア通りを少し北に行くと、通りはカレッジ・スクエア・イーストと名前を変えます。ここに王立ベルファスト学術施設（RBAI）があります。クイーンズ大学の前身となった学校ですが、現在は高校（グラマー・スクール）です。

前述のように、RBAIが作られたのは1810年のことでした（p.248）。当時のベルファスト市にはベルファスト・アカデミーという学校（1785年創立）がありましたが、専門家を養成する高等教育をめざす学校が必要だという機運が高まりました。そこで、市の富裕な商人や専門職の市民が資金を出して、RBAIが作られたのでした。

RBAIの建物を設計したのは、有名な建築家ジョン・ソーンです。彼はイングランド銀行などを設計した有名な建築家ですが、RBAIのために設計図を描き、校舎は1811年に完成しました。その建物が今でも使われています。ソーンといえば、ロンドンのジョン・ソーンズ博物館の創設者としても有名です。この博物館はとても魅力的で、多くの日本人を虜にしていることは、拙著『ロンドン こころの臨床ツアー』で述べたとおりです。

RBAIは高校として創設されましたが、1815年には、プロテスタント長老派の聖職者を養成する神学校が併設されました。1835年には、医学校も併設されました。施設の敷地内にレンガ造りの北翼（ノース・ウィング）が作られ、これが医学校の最初の建物となりました。解剖室と講義室があるだけの小さなものでした。

これらがもとになって、前述のように、1945年にクイーンズ・カレッジ・ベルファスト（p.248）が創設されたのです。医学校が新キャンパスに建物を持ったのは1863年のことであり、それまではこちらのRBAIでも医学教育は続けられていたのです。

借金で土地を売りソーンの建物が隠れる

　大学が出て行くと、RBAIの敷地には、高校（グラマー・スクール）が残り、それ以後、現在までずっと高校として使われています。2010年には創立200周年を迎えました。

　カレッジ・イースト・スクエアの西側には広い芝生の庭があり、その西側にRBAIの建物があります。道路には立て看板があり、RBAIの歴史が書いてあります。芝生は鉄柵で囲まれていて中には入れませんが、柵を通して、ソーンが設計した古典的なレンガ造りの建物が見えます。横に長い3階建ての建物であり、建物の正面には「アカデミカル・インスティテューション」と書いてあります（写真10-10）。

　以前はRBAIの東側に、もっと広い前庭がありました。しかし、RBAIが1890年代に財政危機に陥り、借金ができたために、庭園の北半分を技術カレッジに売却せざるを得ませんでした。RBAIのホームページには、今でもこのことが苦々しげに書いてあります。

　何とか借金は返せましたが、おかげでソーン設計の歴史的な建物は技術カレッジの新しい建物の陰に隠れてしまいました。

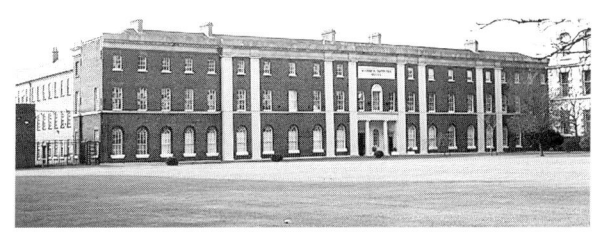

写真10-10　王立ベルファスト学術施設（旧クイーンズ大学、現在は高校）
Royal Belfast Academical Institution
所 College Square East, Belfast BT1 6DL
http://www.rbai.org.uk

たこ足キャンパスのベルファスト・メトロポリタン・カレッジ

　RBAIの東側に建つのは、ベルファスト・メトロポリタン・カレッジ

（BMC）の建物です。カレッジ・スクエア・イーストの大通りに面しています。

BMCは、約5万人の学生が学ぶ巨大な高等教育機関です。1906年に創設された市立技術カレッジが起源です。カレッジは、王立ベルファスト学術施設から土地を買って、1907年にビルを建てました。

市立技術カレッジは、その後、いくつかの職業教育のカレッジを吸収して巨大になりました。1991年には、ビジネス研究カレッジやルパート・スタンレイ・カレッジなどを統合し、ベルファスト高等教育研究所となりました。さらに、2007年にキャッスルリー・カレッジを吸収して、ベルファスト・メトロポリタン・カレッジ（BMC）となりました。

BMCは、市内の7ヵ所にキャンパスを持つ「たこ足大学」です。最初に建てられたのが、このカレッジ・スクエア・イースト・キャンパスです。また、そのすぐ東側にあるのがブランスウィック通り・キャンパスで、これはもとのビジネス研究カレッジでした。以上の2つは古くなったため、2011年には使われなくなりました。

第3のタイタニック・クオーター・キャンパスは、2011年にオープンした新しいキャンパスです。2つの古いキャンパスを売って、新しくこちらの土地を購入したのです。

第4のミルフォード・キャンパスは後で回ります。

科学技術を讃える聖堂としての技術カレッジ

BMCのカレッジ・スクエア・イースト・キャンパスの建物は、エドワード朝様式のとても美しいものです（写真10-11）。壁は白いポルトランド石が使われています。今は煤けて黒ずんでいますが、当時は白亜の建物であったでしょう。建物の両端には、緑色のドームを持つ高い塔が2本立っています。3階と4階の部分には、イオニア式円柱が埋め込まれています。当時は「科学技術や産業革命を讃える聖堂」として建てられたのだといいます。

1907年開館当時は、このビルは最新式の立派な設備で満たされていまし

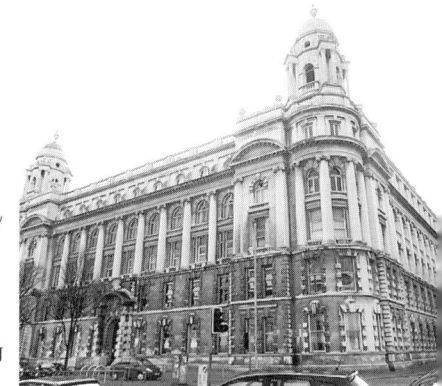

写真10-11 メトロポリタン・カレッジのカレッジ・スクエア・キャンパス
（表側は白亜の立派な建物）
Belfast Metropolitan College
College Square East Campus
所 College Square East, Belfast BT1 6DJ
http://www.belfastmet.ac.uk

た。地下には巨大な蒸気機関が設置され、全館の冷暖房や排気をおこないました。これらの装置は100年たった今でも使えるということです。このビルでは、コンピュータ科学、工学、物理学、化学、生物学などの理科系の教育がおこなわれました。

このビルの前には、アイルランドの学校教育を作った長老会派の聖職者ヘンリー・クックの銅像が立っていて、技術カレッジの象徴となっていました。しかし、時がたち、銅像がさびて黒ずんでしまい、「ブラックマン」と呼ばれるようになり、このカレッジも「ブラックマン・テック」と渾名(あだな)されるようになりました。この銅像は今ではシティ・ホールの広場へと移動されています。

裏と表でこんなにも違う建物

BMCのカレッジ・スクエア・イースト・キャンパスの建物の裏側に回ってみると、少し驚きます。**写真10-12** に示すように、他の3面がポルトランド石の白亜の壁なのに、西側の壁だけは赤レンガのみすぼらしい作りになっているからです。

明らかに表と裏で違うのです。ポルトランド石は高いので、3面を作った時点でお金がなくなったのでしょうか（ちょうどラニヨン・ビルの裏側

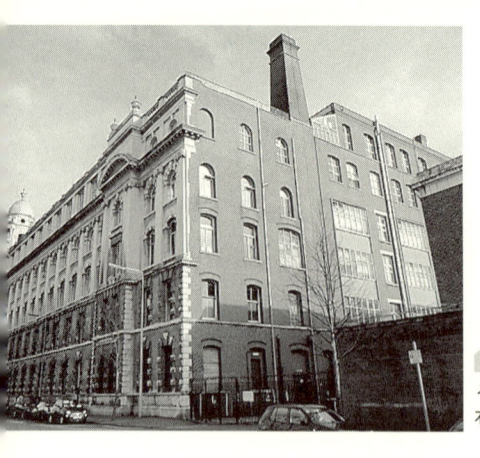

写真10-12
メトロポリタン・カレッジの裏側（写真の右半分）は赤レンガのみすぼらしい作り

が少しみすぼらしいように)。しかし、建物の中の設備はとても贅沢だったので、お金がなかったわけではなさそうです。

　私の勝手な推測ですが、借金で土地を手放さざるを得なかった王立ベルファスト学術施設（RBAI）に気を使ったのではないでしょうか。BRAIの側の壁だけは、白亜のポルトランド石ではなく、ソーン設計の建物と同じ赤レンガの壁にしたのかもしれません。表側は最新の科学技術を讃えながら、裏側では伝統ある宗教（長老会派の聖職者）に気を使わざるを得なかったのではないでしょうか。

　この建物は、私が見たときはまだ使われていましたが、古くなって教育のためには向かなくなったようで、2011年で閉鎖され、売りに出されました。中に入っていた理科系の学部は、科学の最先端の地タイタニック・スクエアに移転しました（p.280）。これがまた新たなドラマを生んでいます。

奇妙なBMCのミルフィールド・キャンパス

　さて、カレッジ・スクエア・イーストの通りを北へ少し歩くと、ベルファスト・メトロポリタン・カレッジ（BMC）のミルフィールド・キャンパスがあります。ジェラルド・モーグ・キャンパスともいいます。正面の建物は5階建ての大きなビルで、正面部分はガラス張りの半円柱が突き出た形をしています（写真10-13）。1階部分は、その円柱を屋根とする雨宿り空間になっています。社会科学とスポーツの学部が入っています。

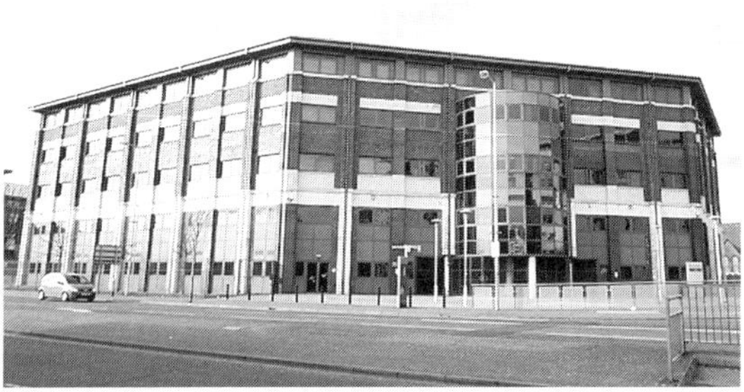

写真10-13 メトロポリタン・カレッジのミルフィールド・キャンパス
Millfield (Gerald Moag) Campus
所 Millfield, Belfast BT1 1HS

　周りにはあまり大きな建物がなく、その中に巨大な建物がポツンと建っています。中庭は広い駐車場です。都心なのに少し寒々しい不思議な印象です。敷地の周りを針金の高い柵でぐるっと囲んでいて、閉鎖的な印象があります。何を守っているのだろうと不思議になりました。このあたりの路上は少しゴミが多い感じです。

シティ・ホール：ベルファスト観光の中心

　グレート・ビクトリア通り駅からシティ・ホール（市庁舎）までは歩いて5分ほどです。シティ・ホールはベルファストの街歩きの中心です。建物はとても立派です（ 写真10-14 ）。

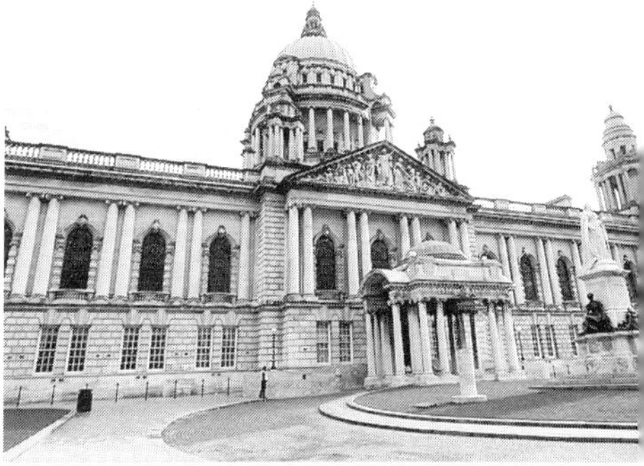

写真10-14 ベルファスト市庁舎
Belfast City Hall
所 Donegall Place, Belfast BT1 5GS
http://www.belfastcity.gov.uk/cityhall

シティ・ホールの周りは広場になっていて、市民や観光客であふれています。

　シティ・ホールの1階は自由に見学できます。1階の奥にはカフェやおみやげ売り場があり、カフェの横ではベルファストの歴史がパネルで展示されています。造船業や飛行機などの産業について説明していて、タイタニック号の写真がありました。2階に上がろうとしたら、ツアーでないと入れないと止められました。

　シティ・ホールの広場にはたくさんの銅像が立っています。タイタニック号を作ったハーランド＆ウルフ社の創立者ハーランドの像もそのひとつです。

　また、シティ・ホールの横に巨大な観覧車があります。その観覧車の横に、タイタニック号の慰霊碑が立っています（写真10-15）。倒れた人に冠をかざしている人の白い像です。

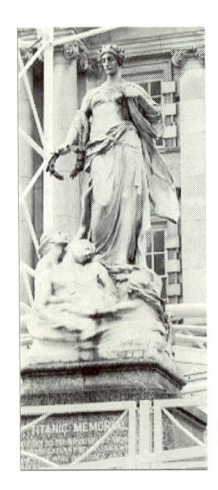

写真10-15　タイタニック慰霊碑
Titanic Memorial

グロブナー通りの医学地区

　さて、グレート・ピクトリア通り駅の少し北から西へ延びているのがグロブナー通りです。ここを1キロほど東へ行くと、王立ビクトリア病院が

あります。ここは医学地区をなしており、3つの病院があり、クイーンズ大学の医学校や歯学校のキャンパスでもあります。駅から歩くのはたいへんなので、タクシーを利用するとよいでしょう。

王立ビクトリア病院は、1797年に創設されたベルファスト施薬院・熱病病院が起源です。6床の小さな病院で、この頃は市中心部のベリー通りにありました。この熱病病院は、1817年にフレデリック通りに移り、その後フレデリック通り病院として知られるようになりました。この病院では、60床のうち30床が熱病の患者を収容していました。しかし、それでは足りなくなったため、1846年に新たに大きな熱病病院が建てられ（前述のように、当時の救貧院診療所、現在のシティ病院の場所です）、熱病の病床はそちらにすべて移動されました。フレデリック通り病院は王立ビクトリア病院と改名し、1903年に現在のグロブナー通りに移りました。現在は400床です。クイーンズ大学医学校の教育病院です。

王立ビクトリア病院は、4つの病棟が連結されたようなユニークな外観をしています（ 写真10-16 ）。病棟は中央の廊下でつながっています。

ふつうの病院なので、自由に中に入れます。中はとても新しく清潔で、入口には売店やカフェがあります。

北側のグロブナー通りには、古い塀が続いています。門扉の間から中庭のビクトリア女王の座像らしきものが見えましたが、中には入れませんで

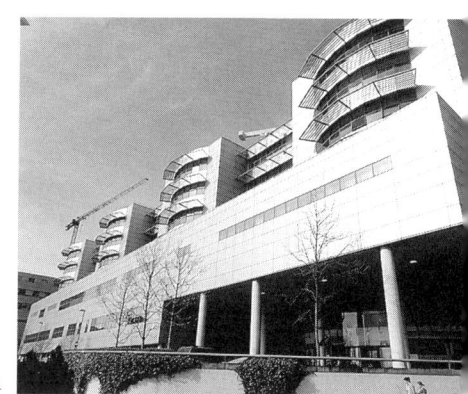

写真10-16 王立ビクトリア病院
Royal Victoria Hospital
所 Grosvenor Road, Belfast BT12 6BA

した。

　病院の北側に広大なダンヴィル公園があります。中央にアイルランドの国旗を飾る塔が立っていて、のどかな公園です。

　病院の北側には、古い歴史のある建物が並んでいます。一番西側のフォールズ通りとの角には、ドーム型の塔をもつ立派な建物があります。キャンパスのフォールズ通り側は鉄製の柵で覆われていて、入口を探すのに苦労しました。

クイーンズ大学の医学キャンパス

　敷地の東側に、クイーンズ大学の施設が並んでいます。

　病院の東側には病理学ビルがあります。その近くには、道をはさんで臨床科学A（視覚血管科学センター）と臨床科学B（公衆衛生センター）のビルが建っています。

　その東にあるマルハウス・ビルは、3階建ての長細い建物です。医学校の教員の研究室やセミナー室や医学図書館が入っており、医学校の教育の中心となっています。

　その南側には、クイーンズ大学の歯学校があります。歯学校は1920年に創設され、1964年にこの地に移ってきました。学生は1学年45名で、5年間の教育がおこなわれます。臨床教育はこのキャンパスでおこなわれています。

マタニティ病院と小児病院

　この敷地の中には、他に2つの病院があります。

　病院の南側には、王立ジュビリー・マタニティ・サービスがあります。以前は王立マタニティ病院と呼ばれていました。ここでは年間に5,000人の赤ちゃんが生まれます。4階建ての建物で、それほど新しくありません。

　その南側には、王立ベルファスト小児病院が建っています。フォールズ通りに面しているのは旧病棟の古い建物であり、今は使われていません。

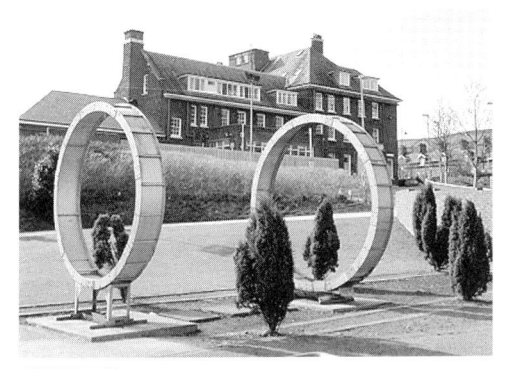

写真10-17 王立小児病院
Royal Belfast Hospital for Sick Children
所 Grosvenor Road, Belfast BT12 6BA

その奥に新病棟ができて、そちらに移動したのです。100床の病院です。病院の中庭は芝生になっていて、子どもが遊べる遊具もあり、広い遊園地のようになっています（写真10-17）。

フォールズ通りから鉄柵越しに旧病棟の写真を撮っていたら、病院の職員が「ノー・ピクチャー」と言ってきました。

病院の周りは壁に囲まれて、入口を探すのに苦労します。小児病院から敷地の外に出たら、病院をぐるっと一周してやっと中に戻れました。

フォールズ通りをはさんだ向かい側には、いくつかの高校が並んでいます。女子のグラマー・スクール（高校）があります。どこも金網で囲まれています。

その南に、セント・メアリー・ユニバーシティ・カレッジがあります。赤レンガの古い建物で、クイーンズ大学の教員養成の学部です。ここも金網で囲まれていました。

昔のアイルランド紛争のなごり

ホテルに戻り、持ってきた『北アイルランド「ケルト」紀行』（武部好伸、彩流社、2001）を読んでいたら、少し事情がわかりました。ベルファ

ストの西部はカトリック系住民が多く、1960年代の北アイルランド紛争の時代にテロが起こった地区です。とくにシャンキル通りとフォールズ通りの間のカトリック地区では、市街戦が起こったこともあるということです。そして、この地区に近接するのが、王立ビクトリア病院やベルファスト・メトロポリタン・カレッジ（BMC）のミルフィールド・キャンパスなのです。病院の北にあったのどかなダンヴィル公園は、この地区のど真ん中に位置します。

　いろいろな謎が解けて少しゾッとしました。王立ビクトリア病院の周りは壁で囲まれていて、入口を見つけるのに苦労しましたが、こうした厳重な警備はテロを恐れてのことなのでしょう。「写真を撮ってはいけない」と職員から注意されたのも当然かもしれません。テロの多い地域では、写真を撮る行為はテロの準備と見なされるからです。向かいのセント・メリー・カレッジや学校もしっかり門が閉じられていました。BMCのミルフィールド・キャンパスの周りが鉄の塀で囲まれていたのも、テロの被害を防ぐためでしょうか。厳重な警戒ぶりを見ると、その名残りはあるようです。路上のゴミや壁の落書きなどもそれを裏づけます。以前、ベルリンの東側のネオナチの多い地区を知らずに歩き、帰国してからゾッとしたことを思い出しました。

　帰国してネットで調べていたら、次のようなエピソードを見つけました。「北アイルランド紛争の時代、ベルファストの王立ビクトリア病院は、銃で撃たれた傷の治療では世界で最高水準にあるといわれた。この地区では、見せしめの罰として膝を銃で撃たれた人が多く担ぎ込まれ、その治療に当たった王立ビクトリア病院の外科医は、このような名声（悪名）を得ざるを得なかったのである」

　とはいえ、ベルファストを歩いていて怖い思いはしませんでした。今では、IRA（北アイルランド共和軍）も武装解除して、危険はなくなりました。アメリカの大都市では治安のよくない地区はありますが、イギリスでは危険な地区には滅多に出会いません。

ベルファスト中央駅とシティ空港

　さて、次に、ベルファスト中央駅に行ってみましょう。ベルファスト中央駅はダブリン方面からの列車が発着するターミナルですが、それほど大きい駅ではありません。

　中央駅を出て、少し歩くと、ウォーター・フロント・ホールがあります。コンサートや会議などに使われます。ヒルトン・ホテルの向かいに王立裁判所の大きな建物があります。

　北へ行くとカスタム・ハウスがあり、その横にアルバート公の時計塔があります。ロンドンのビッグ・ベンと同じ形をしています。これはキャロル・リード監督の映画『邪魔者は殺せ』(1947年)の冒頭のシーンに出てくる有名な塔です。その横では、道路から噴水が出ています。

　クイーン橋に戻り、ラガン川を渡ると、クイーンズ島です。島といっても、今は埋め立てられて地続きになり、長い半島のようになっている地域です。クイーンズ島の東側にベルファスト・シティ空港があります。

ハイテクの中心クイーンズ島のECIT

　クイーンズ島には北アイルランド・サイエンス・パークがあり、ハイテクの最先端の地となっています。40の企業とクイーンズ大学、アルスター大学、ベルファスト・メトロポリタン・カレッジが集まって作ったハイテク産業地区です。半島を縦断するクイーンズ通りに沿って、6つほどのビルが並んでいます。その中心にあるのがイノベーション・センターで、1,500名が働いています。

　サイエンス・パークの中核を担うのがクイーンズ大学ベルファストです。クイーンズ大学は2003年、この地に電子通信情報技術研究所(エレクトロニクス・コミュニケーションズ・アンド・インフォメーション・テクノロジー研究所：ECIT)を作りました。研究領域は、①ブロードバンド無線通信、②電子データ・セキュリティー、③画像言語処理、④通信ソフトウエア、モバイル通信向けアンテナ設計という4つに分けられます。

大学の電気工学・電子工学・コンピュータ科学科に属する研究所であり、120名の教育・研究のスタッフが働いています。うち40名は世界中から公募で集まった研究者です。日本のTDKからも研究開発チームが派遣されているということです。

さらに2011年には、ベルファスト・メトロポリタン・カレッジ（BMC）が工学系のタイタニック・クオーター・キャンパスをこの地に開きました。前述のように、ベルファスト市街の中心にある2つの古いキャンパスを売って、タイタニック・クオーターに希望の新天地を見いだしたのです（p.272）。2,500名の学生が学ぶ予定で、クイーンズ島は、ハイテク科学の教育の中心となりつつあります。

タイタニック号はベルファストの科学技術の象徴

クイーンズ島がハイテクの最前線となったのには、歴史の裏づけがあります。この島にはハーランド＆ウルフという造船会社があり、あの客船タイタニック号はここで作られました。

ハーランド＆ウルフ社を探すのはとても簡単です。H&W（ハーランド＆ウルフ）と書かれた巨大な黄色のクレーンが市内のあちこちから見えるランドマークとなっているからです（写真10-18）。2基の巨大クレーンが

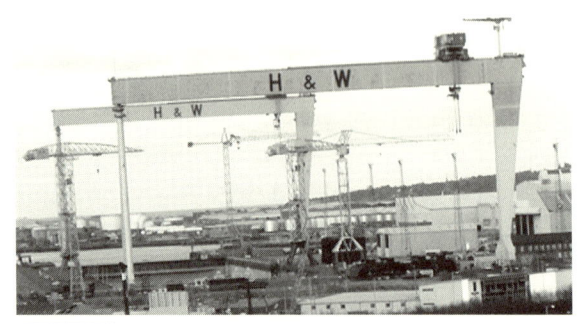

写真10-18 タイタニックを作ったハーランド＆ウルフ社のクレーン「サムソンとゴリアテ」
Gantry Cranes, Samson and Goliath

1970年前後に作られ、それぞれサムソンとゴリアテと名づけられています。

　ハーランド＆ウルフ社は1861年に、エドワード・ハーランドとドイツ人のギュスタフ・ウルフによって設立されました。クイーンズ島に世界最大のドックを作り、最高水準の造船技術を誇りました。オリンピック号、タイタニック号、ブリタニック号という当時最大の豪華客船3隻はここで製造されました。タイタニック号は1911年にここで進水式をおこないました。この進水式からちょうど100年にあたる2011年にはベルファストで多くのイベントが行われました。

　ベルファストは造船産業の世界的中心であり、タイタニック号は当時の最先端の技術で作られました。北アイルランド人はタイタニック号を誇りに思っているのです。

　2つの世界大戦では、ハーランド＆ウルフ社は戦艦を多く製造しました。また、ハーランド＆ウルフ社は、ショート社と組んでこの地で飛行機も作り、大戦中には爆撃機を作りました。最盛時は従業員3万5千人を誇りました。この地はイギリス軍の最重要拠点のひとつとなり、大戦中にドイツ軍の空襲を受けて、工場が破壊されたこともあります。ちなみに、タイタニックの姉妹船のブリタニック号は病院船として戦争に徴用され、ドイツ軍の機雷に触れて沈没しました。

　ベルファストはイギリスの重工業や軍事産業の拠点であり、工業技術では世界最高のレベルを誇っていたのです。この点、自動車を自国で作る技術もないアイルランドの他の地域とは異なっています。だから、英国はベルファストを手放さないのだと聞きました。アイルランドの歴史は、カトリックとプロテスタントという宗教的な対立が前面に出ていますが、もうひとつ、ベルファストの工業力をめぐる争いもあります。英国は、工業力のないアイルランドは独立させても、工業力のある北アイルランドは独立させないのです。

アイルランド移民の悲劇の歴史

　技術の最先端を行くタイタニック号でしたが、1912年4月15日に沈没

して1,500名の犠牲者を出しました。タイタニック号の事故は、実はアイルランドの歴史と深くかかわっているのです。

なぜタイタニック号のような巨大な客船が作られたのかといえば、当時ヨーロッパからアメリカ大陸へ向かう移民が増えたためです。その多くが貧しいアイルランド人でした。アイルランドでは産業がなくて生活ができないので、新天地アメリカをめざしたのです。移民に拍車をかけたのは、19世紀中頃のジャガイモの大飢饉で、100万人以上が餓死しました。アイルランド人は、生きるためにアメリカの新天地を求めました。これについては、司馬遼太郎も『街道を行く　愛蘭土紀行』(朝日文庫)の中で詳しく述べています。

アメリカに移住したアイルランド人は700万人に達します(『アイルランドからアメリカへ』カービー・ミラー、ポール・ワグナー著、茂木健訳、東京創元社)。ちなみにアイルランドの人口は500万人ですから、いかに多いかがわかります。現在のアイルランド系のアメリカ人は4,000万人といわれ、ケネディ元大統領の一家もそうでした。アイルランド国民のほとんどはアメリカに親戚がいるといわれます。

タイタニック号はイギリスとアイルランドの社会の縮図でした。アカデミー賞の大ヒット映画『タイタニック』(ジェームズ・キャメロン監督、1997年)でも、このことは描かれていました。タイタニック号の一等船室にはイギリス人の貴族やアメリカの金持ちが乗っていたのに対して、三等船室にはアイルランド人が多く乗っていて、船底でアイリッシュ・ダンスを踊っていました。

船が沈没しかけると、一等船室の客は真っ先にボートで逃げ出して助かったのに対し、三等船室の客は脱出できずに犠牲となってしまいました。犠牲となった乗客の割合は、一等船室では38%だったのに対し、三等船室では75%であり、ほぼ2倍でした(『不沈　タイタニック 悲劇までの全記録』ダニエル・バトラー著、大地舜訳、実業之日本社)。ちなみに、この比率をカイ二乗検定にかけてみると、統計学的に有意差があります($\chi^2 = 126.88$, $p < 0.001$)。このようなことが偶然に起こる確率は1,000回に1回以下しかないわけです。犠牲者の多くはアイルランド人や東欧人でし

た。船の乗組員は残って犠牲になりましたが、タイタニック号を所有する汽船会社の社長のイギリス人は真っ先に逃げ出して助かり、後で社会から非難を浴びました。沈没の責任は、船を造ったアイルランド人にあるのではなく、タイタニック号で金儲けをしたイギリスやアメリカの汽船会社の大富豪にあるというわけです。

タイタニックは、北アイルランドの科学技術力を示すと同時に、その遭難ではアイルランドの貧困さをあらわにしました。タイタニックを語ることはアイルランドを語ることでもあるのです。

タイタニック号100年記念の街おこし

世界最大を誇ったハーランド＆ウルフ社の造船所も、大戦後には船の需要が減ってしまい、規模を縮小しました。今では、この会社は風力発電などのエネルギー企業へと転換しつつあります。

ハーランド＆ウルフ社の工場を柵の間からのぞいてみると、工場内はゴミが散乱していて、今は船を作っている様子はありません。海の近くなので、カモメが飛んでいました。

現在は、広大な造船所の跡地を利用して、ウォーターフロント開発計画が進行中です。クイーンズ島をタイタニック街（クオーター）と呼び、前述のサイエンス・パークをはじめ、大学や住宅地区やホテルを作り、この地区を活性化しようというのです。

オデッセイ・アリーナという巨大なスポーツ・イベント会場も作られました。中に入ってみると巨大なホールになっていて、カフェやゲームセンターが入っています。昼間から大音量で音楽がかかっていました。

2012年には、「タイタニック・ベルファスト」というタイタニック号についてのアミューズメント施設ができて、観光客を集める計画です。タイタニック号の進水式から100年たった2011年3月には、ベルファストのシティ・ホールを中心に、タイタニック・フェスティバルが開かれました。タイタニック号進水100年を利用して、街おこしをはかっているのです。

タイタニック号の記念碑は世界各地にあります。建造地であったベル

ファストはもちろんのこと、航海の出発地であったイギリスのサウザンプトン、最後の寄港地であったアイルランドのコーブ、航海の目的地だったアメリカのニューヨークにもあります。ベルファストでは、シティ・ホールに記念碑やハーランドの像などがありますが、これについては前述のとおりです。

　タイタニック号の事故は100年前のことではありますが、全く古びてはいません。不沈船と呼ばれながら、想定外の巨大な氷山と衝突したタイタニック号は、想定外の津波によって破壊された日本の原子力発電所を思い起こさせます。

王立理学会に報告された奇観ジャイアンツ・コーズウェイ

　ベルファストからロンドンデリーへ行く途中に、北アイルランド唯一の世界遺産ジャイアンツ・コーズウェイがあります。

　ナショナル・トラストが管理していて、ビジター・センターまでは車で行けますが、中は専用のバスだけが通っています。海岸は岩がごろごろして、人の手が加えられていない荒地で、草もまばらです。海岸は切りたった崖で、ごつごつしています。海に浮かぶ島の形も独特で、上が切りとられて平らになっています。別世界に来たという感じです。

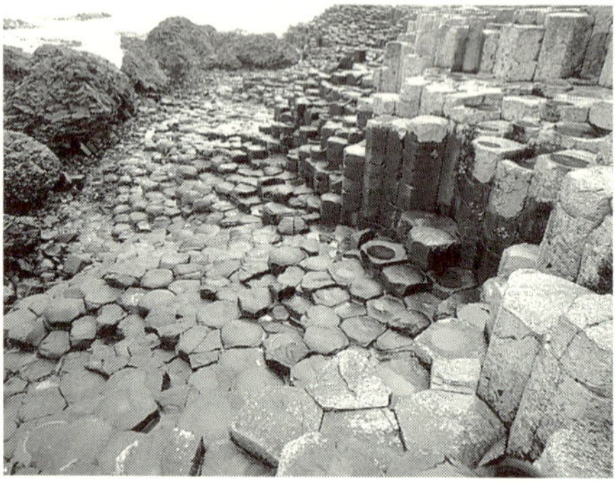

写真10-19 ジャイアンツ・コーズウェイ
Giant's Causeway

ビジター・センターから20分ほど歩くと、ジャイアンツ・コーズウェイにつきます。ここだけ岩が六角形の形をしており、独特の景観をなしています（ 写真10-19 ）。「柱状列石」と呼ばれます。

　今は観光客が多く訪れますが、この地が人々の目に止まったのは17世紀になってからでした。ダブリンのトリニティ・カレッジの教員だったバルケリー卿がこの地を訪れ、1693年に王立理学会（ロイアル・ソサエティ）の会報に学術的な報告をしたのがきっかけとなりました。

　ジャイアンツ・コーズウェイの地域には、キャリアック・ア・リード吊り橋があります。断崖と沖合の島を結ぶ高さ24メートルの吊り橋で、渡ると証明書をくれます。また、この地域には、アイルランドで最も美しい城といわれるダンルース城址があります。

あとがき

● 大学巡り・病院巡り：アカデミック観光のススメ

本書はイギリスの10の都市を巡り、医学・心理学散歩を試みたものです。本書に登場する大学は23校、病院は29施設に及びます。大学と病院という視点に立つと、旅行ガイドブックには見られない新たなイギリスの顔が見えてきます。観光や研修や学会などでイギリスを訪れる方や、イギリス留学を考えている方に、本書を手に取っていただければ幸いです。また、本書をもとにインターネットでバーチャル・ツアーを楽しんでいただいてもよいでしょう。

● 大学のそばにある観光名所

大学や病院のそばには有名な観光地もたくさんあります。本書に登場する世界遺産は、ブレナム宮殿（p.47）、カンタベリー大聖堂（p.114）、海洋商業都市リバプール（p.187）、ニュー・ラナークの実験村（p.244）、ジャイアンツ・コーズウェイ（p.284）などがあります。

また、イギリスには美しい城が多いのですが、本書では、ウィンザー城（p.83）、ヘイスティングス城（p.104）、カンタベリー城跡（p.124）、ドーバー城（p.131）、ノッティンガム城（p.143）、カーディフ城（p.206）、ダンルース城（p.285）などを紹介しました。本書には登場しませんが、実はオクスフォードやケンブリッジにも城跡があります。よくイギリスは田舎が美しいと言われます。本書でも、コッツウォルズ地方（p.47）やライ（p.105）、湖水地方（p.187）などが登場しました。

さらに、イギリスは産業革命の遺産を保存しています。マンチェスターのキャッスルフィールド地区（p.186）、ニュー・ラナークの実験村（p.244）、ベルファスト・メトロポリタン・カレッジの建物（p.270）などがそうです。

もし、これらの観光名所を訪ねる機会があったら、大学や病院も訪ねてみてください。

◉ 静かな革命その1：認知行動療法

本書は、心理学や精神医学の最先端の動きを紹介するようにつとめました。新しい動きは以下の3つにまとめられます。

第1は認知行動療法です。フロイトが亡命して以来、イギリスのロンドンは精神分析の首都となりました。アンナ・フロイトやメラニー・クラインが活躍し、対象関係論が展開し、タビストック・クリニックは、精神分析の牙城となりました。心理学者サザランド（p.96）がうつ病になった1970年代は精神分析療法の全盛期であり、どんな精神疾患でも精神分析療法を受けるといった時代でした。

しかし、しだいに精神分析学は衰退していきました。その理由としては、薬物療法や脳科学の発達で生物学的精神医学が台頭したこと、心理療法においてもエビデンスにもとづく医学（EBM）が浸透するにつれて、精神分析療法の治療効果が認知行動療法などよりも劣ることが明らかになったことがあげられます。

それにかわって主流となったのが認知行動療法です。短時間で大きな効果が得られることが証明されたからです。イギリスではまず行動療法が確立し、ロンドンの精神医学研究所のハンス・アイゼンクがその中心となりました。その後、アメリカのベックの認知療法が入ってきて、オクスフォード大学のワーンフォード病院から広まっていきました（p.40）。この病院でティーズデイル、フェンネル、D・M・クラーク、サルコフスキス、エーラーズ、フェアバーンなどが活躍しました。その後、クラーク、サルコフスキス、エーラーズの3名がロンドン大学の精神医学研究所に移動し、ここが認知行動療法の新たな中心地となりました。クラークが中心となって企画した心理療法アクセス改善政策（IAPT）の司令部となったのは精神医学研究所でした。イギリス政府が2008年から始めたIAPT政策は、認知行動療法のセラピストを3年間で3600人増やしました（p.41）。これによって、今では認知行動療法はイギリス全国に広がりました。心理療法の世界ではいま静かな革命が起こっているのです。マンチェスター大学のタリア、バロウクロウ、ウェルズ、グラスゴー大学のスコットなど、本書はイギリスの認知行動療法家を訪ねる旅でもあります。

また、認知行動療法の「第3の波」と呼ばれる新しい動きも起こっています。ティーズデイルやウィリアムズらが確立したマインドフルネス認知療法（p.43）、マンチェスター大学のウェルズが開発したメタ認知療法（p.173）、マンチェスター大学のタリア（p.183）やオクスフォード大学のフリーマン（p.44）などに代表される精神病への認知行動療法などです。

● 静かな革命その2：エビデンスにもとづく実践

第2の動きは、エビデンスにもとづく実践の定着です。

エビデンスにもとづく医学（EBM）は現代医療に大きな影響を与えていますが、その始まりはカーディフ大学のアーチボルト・コクランの活動にあります（p.204）。のちにコクラン共同計画へと発展し、オクスフォード大学にコクラン・センター（p.39）が作られ、世界中のRCT（無作為割付対照試験）のデータが集められています。

また、イギリス政府は、他に先がけて「エビデンスにもとづくヘルスポリシー健康政策」の立場を取り入れるようになりました。ロンドンに国立医療技術評価機構（NICE）を設立し、いろいろな疾患についての治療ガイドラインを出しています。このNICEガイドラインが、前述のIAPT政策を推し進めたのでした。

臨床心理学や心理療法においても、こうした流れが定着しつつあり、RCTをおこない心理療法の効果を数量化するメタ分析の方法が考案され、それにもとづいて心理療法のガイドラインが作られるようになりました。さらに、この動きは社会科学の分野にも普及して、「キャンベル共同計画」といった社会運動に結実したことは、拙著『アメリカ こころの臨床ツアー』で紹介したとおりです。

● 静かな革命その3：臨床心理学の確立

第3は、臨床心理学の興隆です。

歴史的に見ると、1920年頃からイギリスでは病院や学校で働く心理学者が増えました。こうした職業的心理学（プロフェショナル・サイコロジー）の確立に尽力したのは、英国心理学会の初代会長となったケンブ

リッジ大学のチャールズ・マイヤーズでした（p.67）。それから100年近くが経ち、職業的心理学は心理学の中心的な存在となりました。英国心理学会の会員数をみると、1970年代までは、基礎心理学者（大学の研究者）が多かったのですが、現在では、基礎心理学者3割に対して、職業的心理学者7割という割合となっています。職業的心理学者の中でも最も多いのは臨床心理学者です。ストレス社会と言われる現代において、宗教にかわる科学的メンタルヘルスの専門家が求められるようになったわけです。

その中心となるのが英国心理学会です。英国心理学会はアンブレラ団体（傘団体）として、基礎心理学者と職業的心理学者をひとつにまとめ、社会に貢献しています。また、英国心理学会によって、心理学者の資格制度が統一され、国家資格が実現しています。最初に作られた臨床心理士を養成する大学院は、1947年に、ハンス・アイゼンクが、ロンドンのモーズレイ病院に作ったコースでした。今では、イギリスにはこうした養成大学院が約30校あります。これらの大学院の教育の質は、つねに英国心理学会によって厳しく評価・管理されています。臨床心理学者の教育では科学者－実践家モデル（実践技能の訓練と科学者としての訓練を両方大事にするもの）が大切にされます。基礎心理学をきちんと学んだ者が臨床実践をするという仕組みになっています。

イギリスから見ると、日本の臨床心理学はかなり遅れています。①日本では、精神分析学の影響が強く、まだ認知行動療法は定着していません。②エビデンスに対する理解も乏しいままです。③科学者－実践家モデルで臨床心理士を養成している大学院は少なく、国家資格も確立していません。ひとりでも多くの臨床心理学の関係者がイギリスに目を向けていただきたいというのが本書の願いです。

● イギリス3部作の試み

本書を構想してからちょうど10年がたちます。私は、2002年にロンドン大学で臨床心理学の研究をおこない、専門家の話を聞くために、イギリスの大学や病院や研究所を訪ねました。留学中に、現地で会った臨床心理学者や精神科医は60名にのぼります。こうした経験をまとめたのが拙著

『認知行動アプローチと臨床心理学：イギリスに学んだこと』（金剛出版）でした。

　留学中に思ったことは、こうした体験を個人的なエピソードに留めてしまうことなく、何とかイギリスと日本をつなげるシステムを作れないだろうかということでした。そこで、帰国後には、訪問した心理学者の本を翻訳したり、日本の学会に招待して講演やワークショップ（研修会）を開いてもらったり、現地の学会に参加するようにしたり、研究室ぐるみでの交流をはかったりしました。また、私は勤務大学で「現代教育論」という科目を20年以上担当していますが、この講義で欧米と日本の大学教育の比較について話すようにしています。

　このようなシステム作りの一環として、イギリスの大学や病院について紹介するガイドブックを作ろうと思いたちました。それが前著『ロンドンこころの臨床ツアー』と本書です。この10年温めてきた内容を形にすることができたのは大きな喜びです。個人的には、これらの本を「イギリス3部作」と呼ばせていただきたいと思います。

　最後になりましたが、本書の出版を快く引きうけていただいた星和書店の石澤雄司社長と、いつも素敵な本に仕上げていただいている編集部の近藤達哉さんに深く感謝いたします。

2012年3月

丹野義彦

索 引

人名索引

あ
アイゼンク、ハンス ····· 37, 82, 287, 289
アイゼンク、マイケル ············ 81, 82
アインシュタイン、アルバート ··· 25, 136
アンダーソン、ジョン ··········· 239, 240
伊藤博文 ································ 213
ウィットラ、ウィリアム ···· 255, 262, 267
ヴィトゲンシュタイン、ルードビッヒ
 ································· 153, 181
ウィリアムズ、マーク ········ 43, 44, 288
ウェルズ、エイドリアン
 ················ 173, 174, 182, 185, 288
エーラーズ、アンケ ·········· 40-42, 287
エンゲルス、フリードリッヒ
 ···· 105, 150, 174-177, 185, 186, 245
オーエン、ロバート ············· 209, 244
オスラー、ウィリアム ················· 22

か
ガリレオ、ガリレイ ············· 255-257
ガレティ、フィリッパ ············· 44, 45
ギブス、ジェームス ············· 28, 60
キャロル、ルイス(ドジソン、チャールズ)
 ································· 19, 35
グッドヤー、イアン ··················· 72
クラーク、デイビッド・H ········ 75, 76
クラーク、デイビッド・M
 ··············· 37, 40-42, 70, 173, 287
グラバー、トーマス ··············· 212, 213
クラリッジ、ゴードン ········ 15, 37, 38
クレイク、ケネス ················ 67-69

クロウ、ティモシー ··············· 40, 141
ケルビン卿(トムソン、ウィリアム)
 ····· 77, 218, 221, 228-230, 257, 258
コクラン、アーチボルト
 ················ 188, 204, 205, 288

さ
サザランド、ノーマン ············ 96, 287
サルコフスキス、ポール
 ················ 29, 40, 42, 287
司馬遼太郎 ·························· 282
ジュール、ジェームス ····· 180, 181, 228
シュスター、アーサー ··········· 162, 166
スコット、ジャン ······················ 235
ストーバー、ジョウアキン ····· 110, 111
スミス、アダム
 ········ 22, 23, 212, 225, 226, 230, 238
聖アウグスティヌス ···· 115, 117, 126, 128
ソーン、ジョン ·············· 268, 269, 272

た
ダーウィン、チャールズ
 ···················· 50, 113, 168, 229
ダイアー、ヘンリー ··············· 213, 230
ダ・ビンチ、レオナルド ········· 20, 216
ダライ・ラマ 14 世 ······················ 43
タリア、ニコラス ···· 182-187, 287, 288
チャーチル、ウィンストン
 ···················· 47, 130, 165
チューリング、アラン ··········· 166, 167
チョーサー、ジェフリー ··· 106, 115, 121

ティーズデイル、ジョン
　……………… 40, 43, 44, 67, 69, 288
デューラー、アルブレヒト
　……………………… 20, 178, 179
トラデスカント、ジョン ……… 20, 118
ドルトン、ジョン …………… 180, 181

な

ナイチンゲール、フローレンス
　………………………… 131, 142, 265
ナッシュ、ジョン …………………… 102
夏目漱石 …………………………… 50
ニュートン、アイザック
　………… 50, 57, 58, 65, 77, 229, 258
ノックス、ジョン …………… 211, 237

は

バートレット、フレデリック …… 67, 68
ハクスレイ、トーマス ………… 157, 168
バロウクロウ、クリスティン … 184, 287
バロン-コーエン、サイモン
　……………………………… 67, 70-72
ハンター、ウィリアム
　……………… 171, 216-218, 224, 231
ハンター、ジョン ……………… 217, 218
ヒーニー、シェイマス
　……………………… 251, 256, 257, 260
ヒューム、デイビッド …… 226, 230, 241
ファラデー、マイケル …………… 180
フェアバーン、クリストファー
　………………………… 42, 43, 70, 287
フェンネル、メラニー ………… 40, 287
藤原正彦 ……………………… 51, 166
フック、ロバート ………………… 30, 31
ブラック、ジョセフ …… 212, 220, 230
ブラッグ、ウィリアム ………… 163, 164
ブラッグ、ローレンス …… 77, 163-166
フリーマン、ダニエル …… 44, 45, 288
ベケット、トーマス … 115, 116, 119, 120
ベック、アーロン …… 40, 173, 235, 287
ベンタル、リチャード …………… 159
ヘンリー8世 …… 18, 115, 117, 120, 123
ボイル、ロバート ………………… 30
ホームズ、シャーロック ………… 105
ホワイト、チャールズ ……… 170-172

ま

マイヤーズ、チャールズ …… 66, 67, 289
マシューズ、アンドリュー ……… 69, 70
マッキントッシュ、チャールズ
　……………… 212, 222-224, 243, 244
マルクス、カール …… 176, 177, 185, 186
メルヴィル、アンドリュー …… 211, 237
モーズリー、ヘンリー ………… 164, 165

ら

ラザフォード、アーネスト
　………… 77, 112, 158, 162-166, 229
ラドクリフ、ジョン ………………… 22, 27
ラニヨン、チャールズ
　………………………… 253, 257, 259, 265
リムダイク、ヤン・ファン …… 216, 217
レアード、リチャード ……………… 41
レイン、ロナルド ……………… 235, 236
レン、クリストファー …………… 25, 58
ロレンス、デイビッド ……………… 138

わ

ワーズワース、ウィリアム …… 58, 187
若林明雄 ……………………………… 71, 72
ワット、ジェームス
　………… 212, 220, 230, 238, 240, 242

索 引 293

事項索引

あ

アシュモレアン博物館……6, 20, 25, 63
アデンブルック病院…………6, 49, 72
アルスター博物館…………6, 247, 262
イートン校…………33, 57, 84, 85, 118
ウィシングトン病院………151, 182, 183
ウェールズ大学
　…8, 44, 159, 189, 190, 194, 201, 203
ウェールズ大学病院…………189, 203
ウェスタン診療所……209, 232, 233, 239
英国心理学会（BPS）
　…67, 95, 159, 173, 196, 200, 288, 289
英国認知行動療法学会（BABCP）
　………………………………42, 242
エビデンスにもとづく医学（EBM）
　………………………188, 204, 287, 288
エビデンスにもとづく実践…………288
王立ビクトリア病院
　………………247, 251, 274, 275, 278
王立ベルファスト学術施設（RBAI）
　……………247, 248, 266, 268–272
王立マンチェスター小児病院…169, 172
オクスフォード大学…3, 4, 6, 8, 12–46,
　48–51, 55, 63, 68, 69, 84, 85, 109, 125,
　145, 150, 152, 156, 165, 173, 205, 210,
　225, 253, 257, 287, 288
　クライスト・チャーチ
　　………………………6, 12, 14, 16–20
　トリニティ・カレッジ………13, 23–25
　ニュー・カレッジ………13, 16, 29, 30
　ベイリオル・カレッジ…13, 22, 23, 225
　モードリン・カレッジ
　　…………………13–16, 31–34, 38, 253, 257
　ユニバーシティ・カレッジ……13, 30

オクスフォード・ブルックス大学
　………………………………9, 38

か

カーディフ王立診療所
　………………………189, 202, 203, 205
カーディフ大学………6, 9, 188–206, 288
ガートナベル王立病院…………233–235
ガートナベル総合病院…………232–234
カンタベリー・カレッジ……………129
カンタベリー・クライスト・チャーチ大学（CCC）
　………………9, 106, 107, 121–123, 126
キングス・スクール…107, 117–120, 125
クイーンズ医療センター……………141
クイーンズ大学ベルファスト
　………………………6, 32, 36, 246–279
グラスゴー王立診療所……209, 232, 239
グラスゴー・カレドニアン大学…9, 243
グラスゴー大学
　……5, 6, 8, 23, 77, 208–240, 266, 287
グラスゴー美術学校…209, 222, 223, 243
ケント大学………9, 88, 106–114, 129, 240
ケンブリッジ大学…3, 5, 6, 8, 21, 32, 35,
　43, 44, 48–77, 85, 109, 120, 126, 139,
　145, 150, 152, 156, 162–167, 181, 182,
　192, 204, 210, 228, 288
　アデンブルック・サイト……49, 51, 72
　キングス・カレッジ
　　…………5, 6, 48, 51–53, 60, 61, 63
　クイーンズ・カレッジ…48, 51–53, 62
　クレア・カレッジ………48, 51–53, 59
　新博物館サイト……48, 51, 63–65, 76
　セント・ジョンズ・カレッジ
　　………………………5, 48, 51–56, 58

ダウニング・サイト ……… 48, 51, 65, 66
トリニティ・カレッジ
　…………… 6, 48, 51-53, 57, 58
国立医療技術評価機構(NICE) … 42, 288

さ
サセックス大学 ………… 9, 86-99, 240
実験心理学会 ………………………… 68
シティ病院ベルファスト
　……… 247, 251, 261, 264-267, 275
ジョン・ラドクリフ病院 ……… 22, 46
心理療法アクセス改善政策(IAPT)
　……………… 41, 42, 123, 287, 288
ストラスクライド大学
　… 9, 208, 209, 213, 236, 239, 240-242
聖トーマス巡礼病院 ………… 119, 120

た
チャーチル病院 ………………… 22, 38
ドーバー戦時地下病院 ……………… 130

な
ノッティンガム・トレント大学
　………………………… 9, 134, 143, 144

は
ハンター博物館
　……… 216-219, 222, 228, 231, 238
フィッツウィリアム美術館 … 63, 68, 72
ブライトン＆サセックス医学校(BSMS)
　……………………………… 97, 98
ブライトン大学 ………… 9, 86, 97-105

フルボーン病院 ……………… 49, 74, 75
ベルファスト・メトロポリタン・カレッジ(BMC)
　……… 247, 269-272, 278-280, 286
ホイットワース美術館 ………… 177, 178

ま
マンチェスター王立診療所
　……… 151, 155, 168-171, 173, 182
マンチェスター科学技術大学(UMIST)
　…………………………… 153, 179, 180
マンチェスター大学
　……… 9, 77, 150-185, 199, 287, 288
マンチェスター・メトロポリタン大学
　………………………………… 9, 151, 160

や
ユニオン神学カレッジ ………… 259, 260

ら
ラドクリフ診療所
　………………… 13, 21, 22, 38, 46, 125
ロイヤル・ホロウェイ ……… 8, 78-85
ロンドン大学 … 8, 35, 41, 44, 68-71, 75,
　78-81, 135, 152, 153, 168, 183, 184,
　189, 199, 213, 235, 287, 289

わ
ワークソップ・カレッジ … 134, 144, 145
ワーンフォード病院
　……………… 22, 37-46, 69, 173, 287

■著者略歴

丹野 義彦（たんの よしひこ）

1954年生まれ。
1978年　東京大学文学部心理学科卒業
1985年　群馬大学大学院医学系研究科修了
現在　東京大学大学院総合文化研究科教授

主な著書に、『講座臨床心理学』全6巻（東京大学出版会、共編）、『エビデンス臨床心理学』（日本評論社）、『ロンドン こころの臨床ツアー』『アメリカ こころの臨床ツアー』（星和書店）などがある。

イギリス こころの臨床ツアー

2012年7月14日　初版第1刷発行

著　者　丹野義彦
発行者　石澤雄司
発行所　株式会社 星和書店
　　　　〒168-0074　東京都杉並区上高井戸1-2-5
　　　　電話　03（3329）0031（営業部）／03（3329）0033（編集部）
　　　　FAX　03（5374）7186（営業部）／03（5374）7185（編集部）
　　　　http://www.seiwa-pb.co.jp

©2012　星和書店　　Printed in Japan　　ISBN978-4-7911-0812-1

・本書に掲載する著作物の複製権・翻訳権・上映権・譲渡権・公衆送信権（送信可能化権を含む）は㈱星和書店が保有します。
・ JCOPY 〈(社)出版者著作権管理機構 委託出版物〉
本書の無断複写は著作権法上での例外を除き禁じられています。複写される場合は、そのつど事前に(社)出版者著作権管理機構（電話 03-3513-6969,
FAX 03-3513-6979, e-mail：info@jcopy.or.jp）の許諾を得てください。

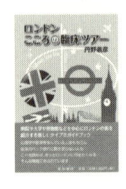

ロンドン こころの臨床ツアー

[著] 丹野義彦
四六判　224頁　本体価格 1,600円

ロンドンとアメリカ各都市の精神医学・心理学の施設、大学や病院をめぐり、精神医学や心理学の最先端の動きを紹介！

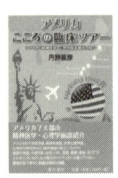

アメリカ こころの臨床ツアー

アメリカ：精神医学・心理学臨床施設の紹介

[著] 丹野義彦
四六判　248頁　本体価格 1,700円

ロンドンとアメリカ各都市の大学医学部、精神科病院、大学心理学部、心理学の研究所など、臨床施設の役立つガイド！！
施設の地図、交通手段、住所、URL、写真、概要、歴史、見どころ、どんな人がいるか、など旅行ガイドブックには載っていない、著者が足で集めた貴重な情報が満載！　心理学や医学を学んでいる人はもちろん、従来のパック旅行に飽き足らない人も、これらを読めば、きっとロンドンやアメリカに行きたくなる…そんな情報にあふれています。

発行：星和書店　http://www.seiwa-pb.co.jp　価格は本体（税別）です